Praxiswissen Orthopädie Unfallchirurgie

In der Reihe Praxiswissen Orthopädie Unfallchirurgie wird das gesamte relevante Facharztwissen dieses Fachbereichs dargestellt. Dabei dient das Werk nicht nur zur Vorbereitung auf die Facharztprüfung, sondern auch zum Nachschlagen in der täglichen Praxis. Jeder Band ist, soweit inhaltlich sinnvoll, konsequent nach Krankheitsentitäten gegliedert: einfach ein Schlagwort im Inhaltsverzeichnis nachschauen und sich mit dem entsprechenden Beitrag schlau machen. Die einzelnen Bände wurden aus dem von Herrn Prof. M. Engelhardt und Herrn Prof. M. Raschke herausgegebenen Springer Live Reference Orthopädie und Unfallchirurgie ausgekoppelt.

Thilo Hotfiel · Martin Engelhardt
Hrsg.

Osteochondrosen und Osteonekrosen

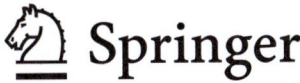

Hrsg.
Thilo Hotfiel
Osnabrücker Zentrum für
Muskuloskelettale Chirurgie (OZMC)
Klinikum Osnabrück
Osnabrück, Deutschland

Martin Engelhardt
Osnabrücker Zentrum für
Muskuloskelettale Chirurgie (OZMC)
Klinikum Osnabrück
Osnabrück, Deutschland

ISSN 2662-463X   ISSN 2662-4648 (electronic)
Praxiswissen Orthopädie Unfallchirurgie
ISBN 978-3-662-60533-2   ISBN 978-3-662-60534-9 (eBook)
https://doi.org/10.1007/978-3-662-60534-9

Die Deutsche Nationalbibliothek verzeichnet diese Publikation in der Deutschen Nationalbibliografie; detaillierte bibliografische Daten sind im Internet über https://portal.dnb.de abrufbar.

Springer
© Springer-Verlag GmbH Deutschland, ein Teil von Springer Nature 2023
Das Werk einschließlich aller seiner Teile ist urheberrechtlich geschützt. Jede Verwertung, die nicht ausdrücklich vom Urheberrechtsgesetz zugelassen ist, bedarf der vorherigen Zustimmung des Verlags. Das gilt insbesondere für Vervielfältigungen, Bearbeitungen, Übersetzungen, Mikroverfilmungen und die Einspeicherung und Verarbeitung in elektronischen Systemen.
Die Wiedergabe von allgemein beschreibenden Bezeichnungen, Marken, Unternehmensnamen etc. in diesem Werk bedeutet nicht, dass diese frei durch jedermann benutzt werden dürfen. Die Berechtigung zur Benutzung unterliegt, auch ohne gesonderten Hinweis hierzu, den Regeln des Markenrechts. Die Rechte des jeweiligen Zeicheninhabers sind zu beachten.
Der Verlag, die Autoren und die Herausgeber gehen davon aus, dass die Angaben und Informationen in diesem Werk zum Zeitpunkt der Veröffentlichung vollständig und korrekt sind. Weder der Verlag noch die Autoren oder die Herausgeber übernehmen, ausdrücklich oder implizit, Gewähr für den Inhalt des Werkes, etwaige Fehler oder Äußerungen. Der Verlag bleibt im Hinblick auf geografische Zuordnungen und Gebietsbezeichnungen in veröffentlichten Karten und Institutionsadressen neutral.

Planung/Lektorat: Antje Lenzen
Springer ist ein Imprint der eingetragenen Gesellschaft Springer-Verlag GmbH, DE und ist ein Teil von Springer Nature.
Die Anschrift der Gesellschaft ist: Heidelberger Platz 3, 14197 Berlin, Germany

Vorwort

Sektion Osteochondrosen und Osteonekrosen

Herausgeber: Thilo Hotfiel, Martin Engelhardt

Das vorliegende Werk „Osteochondrosen und Osteonekrosen" befasst sich mit einer heterogenen Gruppe von Erkrankungen des Knochens. Bei den Begriffen der Osteochondrose und Osteonekrose handelt es sich nicht um einzelne Krankheitsentitäten, sondern hinsichtlich der Lokalisation, des Patientenalters, der Pathogenese und der daraus resultierenden Prognose um eine vielfältige Gruppe.

Bekannt wurden die Osteochondrosen und Osteonekrosen durch ihre Erstbeschreiber, die die typischen Veränderungen der Knochenstruktur an ihren jeweiligen Lokalisationen erstmalig beschrieben. Bis heute sind die meisten Erkrankungen auch unter dem Namen ihrer Erstbeschreiber bekannt. Die entscheidenden Erkenntnisse über die Ätiopathogenese, Diagnostik und Therapie haben sich innerhalb der letzten Jahrzehnte jedoch grundlegend verändert. Bereits die Unterscheidung zwischen den primären und sekundären Nekrosen, sowie den epiphysären und apophysären Osteochondrosen im Wachstumsalter offenbart Erkrankungen, wie sie unterschiedlicher kaum sein können. Insbesondere die juvenilen Osteochondrosen werden heutzutage vielmehr als Ossifikationsstörungen und nicht als Nekrosen im eigentlichen Sinne verstanden.

Auf der Grundlage eines gestörten Knochenstoffwechsels führen die Erkrankungen im fortgeschrittenen Stadium zu typischen Knochenumbaustörungen mit einem Verlust der strukturellen Knochen- und/oder Knorpelintegrität. Viele Erkrankungen heilen folgenlos aus – andere können typischerweise bis zum Verlust eines Gelenkabschnittes führen.

Bis heute sind die Diagnostik, Differentialdiagnostik und die stadiengerechte Therapie lokalisationsspezifisch und herausfordernd.

Die Herausgeber dieses Werkes haben sich entschieden, an den traditionellen und historischen Bezeichnungen der Erkrankungen festzuhalten, um diese im vorliegenden Werk spezifisch abzuhandeln und zu vereinen. Unser besonderer Dank gilt den mitwirkenden Autoren. Für die lokalisationsspezifischen Entitäten konnten wir namhafte Autoren und Experten gewinnen, die die jeweiligen Pathologien auf dem aktuellen Stand der wissenschaftlichen und klinischen Erkenntnisse vorstellen.

Es ist den Herausgebern eine besondere Freude, ein Werk vorlegen zu dürfen, das die häufigsten Osteochondrosen und Osteonekrosen der oberen und unteren Extremitäten einschließlich der Wirbelsäule und des Beckens und des jeweils heranwachsenden und erwachsenen Skeletts beinhaltet.

Osnabrück
Jan 2021

Thilo Hotfiel
Martin Engelhardt

Inhaltsverzeichnis

1 Osteochondrosen und Osteonekrosen: Allgemeines 1
Thilo Hotfiel und Kolja Gelse

Teil I Osteonekrosen 9

2 Morbus Friedrich 11
Tobias Golditz

3 Morbus Haas 15
Milena Pachowsky

4 Morbus Kienböck (Lunatummalazie) 21
Volker Schöffl

5 Morbus Dieterich 27
Christoph Lutter

6 Hüftkopfnekrose 31
Christian Benignus und Johannes Beckmann

7 Morbus Ahlbäck 43
Dietrich Pape

8 Müller-Weiss-Syndrom 51
Christoph Lutter

9 Morbus Renander 55
Thilo Hotfiel und Martin Engelhardt

Teil II Osteochondrosen und Ossifikationsstörungen der Wachstumsfuge 61

10 Morbus Scheuermann 63
Fritz Hefti und Carol Hasler

11 Morbus van Neck-Odelberg 75
Andreas Jendrissek

12 Morbus Blount 79
Christian Nührenbörger und Theresa Lackner

Teil III Epiphysäre Osteochondrosen und Ossifikationsstörungen 97

13 Osteochondrosis dissecans 99
Kolja Gelse

14	**Osteochondrosis dissecans am Ellenbogengelenk** .... Stephan Vogt	107
15	**Morbus Perthes** .... Stefanie Adolf, Sebastian Braun und Andrea Meurer	115
16	**Morbus Köhler I** .... Volker Schöffl	127
17	**Morbus Köhler II** .... Volker Schöffl	131
18	**Morbus Thiemann** .... Christoph Lutter	135

Teil IV   Apophysäre (nichtartikuläre) Osteochondrosen 139

19	**Morbus Sinding-Larsen-Johansson** .... Christian Nührenbörger und Romain Seil	141
20	**Morbus Osgood-Schlatter** .... Tobias Golditz	147
21	**Morbus Sever-Haglund** .... Thilo Hotfiel und Raimund Forst	153
22	**Morbus Iselin** .... Anja Hirschmüller und Oliver Morath	157

Stichwortverzeichnis 163

Autorenverzeichnis

Dr. med. Stefanie Adolf Orthopädische Klinik, St. Josefs-Hopsital Wiesbaden, Wiesbaden, Deutschland

Prof. Dr. med. Johannes Beckmann Krankenhaus Barmherzige Brüder, Klinik für Orthopädie und Unfallchirurgie, München, Deutschland

Christian Benignus Klinikum Ludwigsburg, Klinik für Unfall-, Wiederherstellungschirurgie und Orthopädie, Ludwigsburg, Deutschland

Dr. med. Sebastian Braun Klinik für Orthopädie, Universitätsklinikum Frankfurt, Frankfurt, Deutschland

Prof. Dr. med. Martin Engelhardt Osnabrücker Zentrum für Muskuloskelettale Chirurgie (OZMC), Klinikum Osnabrück, Osnabrück, Deutschland

Prof. Dr. med. Raimund Forst Osnabrücker Zentrum für Muskuloskelettale Chirurgie (OZMC), Klinikum Osnabrück, Osnabrück, Deutschland

Prof. Dr. med. Kolja Gelse Klinikum Traunstein, Unfallchirurgie und Orthopädische Chirurgie, Traunstein, Deutschland

Dr. med. Tobias Golditz Klinik für Anästhesiologie, Universitätsklinikum Erlangen, Erlangen, Deutschland

Prof. Dr. Carol Hasler Kinderorthopädische Universitätsklinik, Universitätskinderspital beider Basel (UKBB), Basel, Schweiz

Prof. em. Fritz Hefti Kinderorthopädische Universitätsklinik, Universitätskinderspital beider Basel (UKBB), Basel, Schweiz

Prof. Dr. med. Anja Hirschmüller ALTIUS Swiss Sportmed Center, Rheinfelden, Schweiz

PD Dr. med. Thilo Hotfiel Osnabrücker Zentrum für Muskuloskelettale Chirurgie (OZMC), Klinikum Osnabrück, Osnabrück, Deutschland

Dr. med. Klaus Andreas Jendrissek Klinik für Orthopädie und Unfallchirurgie, Malteser Waldkrankenhaus St. Marien, Erlangen, Deutschland

Dr. Theresa Lackner Klinik für Kinderorthopädie und Kindertraumatolgie, Helios Klinikum Emil von Behring GmbH, Berlin, Deutschland

PD Dr. med. habil. Christoph Lutter Orthopädische Klinik und Poliklinik, Universitätsklinik Rostock, Rostock, Deutschland

Univ.-Prof. Dr. med. Andrea Meurer Klinik für Orthopädie (Friedrichsheim), Universitätsklinikum Frankfurt, Frankfurt am Main, Deutschland

Dr. med. Oliver Morath Institut für Bewegungs- und Arbeitsmedizin, Universitätsklinikum Freiburg, Freiburg, Deutschland

Dr. med. Christian Nührenbörger Centre d'Orthopédie et de Médecine du Sport, Centre Hospitalier de Luxembourg – Clinique d'Eich, Luxembourg, Luxemburg

PD Dr. med. habil. Milena Pachowsky Universitätsklinikum Erlangen, Erlangen, Deutschland

Prof. Dr. med. Dietrich Pape Centre Service de Chirurgie Orthopédique, Akademisches Lehrkrankenhaus der Universität des Saarlandes, Centre Hospitalier de Luxembourg – Clinique d'Eich, Luxembourg, Luxemburg

Prof. Dr. med. Volker Schöffl Klinik für Orthopädie und Unfallchirurgie, Sozialstiftung Bamberg, Bamberg, Deutschland

Prof. Dr. Romain Seil Centre d'Orthopédie et de Médecine du Sport, Centre Hospitalier de Luxembourg – Clinique d'Eich, Luxembourg, Luxembourg

Prof. Dr. med. Stephan Vogt Klinik für Sportorthopädie, arthroskopische Chirurgie und Schulterchirurgie, Hessing Kliniken, Augsburg, Deutschland

Osteochondrosen und Osteonekrosen: Allgemeines

Thilo Hotfiel und Kolja Gelse

Inhalt

1.1 Einleitung 1
1.2 Osteonekrosen 1
    1.2.1 Klinik und Diagnostik 4
    1.2.2 Klassifikation 5
    1.2.3 Therapie 5
1.3 Epiphysäre und apophysäre Osteochondrosen im Wachstumsalter 5
    1.3.1 Diagnostik und Klassifikation 6
    1.3.2 Therapie 6
Literatur 7

1.1 Einleitung

Osteochondrosen und Osteonekrosen stellen eine heterogene Gruppe von Erkrankungen des Knochens dar, die zu einem Integritätsverlust der physiologischen Knochen- und/oder Knorpelstruktur führen können und mit entsprechenden fragmentären Umbauprozessen verbunden sind. Bei den Begriffen der Osteochondrose und Osteonekrose handelt es sich nicht um eine einzelne Krankheitsentität, sondern hinsichtlich der Lokalisation, der Pathogenese, des Manifestationsalters und der Prognose um eine heterogene Gruppe von Erkrankungen.

Osteonekrosen können grundsätzlich das heranwachsende und das adulte Skelett betreffen. In Anbetracht der Lokalisation sind vorwiegend epiphysäre, seltener auch meta- und diaphysäre Knochenabschnitte betroffen. Beim heranwachsenden Skelett treten Osteochondrosen als epiphysäre und apophysäre Ossifikationsstörungen der Ossifikationszentren auf. Sowohl für die Osteochondrosen als auch für die Osteonekrosen liegen in der Literatur keine lokalisationsübergreifenden Klassifikationen vor, weiterhin sind terminologische Aspekte nicht einheitlich definiert. Folgende Begrifflichkeiten sollten grundsätzlich differenziert werden:

1. **Primäre und sekundäre Osteonekrosen:** Absterben von vitalem Knochengewebe aufgrund ossärer Perfusionsstörungen bis zur konsekutiven subchondralen Fraktur und Integritätsverlust („Kollaps") angrenzender Knorpel- und Gelenkstrukturen.
2. **Epiphysäre und apophysäre Osteochondrosen im Wachstumsalter:** Störungen der enchondralen Ossifikation von Epiphysen, Apophysen sowie Epiphysen- und Apophysenfugen im Sinne von Ossifikationsstörungen ohne Nachweis einer Nekrose im eigentlichen Sinne.
3. **Osteochondrosis dissecans:** Sonderform einer Osteochondrose, die fast ausnahmslos die subchondrale Knochenstruktur konvexer Gelenke betrifft und bis zum Herauslösen eines osteochondralen Dissekats führen kann.

T. Hotfiel (✉)
Osnabrücker Zentrum für Muskuloskelettale Chirurgie (OZMC), Klinikum Osnabrück, Osnabrück, Deutschland
E-Mail: thilo.hotfiel@klinikum-os.de

K. Gelse
Unfallchirurgie und Orthopädische Chirurgie, Klinikum Traunstein, Kliniken Südostbayern, Traunstein, Deutschland
E-Mail: kolja.gelse@kliniken-sob.de

1.2 Osteonekrosen

Osteonekrosen (aseptische Knochennekrose, avaskuläre Nekrose, ischämische Knochennekrose) beschreiben den Sterbeprozess und Untergang von vitalem Knochengewebe. In

Abhängigkeit der Lokalisation und des räumlichen Ausmaßes können sämtliche Anteile eines Knochens, dabei inbegriffen der spongiöse Knochen, der kompakte Knochen und das Knochenmark, betroffen sein, wobei die Nekrose vom letztgenannten Knochenmark (Fettmarksnekrose) am ehesten einem Knocheninfarkt entspricht (Freyschmidt 2016; Bohndorf et al. 2014) (siehe Abb. 1).

Grundsätzlich können epi- und metaphysäre Anteile, seltener auch diaphysäre Strukturen oder gesamte Knochen (z. B. Lunatumnekrose) betroffen sein, wobei sich altersabhängige und geschlechtsspezifische epidemiologische Häufungen gewisser Lokalisationen und Ausprägungsformen zeigen (Tab. 1).

Die Ursachen von Osteonekrosen stellen sich äußerst heterogen dar und sind bis heute nicht endgültig geklärt (Assouline-Dayan et al. 2002; Renkawitz et al. 2011). Verschiedenste systemische und lokale Faktoren können an der Entstehung einer Osteonekrose beteiligt sein (Tab. 2). Jegliche auslösenden Faktoren führen letztlich zu einer pathogenetisch entscheidenden (transienten) intraossären Perfusionsstörung der Makro- oder Mikrozirkulation (Freyschmidt 2016; Pape 2016). Grundsätzlich findet eine Nekrose auf zellulärer Ebene statt und kann subklinisch auch als ultrastrukturelle Begleitpathologie, z. B. bei fortgeschrittener Osteoarthrose und/oder -arthritis, oder Stress- und Insuffizienzfrakturen auftreten.

Eine zugrunde liegende ossäre Perfusionsstörung kann dabei durch verschiedenste Prozesse ausgelöst werden. Diese beinhalten primär thrombotische oder embolische Gefäßverschlüsse, primär entzündliche, degenerative oder traumatische Gefäßprozesse, neuropathische Regulationsstörungen oder physikalische Einwirkungen wie Hitze, Kälte oder ionisierende Strahlung (Freyschmidt 2016; Fischer und Bohndorf 2007). Bei bestimmten Erkrankungen bzw. unter bestimmten pathologischen Bedingungen kann es durch Volumenexpansion von Fettzellen und anderer Zellen im Knochenmark („bone marrow crowding") zu einer Erhöhung des intraossären Drucks kommen, wodurch eine konsekutive Per-

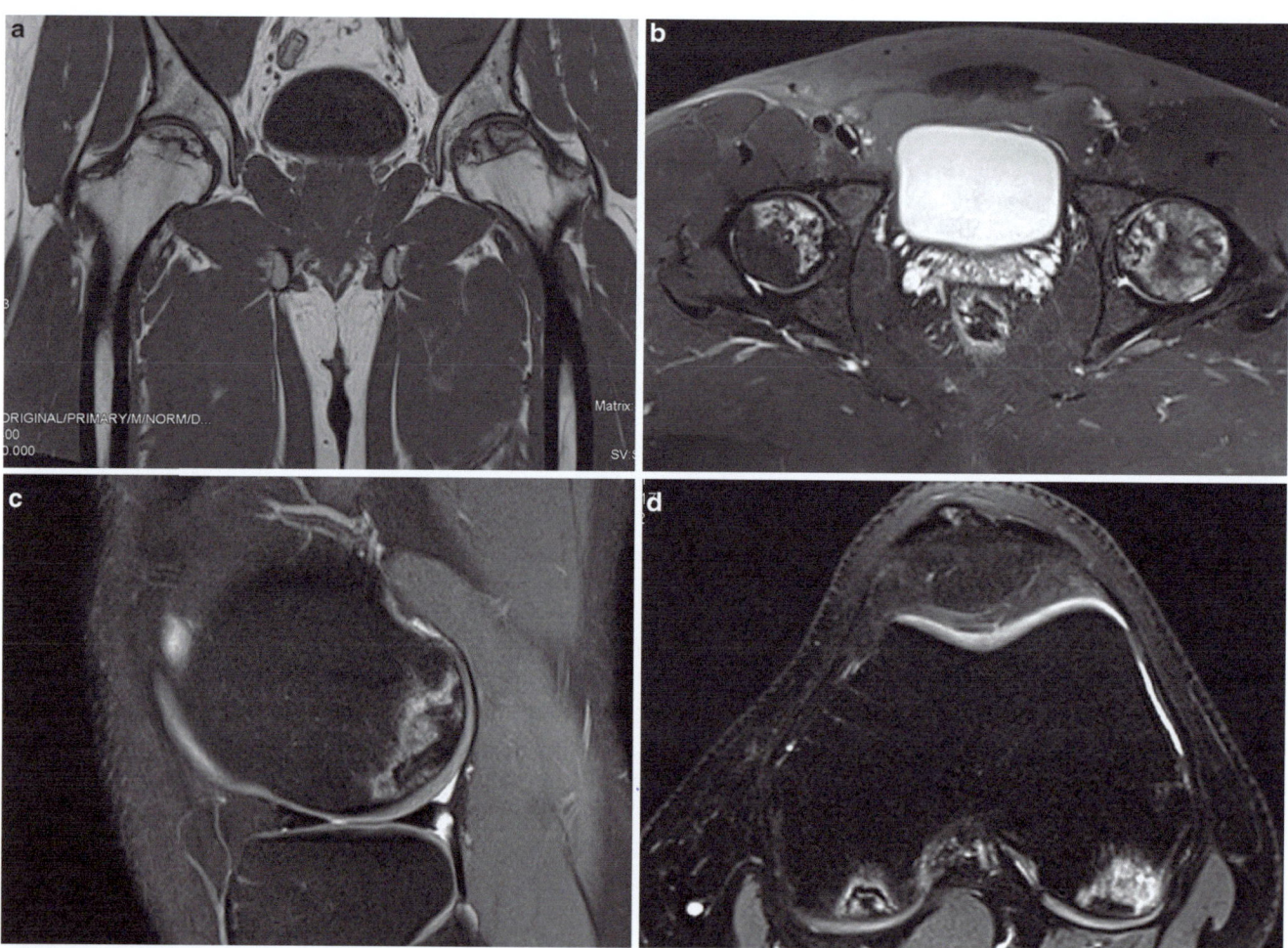

Abb. 1 Multifokale, steroidinduzierte Osteonekrosen beider Hüft- und Kniegelenke, 4 Monate nach Kortisonstoßtherapie (Gesamtdosis 5000 mg/4 Tage). **a** Kernspintomografie des Beckens: T1-gewichtete koronare Ansicht (t1 tse cor) und **b** flüssigkeitssensitive protonengewichtete Sequenz (pd tse fs tra). Kernspintomografie des linken Kniegelenks: **c** protonengewichtete sagittale (pd tse fs tra) und **d** transversale Sequenz (pd tse fs cor)

Tab. 1 Ausgewählte Übersicht lokalisationsspezifischer Osteonekrosen

Morbus Friedrich	Klavikula, mediales Ende
Morbus Haas	Humeruskopf
Morbus Kienböck	Os lunatum (Mondbein)
Morbus Dieterich	Mittelhandknochen, Köpfchen
Idiopathische Hüftkopfnekrose des Erwachsenen	Hüftkopf
Morbus Ahlbäck	Medialer Femurkondylus
Müller-Weiss-Syndrom	Os naviculare (Kahnbein)
Morbus Renander	Sesambein, Großzehe

Tab. 2 Übersicht sekundärer Osteonekrosen

Posttraumatische Osteonekrose	Unterbrechung der Perfusion, durch Gefäßverletzungen oder Okklusion bei Frakturen, Gelenkluxationen/-repositionen, subchondraler Fraktur, intramedullärer Drucksteigerung, Mikrotraumata (Vibration)
Steroidinduzierte Osteonekrose	Oftmals multilokulärer Befall, Pathogenese nicht endgültig geklärt (Multi-Hit-Hypothese: Fettembolien durch Hepatopathien, steroidinduzierte Knochenschädigung, Mikrofrakturen)
Vaskulitische Osteonekrose	Zum Beispiel im Rahmen rheumatischer Grunderkrankungen (Kollagenosen, systemischer Lupus erythematodes, rheumatoide Arthritis)
Pankreatitische Osteonekrose	Einschwemmung von lipolytischen Enzymen bei akuter oder chronischer Pankreatitis
Neurovaskuläre Osteonekrose	Im Rahmen einer Osteoarthropathie bei Diabetes mellitus, Lues
Osteonekrose bei nichtdiabetischen Stoffwechselstörungen	Zum Beispiel Hyperlipidämie, Hyperurikämie, Chondrokalzinose, Morbus Gaucher, Amyloiderkrankungen, myeloproliferative Erkrankungen
Osteonekrose bei Hämoglobinopathien und Gerinnungsstörungen	
Septische, infektiöse Osteonekrose (septische Osteonekrose)	Im Rahmen einer Osteomyelitis
Tumoröse Osteonekrose	Perfusionsstörungen durch tumoröse Markrauminfiltration, rasche Progredienz zu Spontanfrakturen
Strahleninduzierte Osteonekrose/Dystrophie	Dosisabhängiger Zelltod von Osteoblasten
Osteonekrose durch Noxen, toxische Einflüsse	Chemotherapie, Alkohol
Osteonekrose bei Infektionserkrankungen	Zum Beispiel HIV- und AIDS-assoziierte Nekrosen

fusionsstörung und Knochenischämie resultieren (Gelse und Hotfiel 2019). Dieser Mechanismus scheint insbesondere für die gehäufte Inzidenz der sekundären Osteonekrose bei chronischem Alkoholabusus und Kortikosteroidtherapie eine wichtige Rolle zu spielen (siehe Abb. 2).

Auch myeloproliferative Erkrankungen und Glykogenspeicherkrankheiten (Morbus Gaucher) können auf diese Weise zur sekundären Osteonekrose führen. Als weiterer möglicher Pathomechanismus führt eine „vaskuläre Okklusion" zur Ausbildung der Nekrosen. Als häufigster Risikofaktor gilt Nikotin (Gelse und Hotfiel 2019). Gefäßverschlüsse werden weiterhin bei Sichelzellenanämie, Thrombophilie und systemischem Lupus erythematodes oder im Rahmen der Dekompressionskrankheit (Caisson-Krankheit) durch Gasembolien gehäuft beobachtet (Tab. 2). Sofern keine sekundären Ursachen einer Osteonekrose zugrunde liegen oder ermittelt werden können, spricht man von einer primären (spontanen, idiopathischen) Osteonekrose (Bohndorf et al. 2014; Renkawitz et al. 2011). Subchondrale Frakturen, die gehäuft im Rahmen von fortgeschrittenen Osteoarthrosen, Arthritiden oder Osteoporosen beobachtet werden können, werden ebenso als Ursachen einer Osteonekrose diskutiert (Yamamoto und Bullough 2000; Narvaez et al. 2003).

In der Folge von Perfusionsstörungen mit konsekutiv unterbrochener Zufuhr von oxygeniertem Blut und Gewebsischämie treten lokale Knochenmarkreaktionen mit Gewebsödemen und Resorptionszonen auf, die die Perfusionsverhältnisse des Knochens (Drucksteigerungen des Markraums), aber auch die mechanische Belastbarkeit weiter reduzieren (Freyschmidt 2016). Reparative Umbauprozesse beginnen in der Zone zwischen dem gesunden und dem avitalen Knochen, in dem der gesunde Knochen neuen Knochen in dieser Überganszone anlagert. Radiologisch zeigt sich der typische Randsaum, der einen komplexen pathophysiologischen Prozess aus Fibrose, Ausbildung von primitiven Geflechtknochen, Inflammation, Hyperämie und Resorption beinhaltet (Freyschmidt 2016). Der Krankheitsverlauf kann je nach Entität, Lokalisation und Patientenalter über wenige Wochen bis hin zu mehreren Jahren andauern. Der stadienhafte Krankheitsverlauf ist schwer zu prognostizieren und führt häufig zur vollständigen, unaufhaltsamen Destruktion und dem Funktionsverlust eines angrenzenden Bewegungssegments. Im Idealfall resultiert jedoch eine physiologische Wiederherstellung der Knochenstruktur.

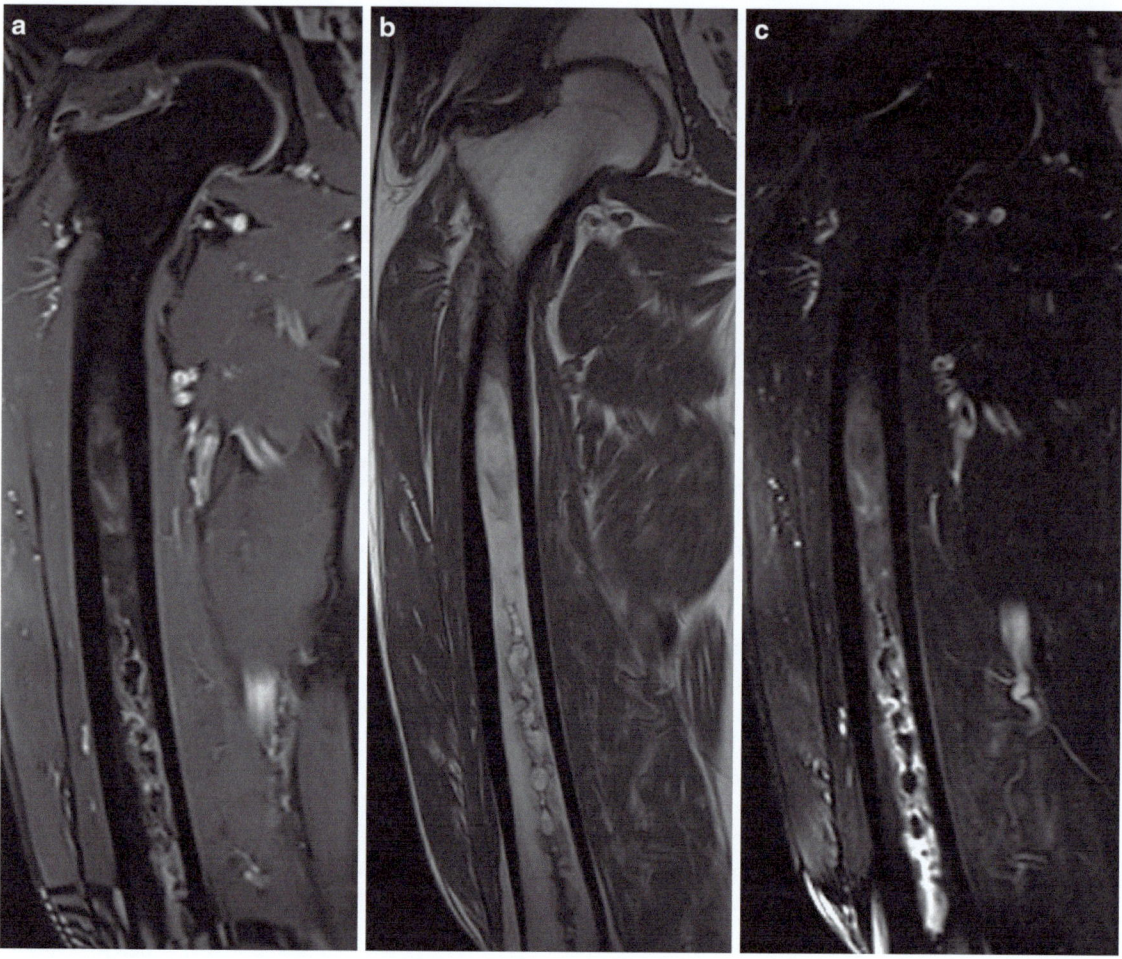

Abb. 2 Kernspintomografie des rechten Oberschenkels in koronarer Ansicht: diaphysäre Osteonekrose bei Vorliegen eines Knochenmarkinfarkts; T1 tse fs cor (**a**), post KM T1 tse cor (**b**), T2 tirm cor (**c**)

1.2.1 Klinik und Diagnostik

Nach sorgfältig durchgeführter Anamnese umfasst die Diagnostik der aseptischen Knochennekrose die körperliche Untersuchung der betroffenen Extremität mit den üblichen Funktionstests im Vergleich zur Gegenseite sowie eine zielgerichtete bildgebende Diagnostik. Während die klinischen Befunde eher unspezifisch sind, weisen die bildgebenden Verfahren pathognomonische stadienabhängige Befunde auf.

Das klinische Bild einer Osteonekrose kann sich je nach Stadium der Erkrankung sehr vielseitig darstellen. Bei lasttragenden Gelenken wird in der Anamnese oftmals schon im Frühstadium ein schleichend einsetzender oder auch akut auftretender progredienter Belastungsschmerz berichtet. In einigen Fällen bestehen bereits bei Erstkonsultation Ruheschmerzen mit konsekutivem Funktionsverlust angrenzender Gelenkstrukturen. In anderen Gelenken können Osteonekrosen dagegen sehr lange klinisch okkult bleiben (Lunatumnekrose). Die Eruierung potenzieller sekundärer Risikofaktoren (Tab. 2) ist obligat. Nach klinischer Untersuchung erfolgt die Indikation zur zielgerichteten bildgebenden Diagnostik. Diese erlaubt je nach Modalität sowohl eine Diagnosesicherung als auch die wichtige Differenzialdiagnostik.

Als primäres bildgebendes Verfahren sollten konventionelle projektionsradiografische Aufnahmen in 2 Ebenen angefertigt werden. Im Röntgenbild lassen sich je nach Stadium der Erkrankung Fragmentationen, sekundäre Umbauprozesse (Aufhellungen im Sinne von Resorptionszonen) oder randwallartige Verschattungen als sklerotische Umbauprozesse erkennen (Freyschmidt 2016; Bohndorf et al. 2014; Fischer und Bohndorf 2007). Im fortgeschrittenen Stadium lässt sich das Ausmaß einer konsekutiven Destruktion von Nachbarstrukturen mit Einbruch angrenzender Gelenkflächen abschätzen. Im Frühstadium bleiben Osteonekrosen im Röntgenbild allerdings oftmals okkult. Demnach sollte bei initial unauffälligem Röntgenbild und bestehendem klinischen Verdacht auf eine Osteonekrose eine weiterführende Diagnostik mittels Magnetresonanztomografie (MRT) durchgeführt werden.

Die MRT besitzt eine hohe Sensitivität und Spezifität und erlaubt eine frühe Diagnosestellung (Bohndorf et al. 2014; Murphey et al. 2014; Sultan et al. 2017). Neben der Diagnosesicherung erlaubt die MRT eine Beurteilung des räumlichen Ausmaßes, der Vitalität sowie eine Beurteilung angrenzender Knorpelstrukturen. Idealerweise sollten flüssigkeitssensitive Sequenzen, wie protonengewichtete oder T2-gewichtete Sequenzen, mit Fettunterdrückung (z. B. STIR [„short tau inversion recovery"], TIRM [„turbo inversion recovery magnitude"]) und T1-gewichtete Sequenzen in mehreren Ebenen angefertigt werden. In der Frühphase einer Osteonekrose zeigt sich eine gesteigerte Signalintensität in T2-gewichteten Sequenzen mit Fettunterdrückung, jedoch ohne korrespondierenden Signalabfall in T1-gewichteten Sequenzen. In diesem Stadium I ist die Differenzierung zwischen einer potenziell reversiblen Knochenmarkreaktion (wie z. B. bei der transienten Osteoporose, einem Knochenmarködemsyndrom oder Stress-/Insuffizienzfraktur) und der irreversiblen Nekrose noch nicht sicher möglich. Erst im fortschreitenden Stadium ist als frühestes Zeichen der irreversiblen Nekrose in der T2-Wichtung eine demarkierende signalarme Linie zwischen vitalen und nekrotischen Knochen („double line sign") erkennbar (Freyschmidt 2016; Bohndorf et al. 2014; Murphey et al. 2014; Pape 2016). Ebenso zeigt sich in den T1-gewichteten Sequenzen ein Signalabfall als Zeichen geänderter Knochenstoffwechselprozesse. Später manifestieren sich auch röntgenologisch mit dem „flattening" und „crescent sign" sichere Zeichen einer Irreversibilität der Läsion (Bohndorf et al. 2014; Karim et al. 2015).

Neben der MRT bietet auch die Knochenszintigrafie die Möglichkeit, Osteonekrosen bereits im Frühstadium zu detektieren (Fredericson et al. 1995; Wolff 2001). Je nach Stadium können sich Mehranreicherungen im Sinne von reaktiven Umbauprozessen („hot spots") oder Minderanreicherungen („cold spots") bei avitalen Arealen ergeben (Freyschmidt 2016; Murphey et al. 2014; Fredericson et al. 1995; Wolff 2001). Allerdings weist die ebenfalls sehr sensitive Knochenszintigrafie eine eingeschränkte Spezifität auf.

1.2.2 Klassifikation

Eine entitäts-, lokalisations-, und kausalitätsübergreifende Klassifikation der multiplen und heterogenen Osteonekrosen liegt bislang nicht vor. Aus epidemiologischer Sicht lassen sich lokalisationsspezifische Häufungen erkennen. Je nach Lokalisation werden die Erkrankungen häufig nach dem Erstbeschreiber benannt. Aufgrund lokalisationsspezifischer Besonderheiten finden sich der Lokalisation entsprechende spezifische Klassifikationen, die in den entitätsspezifischen Kapiteln besprochen werden.

1.2.3 Therapie

Die therapeutische Vorgehensweise erfolgt nach sorgfältiger Diagnostik, Klassifikation sowie Beratung und Aufklärung des Patienten. Die zur Verfügung stehenden Therapieverfahren richten sich nach dem Stadium der Erkrankung, dem Patientenalter sowie der Lokalisation. Die Therapieverfahren weisen ein breites Spektrum auf und reichen von symptomatischer, temporärer Entlastung bis hin zum endoprothetischen Gelenkersatz. Obligat sollten Risikofaktoren erfasst und individuell adressiert werden. Die einzelnen Therapieverfahren werden detailliert in den entitätsspezifischen Kapiteln abgehandelt.

1.3 Epiphysäre und apophysäre Osteochondrosen im Wachstumsalter

Die Ätiologie dieser als Ossifikationsstörungen bezeichneten Erkrankungen ist bis heute nicht endgültig geklärt. Diskutiert werden verschiedenste Risikofaktoren verbunden mit einer Perfusionsstörung und einer mechanischen Überlastung auf dem Boden von repetitiven Mikrotraumen, biomechanischer Fehlbelastung oder muskulären Dysbalancen (Peck 1995; Arnold et al. 2017; Atanda Jr et al. 2011; Gillespie 2010; Longo et al. 2016). Grundsätzlich wird das Auftreten von Osteochondrosen gehäuft zum Zeitpunkt eines raschen Knochenwachstums beobachtet. Das Längenwachstum der Röhrenknochen bedingt eine vermehrte mechanische Traktionsbelastung der Apophysenstruktur (Longo et al. 2016). Weiterhin werden mit dem Knochenwachstum einhergehende physiologische Veränderungen der Ossifikationszentren im Sinne einer temporären Fragilität sowie ein veränderter Mineralisationszustand angrenzender Knochenstrukturen diskutiert (Longo et al. 2016). Hormonelle Ursachen werden angenommen, konnten jedoch bis heute nicht hinreichend dargelegt werden (Atanda Jr et al. 2011). Mögliche genetische Zusammenhänge ergeben sich durch eine zu beobachtende, erhöhte Prävalenz bei Familienmitgliedern oder Zwillingen (Bohndorf und Michl 2014). Im Gegensatz zu den Osteonekrosen gehen diese Veränderungen nicht mit histologisch nachweisbaren Nekrosen einher (Bohndorf und Michl 2014). Osteochondrosen können an apophysären (nichtartikulären) und epiphysären (artikulären) Wachstumszentren sowie an angrenzenden Wachstumsfugen auftreten und zeigen dabei lokalisationsspezifische Häufungen (Tab. 3) (Bohndorf und Michl 2014; Launay 2015).

Derzeit sind einige Dutzend Entitäten beschrieben worden (Longo et al. 2016). Je nach Lokalisation und einhergehender biomechanischer Belastung sind epidemiologisch spezifische Altersgipfel und Risikofaktoren bekannt (Atanda Jr et al. 2011). Apophysäre Osteochondrosen werden als Störungen der Ossifikation der Apophyse verstanden. Bedingt durch

Tab. 3 Tabellarische Einteilung und Übersicht ausgewählter Osteochondrosen

Osteochondrosen und Ossifikationsstörungen der Wachstumsfuge	
Morbus Scheuermann	Wirbelkörper, hyaline Deck- und Bodenplatten
Morbus van Neck-Odelberg	Ischiopubische Synchondrose
Morbus Blount	Tibia, proximale Epi- und Metaphyse
Epiphysäre Osteochondrosen und Ossifikationsstörungen	
Osteochondrosis dissecans	Konvexe Gelenke, z. B. med. Femurkondylus, Talus, Capitulum humeri (Morbus Panner)
Morbus Panner	Distaler Humerus, radialer Condylus/Capitulum humeri
Morbus Legg-Calve-Perthes	Femurkopf
Morbus Köhler I	Os naviculare (Kahnbein)
Morbus Köhler-Freiberg (Morbus Köhler II)	Mittelfußknochen, Köpfchen II (III–V)
Morbus Thiemann	Mittelgliedbasis, Finger oder Großzehe
Apophysäre (nichtartikuläre) Osteochondrosen	
Morbus Sinding-Larsen-Johansson	Apex patellae (unterer Patellapol)
Morbus Osgood-Schlatter	Tuberositas tibiae (Tibiakopf)
Morbus Sever-Haglund	Tuber calcanei (Fersenbein)
Morbus Iselin	Mittelfußbasis V

ihre Ätiologie treten sie gewöhnlicherweise erst nach Beginn der lokalisationsspezifischen enchondralen Ossifikation auf (Bohndorf und Michl 2014). Eine mechanische Belastung nimmt aufgrund ihrer Sehneninsertion eine bedeutsame Rolle ein, weshalb apophysäre Osteochondrosen gelegentlich auch als Traktionsapophysitis bezeichnet werden. Zumeist sind sportlich aktive Heranwachsende betroffen. Dennoch muss davon ausgegangen werden, dass im Zuge des zunehmenden Bewegungsmangels und der Prävalenz von Übergewicht in der Gesellschaft auch Alltagsbelastungen für einige Kinder und Jugendliche zu einer relativen Überlastung führen können und diese Erkrankungen auch in dieser Gruppe gehäuft anzutreffen sind (Launay 2015). Zum Zeitpunkt der Skelettreifung sistiert in der Regel die belastungsabhängige Schmerzsymptomatik.

Inwieweit apophysäre Osteochondrosen die Inzidenz von akuten Apophysenausrissen negativ begünstigen, konnte bislang nicht eindeutig geklärt werden – eine Koinzidenz ist jedoch beschrieben worden (Longo et al. 2016). Der traumatische Ausriss einer Apophyse wird den Frakturen der Wachstumsfugen zugeordnet (Salter-Harris-Frakturtyp I) (Salter und Harris 1963) und sollte nicht mit einer Osteochondrose im eigentlichen Sinne gleichgesetzt werden (Bohndorf und Michl 2014). Durch eine veränderte Knochenkontur nach vorausgegangener epiphysärer oder apophysärer Osteochondrose können anatomische Residuen verbleiben, die zu einem späteren Zeitpunkt an lokaler Stelle symptomatisch werden können (z. B. Haglund-Exostose nach Morbus Sever-Haglund, Meralgia paraesthetica nach Beteiligung der Beckenkammapophyse). In einigen Fällen können diese anatomisch-morphologischen Residuen zu einer veränderten Gelenkkinematik führen und demnach eine präarthrotische Deformität darstellen (Genu varum mit Rotationsfehlstellung nach Morbus Blount, Offset-Störung bei Coxa magna des Hüftkopfes nach einem Morbus Perthes).

1.3.1 Diagnostik und Klassifikation

Klinisch zeigt sich bei apophysären Osteochondrosen eine gut lokalisierbare belastungsabhängige Schmerzsymptomatik mit begleitender Schwellung und Druckempfindlichkeit (Gillespie 2010). Bei epiphysären Osteochondrosen imponiert neben der Schmerzsymptomatik eine Funktionsstörung betroffener Gelenkabschnitte mit Ergussbildung, schmerzhaften Bewegungseinschränkungen bis hin zu Gelenkblockierungen (Gelse und Hotfiel 2019). Als bildgebendes Mittel kann bei apophysären Strukturen die Sonografie eingesetzt werden, die die Fragmentation von apophysären Strukturen und periostale Begleitprozesse darstellen kann (De Flaviis et al. 1989; Carr et al. 2001). Die Röntgendiagnostik zeigt typischerweise Kondensationen, Impaktierungen, Fragmentationszonen mit begleitender Sklerose und Veränderungen der Apophysen- oder Epiphysenfugenmorphologie (Freyschmidt 2016). Je nach Lokalisation existieren verschiedene Klassifikationen und Stadieneinteilungen.

1.3.2 Therapie

In der Regel können die meisten Erkrankungen konservativ therapiert werden. Maßgeblich ist eine Modifikation der mechanischen Belastung durch Belastungsreduktion und Optimierung der Belastungsachse. Je nach zugrunde liegender sportlicher Belastung, Schweregrad und Beschwerden werden Zeiträume einer Belastungsreduktion/Karenz auslösender Belastungen zwischen 4–6 Wochen und 3–5 Monaten angegeben (Arnold et al. 2017). Begleitende lokal antiphlogistische Maßnahmen, physikalische Maßnahmen, physiotherapeutische Trainingstherapie und orthetische Hilfsmittel können je nach Lokalisation adjuvant eingesetzt werden (Peck 1995; Arnold et al. 2017; Lohrer et al. 2012). Im fortgeschrittenen oder therapierefraktären Stadium kann ein operatives Vorgehen notwendig werden. Insbesondere epiphysäre Osteochondrosen erfordern zum Teil eine frühzeitige, komplexe und stadienabhängige Therapie (z. B. Osteochondrosis dissecans, Morbus Perthes), die in den entitätsspezifischen Kapiteln besprochen werden.

Literatur

Arnold A, Thigpen CA, Beattie PF et al (2017) Overuse physeal injuries in youth athletes. Sports Health 9:139–147

Assouline-Dayan Y, Chang C, Greenspan A et al (2002) Pathogenesis and natural history of osteonecrosis. Semin Arthritis Rheum 32:94–124

Atanda A Jr, Shah SA, O'Brien K (2011) Osteochondrosis: common causes of pain in growing bones. Am Fam Physician 83:285–291

Bohndorf K, Michl W (2014) Osteochondrosen. In: Bohndorf K, Imhof H, Wörtler K (Hrsg) Radiologische Diagnostik der Knochen und Gelenke, 3., vollst. überarb. u. erw. Aufl. Georg Thieme, Stuttgart

Bohndorf K, Whitehouse R, Jobke B (2014) Nekrosen am Skelett. In: Bohndorf K, Imhof H, Wörtler K (Hrsg) Radiologische Diagnostik der Knochen und Gelenke, 3., vollst. überarb. u. erw. Aufl. Georg Thieme, Stuttgart

Carr JC, Hanly S, Griffin J et al (2001) Sonography of the patellar tendon and adjacent structures in pediatric and adult patients. AJR Am J Roentgenol 176:1535–1539

De Flaviis L, Nessi R, Scaglione P et al (1989) Ultrasonic diagnosis of Osgood-Schlatter and Sinding-Larsen-Johansson diseases of the knee. Skelet Radiol 18:193–197

Fischer W, Bohndorf K (2007) Epiphysäre Osteonekrosen. Radiol up2date 7:135–146

Fredericson M, Bergman AG, Hoffman KL et al (1995) Tibial stress reaction in runners – correlation of clinical symptoms and scintigraphy with a new magnetic-resonance-imaging grading system. Am J Sports Med 23:472–481

Freyschmidt J (2016) Perfusionsstörungen des Knochens und Knochenmarks. In: Skeletterkrankungen. Springer, Berlin/Heidelberg

Gelse K, Hotfiel T (2019) Aseptische Nekrosen. In: Engelhardt M, Nehrer S, Grim C (Hrsg) Das Sportlerknie. Thieme, Stuttgart

Gillespie H (2010) Osteochondroses and apophyseal injuries of the foot in the young athlete. Curr Sports Med Rep 9:265–268

Karim AR, Cherian JJ, Jauregui JJ et al (2015) Osteonecrosis of the knee: review. Ann Transl Med 3:6

Launay F (2015) Sports-related overuse injuries in children. Orthop Traumatol Surg Res 101:139–147

Lohrer H, Nauck T, Scholl J et al (2012) Extracorporeal shock wave therapy for patients suffering from recalcitrant Osgood-Schlatter disease. Sportverletz Sportschaden 26:218–222

Longo UG, Ciuffreda M, Locher J et al (2016) Apophyseal injuries in children's and youth sports. Br Med Bull 120:139–159

Murphey MD, Foreman KL, Klassen-Fischer MK et al (2014) From the radiologic pathology archives imaging of osteonecrosis: radiologic-pathologic correlation. Radiographics 34:1003–1028

Narvaez JA, Narvaez J, De Lama E et al (2003) Spontaneous osteonecrosis of the knee associated with tibial plateau and femoral condyle insufficiency stress fracture. Eur Radiol 13:1843–1848

Pape D (2016) Aseptische Nekrosen. In: Kohn D (Hrsg) Expertise Knie, 2016 Aufl. Georg Thieme, Stuttgart

Peck DM (1995) Apophyseal injuries in the young athlete. Am Fam Physician 51:1891–1895, 1897–1898

Renkawitz T, Beckmann J, Linhardt O (2011) Osteochondrosen und Osteonekrosen. In: KMe GJ (Hrsg) Orthopädie und Unfallchirurgie. Springer, Berlin/Heidelberg

Salter RB, Harris WR (1963) Injuries involving the epiphyseal plate. J Bone Joint Surg Am 45(3):587–622

Sultan AA, Cantrell WA, Chughtai M et al (2017) Radiographic classification systems for osteonecrosis of the knee: a review of literature. Surg Technol Int 31:374–378

Wolff R (2001) Stressfraktur – Ermüdungsbruch – Stressreaktion. Dtsch Z Sportmed 52:5

Yamamoto T, Bullough PG (2000) Spontaneous osteonecrosis of the knee: the result of subchondral insufficiency fracture. J Bone Joint Surg Am 82:858–866

Teil I
Osteonekrosen

Morbus Friedrich

Tobias Golditz

Inhalt

2.1	Einleitung	11
2.1.1	Definition	11
2.1.2	Entwicklung der Klavikula	11
2.1.3	Epidemiologie	12
2.1.4	Ätiopathogenese	12
2.2	Klinik	12
2.3	Diagnostik	12
2.4	Therapie	12
2.4.1	Konservative Therapie	12
2.4.2	Operative Therapie	13
2.5	Nachbehandlung und Prognose	13
	Literatur	13

2.1 Einleitung

2.1.1 Definition

Der Morbus Friedrich beschreibt eine aseptische Knochennekrose des medialen Endes der Klavikula (Niethard et al. 2009). Erstbeschrieben durch den Chirurgen H. Friedrich 1924 in seinem Werk „Über ein noch nicht beschriebenes, der Perthesschen Erkrankung analoges Krankheitsbild des sternalen Clavikelendes" (Friedrich 1924) zählt dieser Prozess zu den seltenen Vertretern der Osteonekrosen.

2.1.2 Entwicklung der Klavikula

Die Klavikula entwickelt sich in der Regel aus 2 Knochenkernen, die in der 5.–6. intrauterinen Woche angelegt werden. Im Verlauf des Wachstums kommt es zu einem kombinierten Wachstum aus epiphysärer enchondromaler Ossifikation und membranöser Ossifikation im Bereich der Meta- und Diaphyse des Schlüsselbeines (Ogden et al. 1979). Insbesondere in den ersten 5 Lebensjahren ist vor allem die diaphysäre Ossifikation besonders aktiv (Ogden et al. 1979).

Zum Zeitpunkt der Pubertät entsteht ein sekundärer Knochenkern im Bereich der medialen Klavikulaepiphyse, der zwischen dem 10.–15. Lebensjahr erscheint (Ogden et al. 1979). In den folgenden Jahren verschmilzt dieser zunehmend mit dem medialen Klavikulaschaft. Zu einer vollständigen Verschmelzung kommt es zwischen dem 20.–30. Lebensjahr (Ogden et al. 1979; Kreitner et al. 1998).

Die Versorgung der Klavikula wird durch 3 hauptversorgende Gefäße gewährleistet. Der lateral-dorsale Bereich wird durch die Arteria (A.) suprascapularis, die anterior-inferioren Anteile werden durch die A. thoracoacromialis versorgt. Das mediale Ende sowie das Sternoklavikulargelenk werden von Ästen der A. thoracica interna durchblutet.

T. Golditz (✉)
Universitätsklinikum Erlangen, Klinik für Unfallchirurgie und orthopädische Chirurgie, Friedrich-Alexander Universität Erlangen-Nürnberg, Erlangen, Deutschland
E-Mail: Tobias.Golditz@uk-erlangen.de

© Springer-Verlag GmbH Deutschland, ein Teil von Springer Nature 2023
T. Hotfiel, M. Engelhardt (Hrsg.), *Osteochondrosen und Osteonekrosen*, Praxiswissen Orthopädie Unfallchirurgie, https://doi.org/10.1007/978-3-662-60534-9_2

2.1.3 Epidemiologie

Insgesamt handelt es sich beim Morbus Friedrich um eine sehr seltene Erkrankung des sternalen Endes der Klavikula (Levy et al. 1981; Lingg und Heinemeier 1981). Frauen scheinen häufiger betroffen zu sein als Männer (Grifka und Markus 2011). Die publizierten Fälle betreffen sowohl Kinder als auch erwachsene Patienten (Levy et al. 1981). Bis jetzt ist nur ein bilateraler Befall publiziert (Levy et al. 1981).

2.1.4 Ätiopathogenese

In seiner Originalpublikation stellte Friedrich bereits den Zusammenhang zwischen mechanischer Belastung und der Osteonekrose der Klavikula her (Friedrich 1924). Auch in jüngeren Werken wird ein Zusammenhang zu mechanischer Belastung beschrieben (Grifka und Markus 2011). Lingg veröffentlichte in den 1980er-Jahren eine Serie aus 6 Fallberichten und konnte hier keine Verbindung zu erhöhter mechanischer Belastung feststellen (Lingg und Heinemeier 1981). Denoch vermutet auch er lokale Faktoren, z. B. Verletzungsfolgen oder Dauerbelastungen, die eine Entstehung begünstigen. Ebenfalls führt er eine verminderte Blutversorgung mit Störungen der Mikrozirkulation, begünstigt durch die endständige apophysennahe Lokalisation am sternalen Ende des Schlüsselbeines, als eine mögliche Kausalität an (Lingg und Heinemeier 1981).

Histologisch zeigen sich in fortgeschrittenen Stadien nekrotische Knochenareale mit einem Untergang des spongiösen Trabekelwerks (Lingg und Heinemeier 1981) (Siehe Abb. 1). In den Randbereichen werden reaktive osteoblastische Aktivitäten beschrieben. Der unmittelbar angrenzende Knorpel des Sternoklavikulargelenks ist stark arthrotisch alteriert mit angrenzenden subchondralen Nekrosen. Insgesamt zeigt sich eine avaskuläre Nekrose (Carrera et al. 2008) (Siehe Abb. 1).

2.2 Klinik

Klinisch ist der Lokalbefund führend. Es imponieren Schmerzen des sternoklavikulären Übergangs mit lokaler Schwellung und Druckschmerz (Levy et al. 1981; Lingg und Heinemeier 1981; Grifka und Markus 2011). Mitunter treten die Schmerzen spontan, ohne entsprechenden Auslöser auf (Levy et al. 1981). Aber auch belastungsabhängige Symptomatik und in fortgeschrittenen Stadien auch Ruheschmerzen werden angeführt (Lingg und Heinemeier 1981).

Nach Lingg lassen sich 3 Stadien der Krankheitsentwicklung differenzieren (Lingg und Heinemeier 1981): Stadium I zeigt sich mit geringer Klinik und Schmerzarmut, aber bereits beginnender Knochennekrose. Im Stadium II kommt es zu vermehrten belastungsabhängigen Schmerzen, deutlichem Lokalbefund mit Schwellung und Druckschmerz. Es fehlt Nacht- oder Ruheschmerz. Im Rahmen des Stadiums III entwickelt sich eine Sekundärarthrose im Sternoklavikulargelenk mit zusätzlichen Ruheschmerzen.

Für eine Abgrenzung zu möglichen differenzialdiagnostischen Überlegungen fehlen systemische Entzündungszeichen und andere Hinweise auf Osteomyelitis, Hinweise auf eine rheumatologische Grunderkrankung oder Beweise für eine lokale Entzündung in der Punktion des Sternoklavikulargelenks zum Ausschluss einer Sternoklavikulargelenkarthritis. Darüber hinaus zeigt sich keine Fehlstellung oder Instabilität im Rahmen einer Sternoklavikulargelenkinstabilität oder -luxation.

2.3 Diagnostik

Bei der seltenen Natur dieses Prozesses ist es bei entsprechender Klinik entscheidend, den Morbus Friedrich als mögliche Differenzialdiagnose in Betracht zu ziehen. In der klinischen Untersuchung imponiert der oben genannte Befund. Röntgenologisch zeigen sich charakteristische Befunde. So sieht man eine Nekrose mit randständiger Sklerosierung des medialen Pols der Klavikula. Eine Mitbeteiligung des angrenzenden Sternumanteils zeigt sich nicht (Lingg und Heinemeier 1981). Nach Lingg befällt die Nekrose nur den kaudalen Anteil des Klavikulaendes, eine Mitreaktion des kranialen Anteils wird nicht beschrieben (Lingg und Heinemeier 1981). Im Jugend- und jungen Erwachsenalter steht nativröntgenologisch eher der resorptive Charakter im Vordergrund, beim älteren Menschen sind vor allem sklerotische Veränderungen führend (Grifka und Markus 2011).

In fortgeschrittenen Krankheitsstadien kommt es zu einer vermehrten Resorption der Nekrosen mit vermehrter osteoblastischer Aktivität. Dies führt zu einer zunehmenden „Verplumpung" des medialen Endes des Schlüsselbeins, auch als Arthrosis deformans beschrieben (Lingg und Heinemeier 1981). Restitutio ad integrum nach Abklingen der Symptomatik wird ebenfalls beschrieben. (Levy et al. 1981)

2.4 Therapie

2.4.1 Konservative Therapie

Die Therapie des Morbus Friedrich ist in der Regel rein konservativ und symptombezogen (Grifka und Markus 2011). Bedarfsgerechte analgetische Therapie und lokale physikalische Maßnahmen sind mögliche Ansätze. Im akuten Stadium empfiehlt sich eine schmerzadaptierte Entlastung. Einzelne Autoren nennen die Möglichkeit eine Infiltration

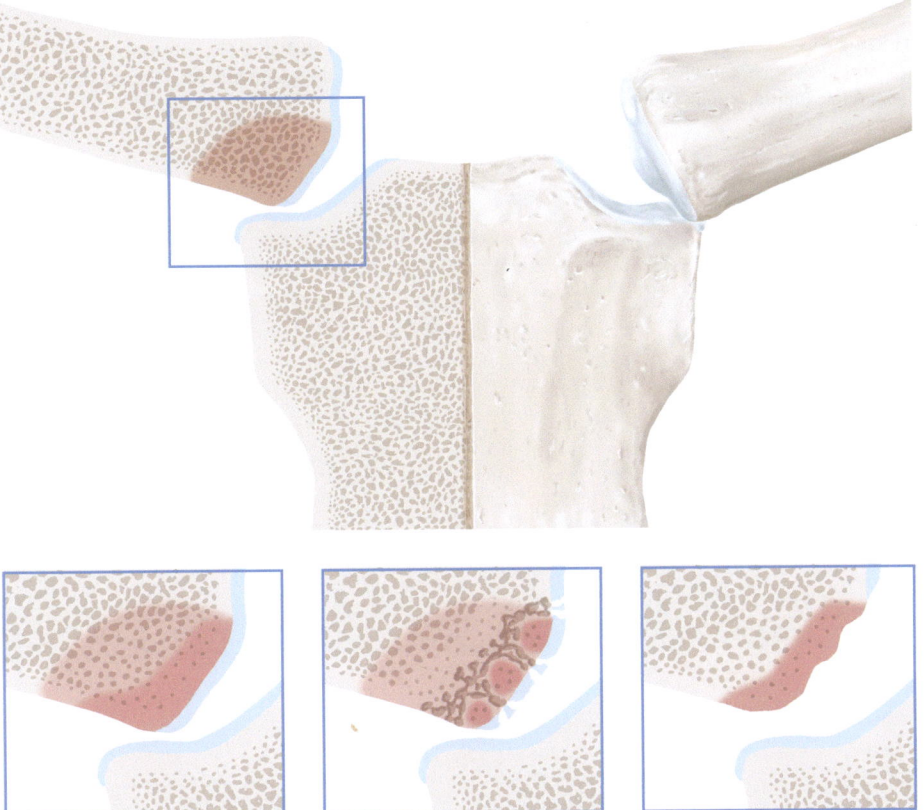

Abb. 1 Schematische Darstellung des stadienhaften Verlaufes des Morbus Friedrich. Im Stadium 1 beginnt der nekrotische Umbau (Lingg and Heinemeier 1981) mit Rarefizierung der Knochenbinnenstruktur. Mitunter zeigt sich ein Nebeneinander von osteoblastischen und osteoklastischen Aktivitäten im Stadium 2, welches zu einem scholligen Umbau führt. Es resultieren deutliche arthrotische Veränderungen mit subchondralen Einbrüchen (Lingg and Heinemeier 1981) Im Stadium 3 kommt es schließlich zu einer zunehmenden Verplumpung des sternalen Endes der Klavikula, welche auch als Arthrosis deformans beschrieben wird. (Lingg and Heinemeier 1981)

mit Kortikosteroiden und Lokalanästhetika (Hiramuro-Shoji et al. 2003).

2.4.2 Operative Therapie

Von früher beschriebenen operativen Ansätzen, unter anderem mit Resektionsarthroplastiken, wird heute Abstand genommen (Levy et al. 1981; Lingg und Heinemeier 1981; Anders et al. 2011). Bei persistierenden Schmerzen mit konsekutiver Einschränkung der Beweglichkeit des Schultergürtels kann als Ultima Ratio eine operative Therapie in Betracht gezogen werden (Carrera et al. 2008).

2.5 Nachbehandlung und Prognose

Insgesamt weist die Erkrankung eine gute Prognose mit möglichem Restitutio ad integrum auf (Levy et al. 1981). Lingg beschrieb in fortgeschrittenen Stadien ein Endstadium in der Arthrosis deformans mit konsekutiver Arthrose des Sternoklavikulargelenks (Lingg und Heinemeier 1981).

Es werden langwierige Heilungsverläufe mit bis zu 1,5 Jahren genannt (Levy et al. 1981).

Literatur

Anders S, Lechler P, Grifka J, Schaumburger J (2011) Repair of local cartilage defects in the patellofemoral joint. Orthopade 40(10): 885–888, 890–885

Carrera EF, Carvalho RL, Netto NA, Nicolao FA, Pedro FJ (2008) Avascular necrosis of the sternal end of the clavicle: a case report. J Shoulder Elb Surg 17(4):e31–e33

Friedrich (1924) Über ein noch nicht beschriebenes, der Perthesschen Erkrankung analoges Krankheitsbild des sternalen Clavikelendes. Dtsch Z Chri 187:385–398

Grifka JK, Markus (2011) Orthopädie und Unfallchirurgie, Für Praxis, Klinik und Facharztprüfung. Springer, Berlin

Hiramuro-Shoji F, Wirth MA, Rockwood CA Jr (2003) Atraumatic conditions of the sternoclavicular joint. J Shoulder Elb Surg 12(1): 79–88

Kreitner KF, Schweden FJ, Riepert T, Nafe B, Thelen M (1998) Bone age determination based on the study of the medial extremity of the clavicle. Eur Radiol 8(7):1116–1122

Levy M, Goldberg I, Fischel RE, Frisch E, Maor P (1981) Friedrich's disease. Aseptic necrosis of the sternal end of the clavicle. J Bone Joint Surg Br 63b(4):539–541

Lingg G, Heinemeier G (1981) Friedrich's disease – aseptic necrosis of the sternal end of the clavicle (author's transl). Rofo 134(1):74–77

Niethard FU, Pfeil J, Biberthaler P (2009) Orthopädie und Unfallchirurgie. Thieme, Stuttgart

Ogden JA, Conlogue GJ, Bronson ML (1979) Radiology of postnatal skeletal development. III. The clavicle. Skelet Radiol 4(4):196–203

Morbus Haas

Milena Pachowsky

Inhalt

3.1	Einleitung	15
3.2	Ätiopathogenese	15
3.2.1	Kortikosteroid-Therapie	15
3.2.2	Alkoholinduzierte Osteonekrose	16
3.2.3	Sichelzell-Hämoglobinopathien	16
3.2.4	Systemische Erkrankungen	16
3.3	Diagnostik	16
3.3.1	Klinik und Verlauf	16
3.3.2	Stadien der Erkrankung und Röntgen	17
3.3.3	Magnetresonanztomographie	17
3.4	Therapie	18
3.4.1	Konservative Therapie	18
3.4.2	Arthroskopie	18
3.4.3	Core Decompression/Retrograde Anbohrung	18
3.4.4	Schultergelenkersatz	18
3.5	Zusammenfassung	18
	Literatur	19

3.1 Einleitung

Die avaskuläre Osteonekrose des Humeruskopfes, auch Morbus Haas genannt, wurde erstmalig im Jahr 1975 von Cruess beschrieben (Cruess 1978). Wie auch im Rahmen anderer avaskulärer Osteonekrosen führt eine kompromittierte Durchblutung des Knochens zur Mangelversorgung des Gewebes und konsekutiv zur Nekrose. Sie betrifft zumeist Patienten mit entsprechenden Risikofaktoren im Alter zwischen 20–60 Jahren.

3.2 Ätiopathogenese

Eine transiente oder persistierende Minderperfusion des Humeruskopfes führt zum Gewebeuntergang und im Verlauf zur Nekrose des Knochens. Verschiedene Risikofaktoren können dies begünstigen. Hierzu gehören die Korticosteroid-Therapie, alkoholinduzierte Osteonekrose, die Sichelzell-Hämoglobinopathie und andere systemische Erkrankungen.

3.2.1 Kortikosteroid-Therapie

Die Kortikosteroid-Therapie wird als häufigste Ursache der atraumatischen Osteonekrose beschrieben. Es besteht kein Konsens über die definitive Pathogenese, jedoch wird ein

M. Pachowsky (✉)
Universitätsklinikum Erlangen, Erlangen, Deutschland

Anstieg des intraossären Drucks durch Adipozyten-Hypertrophie diskutiert (Hasan und Romeo 2002). Eine weitere Theorie postuliert embolische Ursachen aufgrund von steroidinduzierter Hyperlipidämie (Moran 1962). Zumeist geht der Osteonekrose eine langfristige hochdosierte Kortikosteroid-Therapie voraus. Eine Vorhersage, welche Patienten die Erkrankung entwickeln, ist sehr schwierig. In einer prospektiven Studie mit 91 Patienten, die im Rahmen einer Rückenmarksverletzung eine kurzfristige (24 Stunden) hochdosierte Methylprednisolon-Therapie (100 mg Dexamethason) erhielten, konnte kein einziger Fall einer avaskulären Osteonekrose des Femur- oder des Humeruskopfes innerhalb eines sechsmonatigen Follow-up magnetresonanztomographisch nachgewiesen werden (Wing et al. 1998). In anderen Studien hingegen wurde das Auftreten von Osteonekrosen nach Gaben von hochdosierter, auch kurzfristiger Kortikosteroid-Therapie (2–4 Wochen) beschrieben (Fast et al. 1984; Taylor 1984; O'Brien und Mack 1992). Die Latenz des Auftretens der ersten Symptome wird zwischen 6–18 Monaten angegeben (Cruess 1978).

3.2.2 Alkoholinduzierte Osteonekrose

Die Inzidenz der alkoholinduzierten Osteonekrose wird in der Literatur zwischen 6–39 % eingeschätzt (Hasan und Romeo 2002). Die Pathogenese ist der der kortisoninduzierten Osteonekrose ähnlich. Veränderungen im Knochenmark, die durch Fettembolien der subchondralen Gefäße bedingt sind, führen zu einer venösen Stase und daraus resultierend zur progressiven Ischämie.

3.2.3 Sichelzell-Hämoglobinopathien

Okklusionen der subchondralen arteriellen Blutzufuhr durch deformierte Blutzellen und daraus resultierende Mikroinfarkte werden als möglicher Mechanismus in der Pathogenese der Osteonekrose durch Sichelzell-Hämoglobinopathien beschrieben (David et al. 1993; Cushner und Friedman 1997). Andere Autoren beschreiben die Knochenmarkhyperplasie im Rahmen der Antwort auf die chronische Anämie als Ursache für einen erhöhten intramedullären Druck, der durch Kompression der Gefäße zur Minderdurchblutung führen kann. Milner et al. konnten in ihrer großen epidemiologischen Untersuchung von Sichelzell-Patienten eine Prävalenz von 5,6 % der Osteonekrosen feststellen (Milner et al. 1993). Die Inzidenz war, nach Lebensalteradjustierung, am höchsten in der Gruppe der α-Thalassämie und der HbS/β0-Thalassämie.

Tab. 1 Häufigste atraumatische Ursachen der Osteonekrose des Humeruskopfes

Risikofaktor	Vermutete Pathogenese
Kortikosteroid-Therapie	Ischämie durch Lipozyten-/Adipozyten-Hypertrophie 2. Fettembolien
Hämoglobinopathie	Embolien
Alkoholkonsum	Fettembolien
Gaucher-Krankheit	Ischämie durch Fettbeladene Zellen Gefäßspasmen
Caisson-Krankheit	Embolien
Erkrankungen des Bindegewebes (z. B. rheumatoide Arthritis, Lupus erythematodes)	Kortikosteroid-Therapie Vaskuläre Entzündung

3.2.4 Systemische Erkrankungen

Zahlreiche systemische Erkrankungen, darunter die rheumatoide Arthritis (RA), systemischer Lupus erythematodes (SLE) und das Cushing-Syndrom, sind mit der Entwicklung von Osteonekrosen in Verbindung gebracht worden (McKee 2000; Mont et al. 2000; Hasan und Romeo 2002). Der unabhängige Einfluss dieser Erkrankungen ist schwer einschätzbar, da viele dieser Patienten systemische Kortikoide als Teil der Therapie erhalten. Beim SLE könnte zudem die systemische Vaskulitis zur Entwicklung der Osteonekrose beitragen.

Im Rahmen der Caisson-Krankheit und des Morbus Gaucher (Khan et al. 2012) können ebenfalls Osteonekrosen des Humeruskopfes auftreten.

Die häufigsten atraumatischen Ursachen der Osteonekrose des Humeruskopfes sind in Tab. 1 zusammengefasst.

3.3 Diagnostik

3.3.1 Klinik und Verlauf

Das klinische Hauptsymptom ist der Schmerz. Initial tritt oft ein unspezifischer Schultergürtelschmerz auf, der häufig auch nachts auftritt. Eine belastungsabhängige Zunahme der Schmerzen wird im Verlauf der Krankheitsentwicklung beobachtet, nicht immer korreliert die Schmerzintensität mit dem radiologischen Stadium der Erkrankung. Das Erfragen von Risikofaktoren ist wichtig. Die Nekrose kann bei Patienten ab dem 20.–30. Lebensjahr auftreten und somit sind die Betroffenen meist jünger als diejenigen mit primärer Arthrose (LaPorte et al. 1998). Die klinische Untersuchung kann insbesondere am Anfang unspezifisch sein. Mit Fortschreiten der Nekrose ist die Beweglichkeit eingeschränkt, und die Schmerzen nehmen zu.

Anatomie und Funktion des glenohumeralen Gelenks unterscheiden sich deutlich von denen des Hüftgelenks. Da die Schulter kein gewichttragendes Gelenk ist, beginnen die klinischen Symptome meist später als im Rahmen einer Femurkopfnekrose. Dies kann zu einer verspäteten Diagnosestellung führen. Eine eingeschränkte Beweglichkeit im Glenohumeralgelenk kann zudem durch die umgebenden Gelenke teilweise kompensiert werden. Hierdurch ist die Funktion der Schulter teilweise trotz fortgeschrittener Erkrankung zunächst erhalten. Bei Erstvorstellung ist die Nekrose häufig schon so weit fortgeschritten, dass konservative Therapien nicht mehr sinnvoll erscheinen. Der superiore zentrale Anteil des Humeruskopfes ist am häufigsten zu Krankheitsbeginn betroffen, sodass hier oft die Region des Abflachens und Kollapses ist (Loebenberg et al. 1999).

3.3.2 Stadien der Erkrankung und Röntgen

Die ursprünglich für die Femurkopfnekrose entwickelte radiologische Klassifikation nach Ficat und Arlet (Ficat 1985) wurde von Cruess 1978 für die Beurteilung der Humeruskopfnekrose auf konventionellen Röntgenbildern angepasst (Cruess 1978) und umfasst 5 Stadien siehe Abb. 1:

- **Stadium I**: Das Initialstadium weist keine konventionell-radiologischen Auffälligkeiten auf.
- **Stadium II**: Dieses Stadium ist charakterisiert durch Sklerose am oberen zentralen Humeruskopf. Die Sklerose, die fokal oder diffus auftreten kann, entsteht durch subchondrale Mikrofrakturen ohne Gelenkflächeneinbruch. Histologisch entspricht dieses Stadium nachweisbarem Zelltod ohne signifikante Resorption oder Heilung.
- **Stadium III**: Das charakteristische Zeichen ist das „crescent sign", das durch den subchondralen Kollaps des Knochens bedingt ist. Die Rundung des Humeruskopfes ist im Großen und Ganzen noch erhalten, jedoch können bereits hier Inkongruenzen auftreten.
- **Stadium IV**: Dieses Stadium ist charakterisiert durch das fortgeschrittene Einbrechen des Kopfes und dem Herauslösen von freien Gelenkkörpern. Das Glenoid ist noch nicht oder nur sehr gering betroffen.
- **Stadium V**: In diesem Stadium entwickeln sich degenerative Veränderungen an beiden Gelenkflächen, was zur Gelenkinkongruenz führt. Radiologisch stellen sich die Deformierung des Humeruskopfes, Osteophytenbildung, verschmälerter Gelenkspalt und zystische Veränderungen dar.

3.3.3 Magnetresonanztomographie

In frühen Stadien, wenn konventionell radiologisch noch keine Hinweise auf die Osteonekrose zu finden sind, wird heutzutage die Magnetresonanztomographie (MRT) angewandt. Die Magnetresonanztomographie mit Kontrastmittelapplikation ist die bildgebende Methode zur genaueren Einschätzung der Osteonekrose (Lee et al. 2002; Sakai et al. 2002). Aufgrund einer Sensitivität und Spezifität von >95 % in der Diagnostik der Femurkopfnekrose stellt die Magnetresonanztomographie den Goldstandard in der nicht invasiven Diagnostik der Femurkopfnekrose und analog dazu auch der Humeruskopfnekrose dar (Beltran et al. 1987). Die ARCO-Klassifikation kann modifiziert auch für die Humeruskopfnekrose verwendet werden (zur ARCO-Klassifikation siehe ▶ Kap. 17, „Morbus Köhler II").

Flüssigkeitssensitive Sequenzen (z. B. STIR [„short tau inversion recovery"] oder TIRM [„turbo inversion recovery magnitude"]) sind am besten geeignet, Osteonekrosen zu visualisieren. Auch in der Beurteilung der Osteonekrose des Humeruskopfes wird diese Bildgebungsmethode angewandt. In einigen Fällen sollte eine ergänzende Computertomographie erwogen werden, insbesondere, wenn die Frage nach einer subchondralen Fraktur in der MRT nicht beantwortet werden konnte (Stevens et al. 2003). Eine weitere bildgebende Alternative ist die Skelettszintigraphie, die auch für Patienten mit Schrittmachern oder intrakraniellen Clips geeignet ist. Sensitivität und Spezifität sind jedoch geringer als die der Magnetresonanztomographie (Sakai et al. 2002).

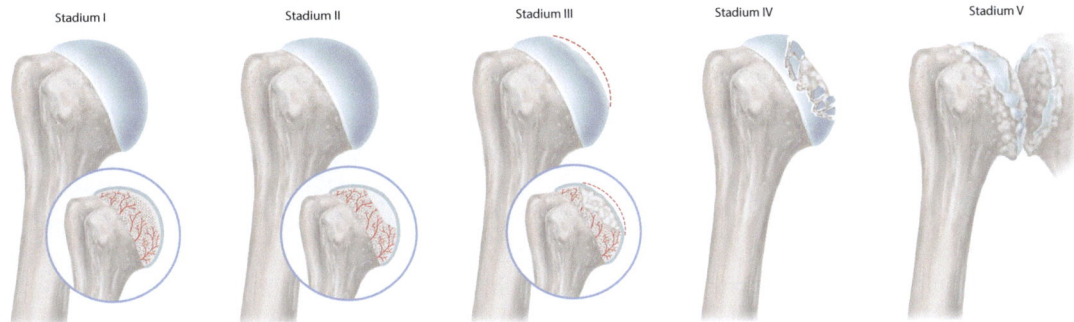

Abb. 1 Stadien der Humeruskopfnekrose nach Cruess

3.4 Therapie

3.4.1 Konservative Therapie

Die Ziele der Behandlung sind die Reduktion von Schmerzen, das Verhindern des Fortschreitens der Erkrankung sowie die Funktionsverbesserung. Hierzu ist es notwendig Risikofaktoren zu identifizieren und nach Möglichkeit auszuschalten.

Die symptomatische Therapie beinhaltet antiphlogistische und analgetische Maßnahmen.

Eine retrospektive MRT-Studie an 13 Patienten mit Humeruskopfnekrose zeigte, dass der superiore Anteil des Humeruskopfes am häufigsten betroffen ist (Lee et al. 2002). Der obere Humeruskopfanteil artikuliert ab 60°-Abduktion oder 90°-Anteversion mit dem Glenoid. Patienten mit bekannter Humeruskopfnekrose sollte deshalb von hochfrequenten Überkopfarbeiten abgeraten werden, um den Kontakt zwischen dem betroffenen Humeruskopfanteil und dem Glenoid zu minimieren.

Die Patienten sollten ermuntert werden, durch Training die Muskulatur des Schultergürtels zu kräftigen und die Beweglichkeit zu erhalten. Hierbei sollte eine Kräftigung der Humeruskopf-zentrierenden Muskeln erfolgen. Um zum einen die Trainingsfähigkeit zu erreichen und zum anderen den Patienten Linderung zu verschaffen, ist die symptomatische Therapie durch eine angepasste medikamentöse Analgesie nach WHO-Schema unerlässlich.

Analog zur medikamentösen Behandlung der Femurkopfnekrose kann die „Off-label"-Gabe von Bisphosphonaten in Erwägung gezogen werden. Selbiges gilt für die Gabe von Vasodilatatoren (Prostaglandin-Analogon Iloprost). Zugelassen sind diese Medikamente nicht für die Behandlung von Knochennekrosen, und es besteht aktuell keine Evidenz für die Wirksamkeit.

3.4.2 Arthroskopie

In späteren Stadien der Osteonekrose kann eine Arthroskopie erfolgen, chondrale Abscherungen können geglättet oder freie Gelenkkörper entfernt werden.

3.4.3 Core Decompression/Retrograde Anbohrung

Wie auch in Studien zur Femurkopfnekrose gezeigt wurde, wird die retrograde Anbohrung des Humeruskopfes vorgeschlagen, um in frühen Stadien der Osteonekrose den intraossären Druck zu senken. Dieser Therapieansatz ist nach Beschreibung der meisten Untersuchungen den Stadien 1 und 2 vorbehalten. Die retrograde Anbohrung kann über einen offenen deltopektoralen Zugang lateral der Bizepssehne oder mit einer arthroskopisch-assistierten Technik durchgeführt werden (Chapman et al. 2004; Dines et al. 2007).

Das arthroskopische Verfahren bietet den Vorteil, dass der glenohumerale Raum eingesehen werden kann, wodurch das Risiko des Durchbrechens des Knorpels reduziert wird. Chapman et al. beschreiben ihre Herangehensweise mittels einem Zielgerät, das sonst für das Anlegen des tibialen Tunnels bei vorderer Kreuzbandplastik verwendet wird (Chapman et al. 2004).

3.4.4 Schultergelenkersatz

Ist die Destruktion des Humeruskopfes weit fortgeschritten, muss der prothetische Ersatz des Schultergelenks in Erwägung gezogen werden. Die größte Herausforderung der Schulterprothesen bei Humeruskopfnekrosen sind die Standzeiten der Prothese, da die Patienten meist relativ jung sind. Für den endoprothetischen Schultergelenkersatzes stehen die Hemiarthroplastik und die Totalendoprothese zur Verfügung (Laroche et al. 1990; Hattrup 1998; Themistocleous et al. 2006; Orfaly et al. 2007).

In Studien, die das klinische Outcome nach Schultergelenkersatz in der Therapie von Osteonekrose des Humeruskopfes untersucht haben, konnten eine sehr gute Schmerzreduktion (größer als 80 %) und eine Verbesserung der Schulterfunktion nachgewiesen werden (Hattrup 1998; Mansat et al. 2005; Orfaly et al. 2007).

3.5 Zusammenfassung

Die Osteonekrose des Humeruskopfes führt zu Schmerzen und fortschreitenden Funktionseinschränkungen der Schulter. Die besten Therapieergebnisse können erreicht werden, wenn die Diagnose früh gestellt wird und zu einer zügigen Therapieeinleitung führt. Unspezifische Schulterschmerzen bei Patienten mit Risikofaktoren sollten gründlich evaluiert werden. Neben der Röntgenaufnahme liefert die MRT wertvolle Informationen über den Gelenkzustand. Die Progression der Erkrankung sollte, wenn irgend möglich, aufgehalten werden. Wenn diese Bemühungen fehlschlagen, kann die retrograde Anbohrung in den Stadien 1 und 2 und in ausgewählten Fällen des Stadiums 3 erfolgreich sein. Nach Ausschöpfung der konservativen Therapieoptionen und bei hohem Leidensdruck kann dem Patienten in den Stadien 4 und 5 der endprothetische Gelenkersatz angeboten werden.

Literatur

Beltran J, Burk JM, Herman LJ, Clark RN, Zuelzer WA, Freedy MR, Simon S (1987) Avascular necrosis of the femoral head: early MRI detection and radiological correlation. Magn Reson Imaging 5(6):431–442

Chapman C, Mattern C, Levine WN (2004) Arthroscopically assisted core decompression of the proximal humerus for avascular necrosis. Arthroscopy 20(9):1003–1006

Cruess RL (1978) Experience with steroid-induced avascular necrosis of the shoulder and etiologic considerations regarding osteonecrosis of the hip. Clin Orthop Relat Res 1978(130):86–93

Cushner MA, Friedman RJ (1997) Osteonecrosis of the humeral head. J Am Acad Orthop Surg 5(6):339–346

David HG, Bridgman SA, Davies SC, Hine AL, Emery RJ (1993) The shoulder in sickle-cell disease. J Bone Joint Surg Br 75(4):538–545

Dines JS, Strauss EJ, Fealy S, Craig EV (2007) Arthroscopic-assisted core decompression of the humeral head. Arthroscopy 23(1):103 e101–103 e104

Fast A, Alon M, Weiss S, Zer-Aviv FR (1984) Avascular necrosis of bone following short-term dexamethasone therapy for brain edema. Case report. J Neurosurg 61(5):983–985

Ficat RP (1985) Idiopathic bone necrosis of the femoral head. Early diagnosis and treatment. J Bone Joint Surg Br 67(1):3–9

Hasan SS, Romeo AA (2002) Nontraumatic osteonecrosis of the humeral head. J Shoulder Elb Surg 11(3):281–298

Hattrup SJ (1998) Indications, technique, and results of shoulder arthroplasty in osteonecrosis. Orthop Clin North Am 29(3):445–451

Khan A, Hangartner T, Weinreb NJ, Taylor JS, Mistry PK (2012) Risk factors for fractures and avascular osteonecrosis in type 1 Gaucher disease: a study from the International Collaborative Gaucher Group (ICGG) Gaucher Registry. J Bone Miner Res 27(8):1839–1848

LaPorte DM, Mont MA, Mohan V, Pierre-Jacques H, Jones LC, Hungerford DS (1998) Osteonecrosis of the humeral head treated by core decompression. Clin Orthop Relat Res 355:254–260

Laroche M, Arlet J, Mazieres B (1990) Osteonecrosis of the femoral and humeral heads after intraarticular corticosteroid injections. J Rheumatol 17(4):549–551

Lee JA, Farooki S, Ashman CJ, Yu JS (2002) MR patterns of involvement of humeral head osteonecrosis. J Comput Assist Tomogr 26(5):839–842

Loebenberg MI, Plate AM, Zuckerman JD (1999) Osteonecrosis of the humeral head. Instr Course Lect 48:349–357

Mansat P, Huser L, Mansat M, Bellumore Y, Rongieres M, Bonnevialle P (2005) Shoulder arthroplasty for atraumatic avascular necrosis of the humeral head: nineteen shoulders followed up for a mean of seven years. J Shoulder Elb Surg 14(2):114–120

McKee MD (2000) Atraumatic osteonecrosis of the humeral head. J Rheumatol 27(7):1582–1584

Milner PF, Kraus AP, Sebes JI, Sleeper LA, Dukes KA, Embury SH, Bellevue R, Koshy M, Moohr JW, Smith J (1993) Osteonecrosis of the humeral head in sickle cell disease. Clin Orthop Relat Res (289):136–143

Mont MA, Payman RK, Laporte DM, Petri M, Jones LC, Hungerford DS (2000) Atraumatic osteonecrosis of the humeral head. J Rheumatol 27(7):1766–1773

Moran TJ (1962) Cortisone-induced alterations in lipid metabolism. Morphologic and serologic observations in rabbits. Arch Pathol 73:300–312

O'Brien TJ, Mack GR (1992) Multifocal osteonecrosis after short-term high-dose corticosteroid therapy. A case report. Clin Orthop Relat Res 1992(279):176–179

Orfaly RM, Rockwood CA Jr, Esenyel CZ, Wirth MA (2007) Shoulder arthroplasty in cases with avascular necrosis of the humeral head. J Shoulder Elb Surg 16(3 Suppl):S27–S32

Sakai T, Sugano N, Nishii T, Miki H, Ohzono K, Yoshikawa H (2002) Bone scintigraphy screening for osteonecrosis of the shoulder in patients with non-traumatic osteonecrosis of the femoral head. Skelet Radiol 31(11):650–655

Stevens K, Tao C, Lee SU, Salem N, Vandevenne J, Cheng C, Neumann G, Valentin-Opran A, Lang P (2003) Subchondral fractures in osteonecrosis of the femoral head: comparison of radiography, CT, and MR imaging. AJR Am J Roentgenol 180(2):363–368

Taylor LJ (1984) Multifocal avascular necrosis after short-term high-dose steroid therapy. J Bone Joint Surg Br 66(3):431–433

Themistocleous GS, Zalavras CG, Zachos VC, Itamura JM (2006) Biologic resurfacing of the glenoid using a meniscal allograft. Tech Hand Up Extrem Surg 10(3):145–149

Wing PC, Nance P, Connell DG, Gagnon F (1998) Risk of avascular necrosis following short term megadose methylprednisolone treatment. Spinal Cord 36(9):633–636

Morbus Kienböck (Lunatummalazie)

Volker Schöffl

Inhalt

4.1	Einleitung	21
4.2	Ätiologie	21
4.3	Stadieneinteilung	21
4.4	Klinischer Befund	22
4.5	Diagnostik	22
4.6	Differenzialdiagnostik	23
4.7	Therapie	23
	Literatur	24

4.1 Einleitung

Die Lunatumnekrose, der sog. Morbus Kienböck ist die häufigste aseptische Knochennekrose der oberen Extremität. Die Erstbeschreibung erfolgte durch den Wiener Radiologen Robert Kienböck (1910). Damals wurde als Ätiologie eine repetitive mechanische Traumatisierung postuliert (Kienböck 1910; Bain et al. 2015).

4.2 Ätiologie

Die exakte Pathogenese der Lunatumnekrose ist bislang noch nicht eindeutig geklärt (Irisarri 2004, 2010). Nach Ansicht einiger Autoren kommen ursächlich weder mechanische Faktoren noch akute oder chronisch repetitive Traumata als eigentliche Ursache der Erkrankung in Betracht. Diese sollten eher als Faktoren angesehen werden, die die Symptome einer bereits vorhandenen Erkrankung verstärken (Irisarri 2010). Am ehesten scheint es sich ursächlich um eine nicht traumatisch bedingte vaskuläre Pathologie zu handeln, die

V. Schöffl (✉)
Sozialstiftung Bamberg Klinik für Orthopädie und Unfallchirurgie, Bamberg, Deutschland

dann zu einer umschriebenen Infarzierung im proximalen, subchondralen Abschnitt des Lunatums führt. Als extrinsische Faktoren, die für die Erklärung diskutiert werden, gilt einerseits die Beziehung des Lunatums zum Radius und der Krümmung des Kapitatumkopfes sowie der distalen Oslunatum-Kurvatur (Horch et al. 2008). Anderseits werden eine Bündelung der axialen Belastung durch das Os lunatum hinweg sowie eine Ulna-Plus- und aber auch ein Ulna-Minusvariante angeführt (Horch et al. 2008). Als intrinsische Faktoren werden die spezifische Gefäßversorgung sowie die trabekuläre Anordnung des Os lunatum diskutiert. Viele Erklärungsansätze zielen auf die Ulna-Plus- oder Ulna-Minusvariante hin. Beide liefern Erklärungsmöglichkeiten für die Entstehung eines Morbus Kienböck, die allerdings nicht ausreichend wissenschaftlich gesichert sind (Horch et al. 2008; Irisarri 2004, 2010; Irisarri et al. 2010).

4.3 Stadieneinteilung

Verschiedene morphologische Stadieneinteilungen zum Morbus Kienböck sind beschrieben. Die rein röntgenmorphologische Stadieneinteilung nach Lichtman (Lichtman et al. 2010; Lichtman und Degnan 1993) beschreibt 4 Stadien, wobei Stadium III nochmals in a und b unterteilt wird.

Moderne MRT-morphologische Stadieneinteilungen differenzieren dies in ähnlicher Form (siehe Tab. 1; Schmitt und Kalb 2010; Horch et al. 2008). Schmitt und Kalb (2010) beschreiben im MRT (Tab. 2) das Stadium I als Initialstadium (Abb. 1). Zu diesem Zeitpunkt sind die Röntgenzeichen noch negativ, in der MRT zeigt sich bereits ein Knochenmarködem in T2-gewichteten Sequenzen und eine reparative Hypervaskularisation (Abb. 1). Das Stadium II führt durch weitere Ischämie zur Störung der Osteoklasten mit Überwiegen der Osteoblastenfunktion. Die Sklerose führt im MRT zur Signalabsenkung sowohl in den T1 als auch in den T2-gewichteten Sequenzen (Schmitt und Kalb 2010). Das Stadium IIIa beginnt mit einer knöchernen Infraktion am proximalen Lunatumpol, dieser wird dadurch entrundet. Im Weiteren resultiert ein Höhenverlust des Lunatums. Diese Formänderung zeigt sich auch im sagittalen CT. Im Stadium IIIb wird die jetzt sichtbare Gefügestörung der Handwurzel durch eine proximal gerichtete Migration des kurzen Kapitatums sowie eine Rotationsfehlstellung des Skaphoids nach palmar deutlich. Im Weiteren führt dann die karpale Fehlartikulation des Stadium IV schließlich zur Handgelenksarthrose mit Schwerpunkt im radiokarpalen Gelenkkompartiment, oft auch begleitet von freien Gelenkkörpern und einer Chondromatose (Schmitt und Kalb 2010). Zusätzlich wurde im Rahmen der vermehrten arthroskopischen Behandlungsansätze des Morbus Kienböck auch eine arthroskopische Klassifikation postuliert (MacLean et al. 2017; Bain et al. 2015).

4.4 Klinischer Befund

Typisch sind die Patienten zwischen dem 20.–40. Lebensjahr, die intermittierende Handgelenksschmerzen, reduzierte Handgelenksbeweglichkeit und Verlust der groben Kraft beschreiben. Viele der betroffenen Patienten sind körperlich arbeitend. Die Griffstärke ist meist auf über die Hälfte im Vergleich zur gesunden Seite reduziert (Horch et al. 2008).

4.5 Diagnostik

Bei klinischem Verdacht, ggf. auch mit Druckschmerz über dem Lunatum, sollte zunächst eine konventionelle Röntgendiagnostik des Handgelenks mit Klassifikation nach Lichtman erfolgen (Lichtman et al. 2010; Lichtman und Degnan 1993). In der Anfangsphase erscheint das Os lunatum röntgendichter. Dies entspricht der radiologischen Erscheinungsform der Osteonekrose. Im Weiteren erfolgt dann eine zunehmende Frakturierung bis hin zum Kollaps des Os lunatum (Lichtman et al. 2010; Lichtman und Degnan 1993). Als Diagnostikum der Wahl gilt die MRT (Horch et al. 2008), diese hat die früher durchgeführte Szintigrafie im Prinzip komplett abgelöst. Gegebenenfalls ist eine additive CT-Diagnostik nötig (Schmitt und Kalb 2010). Dies betrifft vor allem die Stadien II und III.

Tab. 1 Stadieneinteilung des Morbus Kienböck nach Lichtman, röntgenmorphologische Veränderungen am Os lunatum. (Aus Horch et al. 2008, modifiziert nach Lichtman und Degnan 1993)

Stadium	Binnenstruktur	Äußere Form	Nachbarknochen	Besonderheiten
I	Unauffällig	Unauffällig	Unauffällig	Diagnose nur durch MRT nachweisbar
II	Fleckige Sklerose, zystische Einschlüsse, Verlust der normalen Trabekelstruktur	Unauffällig, evtl. angedeuteter beginnender Zusammenbruch radial proximal	Unauffällig	
IIIa	Frakturierung an der proximalen Zirkumferenz	Gering deformiert	Unauffällig	Karpale Architektur erhalten
IIIb	Frakturierung, zunehmende Verdichtung	Zunehmend deformiert	Vermehrte Flexionsstellung des Skaphoids	Flexionsstellung des Os scaphoideums, karpaler Kollaps
IV	Starke Verdichtung, zusammengesintert	Stark höhengemindert, arthrotische Randzacken	Karpaler Kollaps, perilunäre Arthrose	

Tab. 2 Stadieneinteilung des Morbus Kienböck nach MRT-Befund. (Aus Horch et al. 2008, modifiziert nach Schmitt et al. 1997; Schmitt und Kalb 2010)

Stadium	Signal in nativer T1-Sequenz	Signalverstärkung nach Kontrastmittel	Pathologie
MRI	Niedrig	Homogen vermindert	Ödem
MRII	Niedrig	Fleckig-inhomogen	Partielle Nekrose
MRIII	Niedrig	Fehlend	Komplette Nekrose

4 Morbus Kienböck (Lunatummalazie)

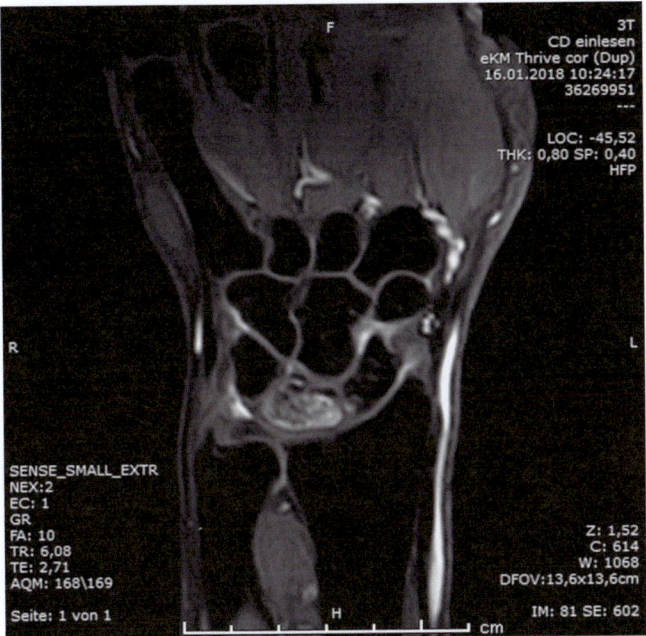

Abb. 1 Initialstadium eines Morbus Kienböck im MRT

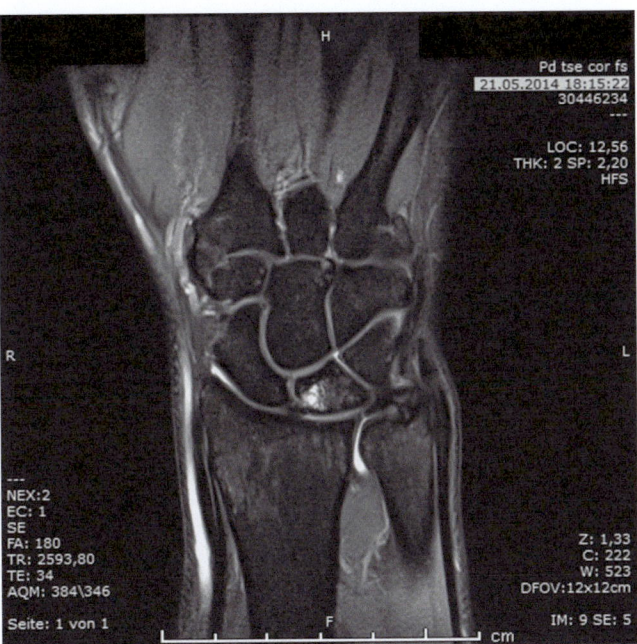

Abb. 3 Intraossäres Ganglion

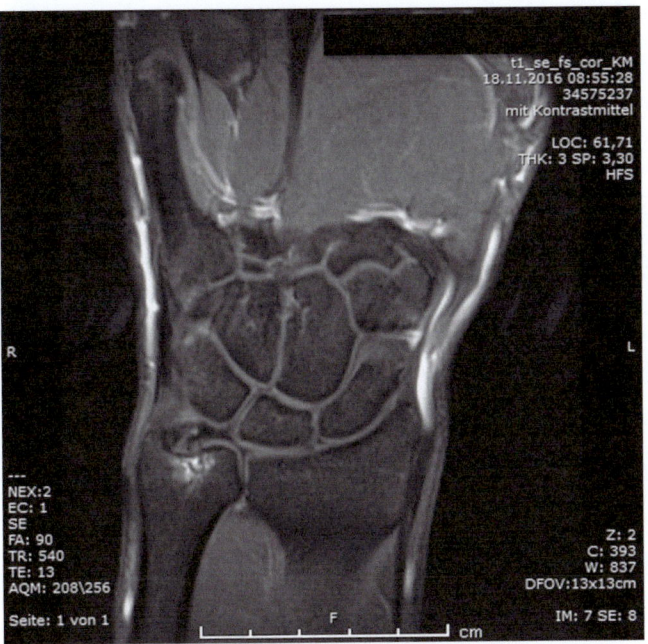

Abb. 2 Ulnokarpales Impaktionssyndrom

4.6 Differenzialdiagnostik

- Ulnokarpales Impaktionssyndrom (Abb. 2): Ursächlich ist hier meist eine Ulna-Plusvariante, es kann allerdings auch bei Neutral- oder Minusvariante beobachtet werden. Hierbei zeigen sich allerdings die Veränderung im Lunatum in Konkurrenz zur ulnaren Impaktion (Lesley und Lichtman 2010; Lichtman et al. 2010; Horch et al. 2008; Lichtman und Degnan 1993).
- Intraossäres Ganglion (Abb. 3): Hierzu erfolgt die Differenzialdiagnose mittels der MRT. In der T2-Wichtung sind Ganglien signalreich. Gegebenenfalls ist eine additive CT zum Ausschluss infraktionsgefährdeter Ganglien nötig (Schmitt und Kalb 2010).
- Traumatische Knochenkontusionen: Diese finden sich im Lunatum auch im Sinne von repetitiven chronischen Überbelastungen und wurden z. B. auch bei Sportlern (Sportkletterer etc.; Abb. 4) beobachtet (Schmitt und Kalb 2010; Lutter et al. 2017). Es muss hierbei nicht unbedingt ein isoliertes traumatisches Ereignis vorliegen (Hochholzer und Schöffl 2013).
- Arthrosis deformans
- Fibrokartilaginäre Form der lunotriquetralen Koalition

4.7 Therapie

Ziel der biomechanisch unterschiedlichen Konzepte in der Therapie der Lunatumnekrose ist die Vermeidung des schicksalhaften Carpuskollapses und der Handgelenksarthrose (Kaszap und Daecke 2010). Die Therapie basiert grundlegend auf der jeweiligen Stadieneinteilung sowie dem Ausmaß der Ulnavarianz. In der Literatur besteht keine Einigkeit über die entsprechenden Behandlungskonzepte. Diese reichen von der Immobilisierung im Frühstadium bis hin zu operativen Verfahren (Kaszap und Daecke 2010; Irisarri et al. 2010; Lesley und Lichtman 2010; Lichtman et al.

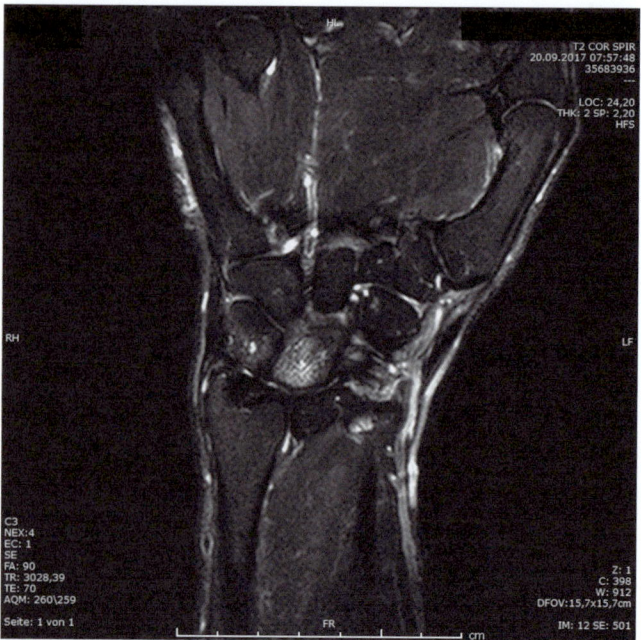

Abb. 4 Überlastungsödem im Lunatum eines Sportkletterers

2010, 2016; Horch et al. 2008; Lichtman und Degnan 1993; Bain et al. 2015). Folgende wesentliche operative Verfahren werden angeboten (Kaszap und Daecke 2010; Irisarri et al. 2010; Lesley und Lichtman 2010; Lichtman et al. 2010, 2016; Horch et al. 2008; Lichtman und Degnan 1993; MacLean et al. 2017; Bain et al. 2015):

- Aufbohrung und Auffüllung mit autologer Spongiosa
- Aufbohren und Auffüllung mit vaskularisiertem Knochenspan
- Entfernen des Os lunatum, mit oder ohne Sehneninterposition
- Entfernen des Os lunatum und Prothesenimplantation
- Entfernung des Os lunatum und interkarpale Arthrodese
- Radiusverkürzungsosteotomie oder Verlängerung der Ulna
- Radius-Slope-Korrekturosteotomie
- Resektion der proximalen Handwurzelreihe („proximal row carpectomy")
- Handgelenksdenervierung
- Arthroskopisch kontrollierte Anbohrung, Synovektomie

Als konservatives Therapieverfahren wird die konsequente Ruhigstellung in der Initialphase diskutiert. Auch diese zeigte allerdings in Behandlungserfolgsstudien nur inhomogene Ergebnisse. Im Sinne von Revaskularisationsoperationen wird unter mikrochirurgischen Gesichtspunkten die Transplantation eines gefäßversorgten Knochenanteils durchgeführt, mit oder ohne anschließender Arthrodese (STT = skapho-trapezio-trapezoidal). Für die postoperative Phase ist eventuell eine vorübergehende externe Fixateuranlage notwendig. Andere operative Verfahren beruhen auf einer Dekompressionsosteotomie oder eines Gelenkstufenausgleichs (Kaszap und Daecke 2010; Horch et al. 2008).

Insgesamt gilt, dass die Behandlungskonzepte stadiengerecht durchgeführt werden sollen. Im Stadium I erscheint eine Immobilisationsbehandlung als durchaus sinnvoll (Lesley und Lichtman 2010; Lichtman et al. 2010; Horch et al. 2008). Nach einem eventuellen Versagen konservativer Maßnahmen ist die operative Therapie angezeigt. Im Stadium II kann bei bestehender Ulna-Minus- oder Ulna-Nullvariante die Radiusverkürzung, alternativ die Ulnaverlängerung, empfohlen werden. Gegebenenfalls werden ferner Revaskularisationsoperationen, insbesondere bei jüngeren Patienten im Stadium II oder IIIa, durchgeführt. Ab Stadium IIIb wird die Exzision der proximalen Handwurzelreihe („proximal row carpectomy") empfohlen (Lesley und Lichtman 2010; Lichtman et al. 2010; Horch et al. 2008; Kaszap und Daecke 2010). Eine teilweise oder vollständig Denervierung des Handgelenks ist in allen Stadien sowohl als alleiniger oder auch als zusätzlicher Eingriff möglich.

In der Zusammenfassung der Langzeitergebnisse der Literatur sind für Dekompressionsosteotomien eine Schmerzfreiheit in 60–67 %, eine Beweglichkeit von 80–87 %, ein Krankheitsfortschreiten in 20–50 % und eine Arthroseentstehung in 25–73 % der Fälle beschrieben (Kaszap und Daecke 2010). Revaskularisierungsoperationen erreichen Schmerzfreiheit in 35–72 % sowie eine Beweglichkeit von 68–81 % und weisen einen Krankheitsprogress von 11–100 % sowie eine Arthroseentwicklung in 32–100 % der Fälle auf (Kaszap und Daecke 2010). Im fortgeschrittenen Stadium angewandte Rettungseingriffe führen zur Schmerzfreiheit in 38–50 %, zu einem Bewegungsumfang von 61–78 % und zu einer Arthroseentwicklung in 24–48 % der Fälle (Kaszap und Daecke 2010).

Literatur

Bain GI, Yeo CJ, Morse LP (2015) Kienböck disease: recent advances in the basic science, assessment and treatment. Hand Surg 20:352–365

Hochholzer T, Schöffl V (2013) Overuse bone marrow edema of the hands in sport climbers [Überlastungsbedingte Knochenödeme der Hand bei Sportkletterern]. Sport Orthop Traumatol 29:219–224

Horch RE, Unglaub F, Dragu A, Kneser U, Bach AD (2008) Kienbock's disease. Diagnosis and therapy. Chirurg 79:452–460

Irisarri C (2004) Aetiology of Kienbock's disease. J Hand Surg Br 29:281–287

Irisarri C (2010) Aetiology of Kienbock's disease. Handchir Mikrochir Plast Chir 42:157–161

Irisarri C, Kalb K, Ribak S (2010) Infantile and juvenile lunatomalacia. J Hand Surg Eur 35:544–548

Kaszap B, Daecke W (2010) Kienbock's disease: an actual summary with long-term results of the therapeutic options. Handchir Mikrochir Plast Chir 42:177–186

Kienböck R (1910) Über traumatische Malazie des Mondbeins und ihre Folgezustände: Entartungsformen und Kompressionsfrakturen. Fortschr Geb Röntgenstr 16:77–103

Lesley N, Lichtman D (2010) Classification and treatment of Kienbock disease: a review of the past 100 years, and a look at the future. Handchir Mikrochir Plast Chir 42:171–176

Lichtman DM, Degnan GG (1993) Staging and its use in the determination of treatment modalities for Kienbock's disease. Hand Clin 9:409–416

Lichtman DM, Lesley NE, Simmons SP (2010) The classification and treatment of Kienbock's disease: the state of the art and a look at the future. J Hand Surg Eur Vol 35:549–554

Lichtman D, Pientka WF, Bain GI (2016) Kienböcks disease: moving forward. J Hand Surg [Am] 41:630–638

Lutter C, Hochholzer T, Bayer T, Schoffl V (2017) Rock climbing-related bone marrow edema of the hand: a follow-up study. Clin J Sport Med

MacLean S, Kantar K, Bain GI, Lichtman D (2017) The wrole of wrist arthroscopy in Kienbock disease. Hand Clin 33:727–734

Schmitt R, Kalb K (2010) Imaging in Kienbock's disease. Handchir Mikrochir Plast Chir 42:162–170

Schmitt R, Heinze A, Fellner F (1997) Imaging and staging of avascular osteonecroses at the wrist and hand. Eur J Radiol 25(2):92–103

Morbus Dieterich

Christoph Lutter

Inhalt

5.1	Definition	27
5.2	Entwicklung der Hand	27
5.3	Ätiopathogenese	28
5.4	Klinik	28
5.5	Diagnostik	29
5.6	Therapie	29
	Literatur	29

5.1 Definition

Morbus Dieterich (engl. „Dieterich's disease") beschreibt isolierte, aseptische Knochennekrosen der Mittelhandknochen-(MHK-)Köpfe (Abb. 1) (Schiedel und Langer 2008). Verglichen mit anderen aseptischen Knochennekrosen des Handskeletts handelt es sich hierbei um seltene Erscheinungsformen; die Erstbeschreibung erfolgte bereits 1932 durch H. Dieterich (McGoldrick und McGoldrick 2015; Dieterich 1932). In fast 50 % der Fälle ist hierbei der MHK III betroffen; MHK II/IV (je 19 %), MHK V (12 %) und MHK I (5 %) weisen hingegen deutlich seltener eine entsprechende Osteonekrose auf (McGoldrick und McGoldrick 2015). Die Datenlage bezüglich möglicher Risikogruppen und Geschlechterverteilungen ist stark widersprüchlich; mit der verfügbaren Literatur lassen sich somit aktuell keine definitiven Aussagen treffen (Schiedel und Langer 2008; McGoldrick und McGoldrick 2015; Wright 1991). Eine Häufung der Erkrankung wurde für die dritte Lebensdekade beschrieben; generell kann die Erkrankung aber in jedem Lebensalter auftreten (McGoldrick und McGoldrick 2015).

C. Lutter (✉)
Klinik und Poliklinik für Orthopädie, Universitätsklinik Rostock, Rostock, Deutschland

5.2 Entwicklung der Hand

Zum Zeitpunkt der Geburt sind Metacarpalia und Phalangen bereits knorpelig angelegt, im Bereich der Handwurzel sind in der Regel zunächst die Kerne des Os capitatum sowie des Os hamatum erkennbar. Im Alter von 10 Monaten bis zum zweiten Lebensjahr entwickeln sich schließlich die epiphysealen Ossifikationszentren der Metacarpalia sowie der Phalangen. Charakteristischerweise entwickeln sich die epiphysealen Ossifikationszentren wie folgt:

1.) Epiphysen der proximalen Phalangen
2.) Epiphysen der Metacarpalia
3.) Epiphysen der Mittelphalangen
4.) Epiphysen der distalen Phalangen

In den meisten Fällen beginnt diese Entwicklung zunächst im Mittelfinger und zuletzt im Kleinfinger. Im dritten bis neunten Lebensjahr gleichen sich die transversalen Diameter von Epiphyse und Metaphyse in der Regel an. Im Alter von 14–16 Jahren kommt es schließlich zu einer Fusion der Wachstumsfugen, die meist in folgender Reihenfolge abläuft (Gilsanz und Ratib 2005):

1.) Distale Phalangen
2.) Metacarpalia

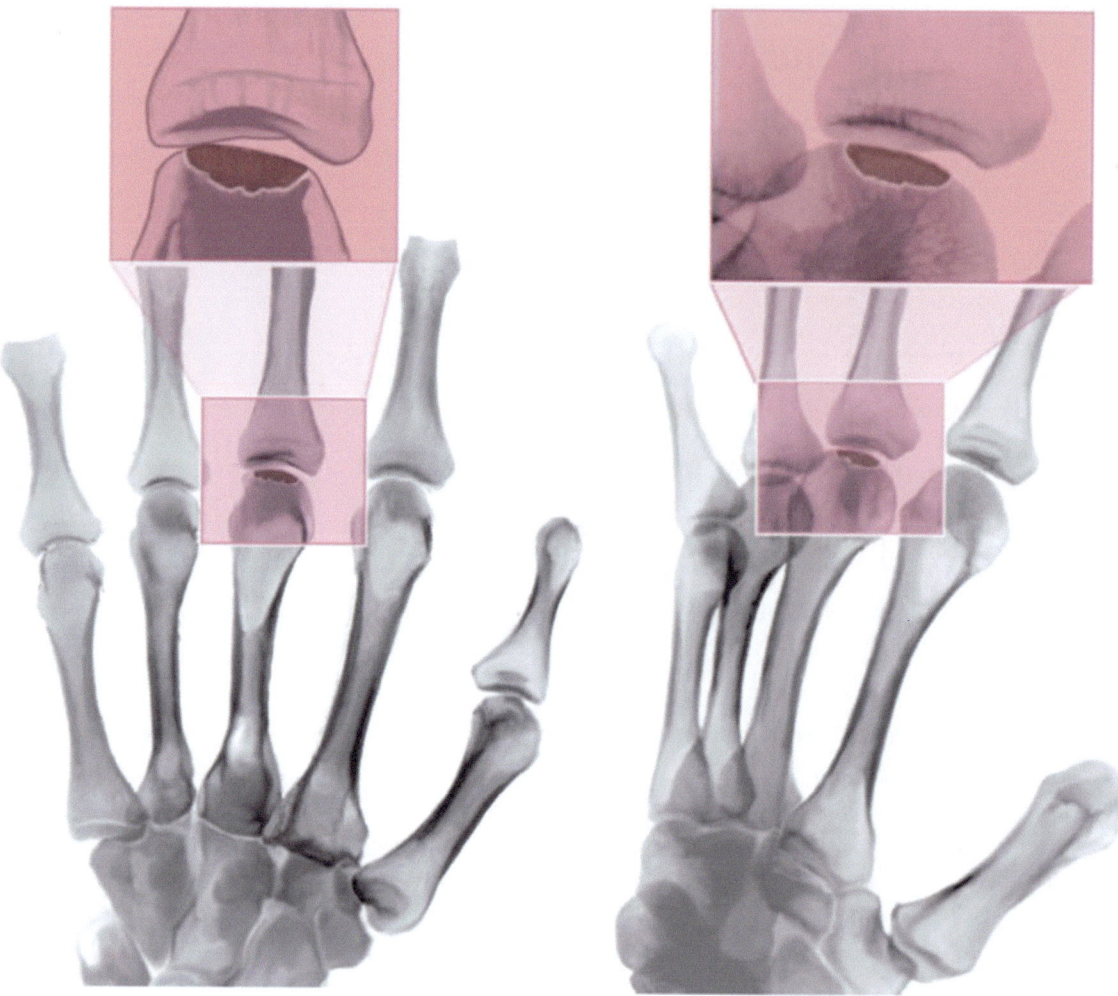

Abb. 1 Typische röntgenologische Erscheinungsform einer aseptische Knochennekrose im MHK-III-Kopf (Morbus Dieterich). (Modifiziert nach Schiedel und Langer (2008))

3.) Proximale Phalangen
4.) Mittelphalangen

5.3 Ätiopathogenese

Die avaskuläre Nekrose der MHK-Köpfe entsteht meist spontan, kann jedoch auch als Folge eines mitunter banalen Traumas auftreten. Anatomische Studien lassen darauf schließen, dass anatomische Varianten, bei denen entsprechende größere Arteriolen nicht ausgebildet sind, dies begünstigen (Wijeratna und Hopkinson-Woolley 2012). Es wird davon ausgegangen, dass in diesen Fällen die Blutversorgung ausschließlich durch perikapsuläre Blutgefäße erfolgt, die im Rahmen von Bagatelltraumata mit resultierendem (leicht) erhöhten intrakapsulären Druck komprimiert werden können und somit eine Ischämie verursachen (Wright 1991; Wijeratna und Hopkinson-Woolley 2012). Im Kindesalter fehlen größere Blutgefäße noch gänzlich, da diese die Wachstumsfuge nicht durchqueren. Diese Tatsache könnte das Entstehen der Osteochondrose in kindlichen MHK begünstigen (Wijeratna und Hopkinson-Woolley 2012). Neben den beiden beschriebenen Ursachen werden in der Literatur genetische Prädispositionen, Vaskulitiden, Lupus erythematodes oder eine regelmäßige Steroideinnahme als weitere Ursachen diskutiert (Schiedel und Langer 2008; McGoldrick und McGoldrick 2015; Wright 1991).

5.4 Klinik

Klinisch imponieren meist persistierende Beschwerden (Schmerzen mit oder ohne Krepitation) im MCP-Gelenk der Digitorum II–V ohne erinnerliches Trauma. Einhergehend damit finden sich oftmals ein Kraftverlust des betroffenen Fingers sowie ein Streckdefizit im MCP-Gelenk mit oder ohne Druckschmerzhaftigkeit (Wijeratna und Hopkinson-Woolley 2012). Schwellungen und Rötungen des MCP Gelenks finden sich, falls vorhanden, am ehesten streckseitig über dem Gelenk, und manche Autoren beschreiben darüber hinaus einen Stauchungs- bzw. Traktionsschmerz des Gelenks (Schiedel und Langer 2008).

5.5 Diagnostik

Die Routinelabordiagnostik ist stets ohne Befund; auch spezifischere serologische Untersuchungen (Rheumaserologie etc.) erbringen in der Regel keine Auffälligkeiten (McGoldrick und McGoldrick 2015). In den meisten Fällen stützt sich die Diagnosefindung somit fast ausschließlich auf die bildgebenden Verfahren; in den routinemäßig angefertigten Röntgenaufnahmen des betroffenen Fingers zeigt sich hierbei eine Verbreiterung des Gelenkspalts, eine ulnarseitige Kerbenbildung (subchondraler Kollaps) sowie eine Abflachung des MHK-Kopfes (Abb. 1) (Schiedel und Langer 2008; Wijeratna und Hopkinson-Woolley 2012). Zusätzlich werden in der Literatur kleine freie Gelenkkörper als Zeichen nekrotischer Knochenstückchen beschrieben (Abb. 2) (Schiedel und Langer 2008; Jacobs 1975). Das weitaus sensitivste diagnostische Verfahren stellt die Magnetresonanztomographie (MRT) dar, in der frühzeitig eine ausgeprägte Signalabschwächung im MHK detektiert und somit eine bestmögliche Aussage über die Ausdehnung der Knochennekrose getroffen werden kann (Wijeratna und Hopkinson-Woolley 2012).

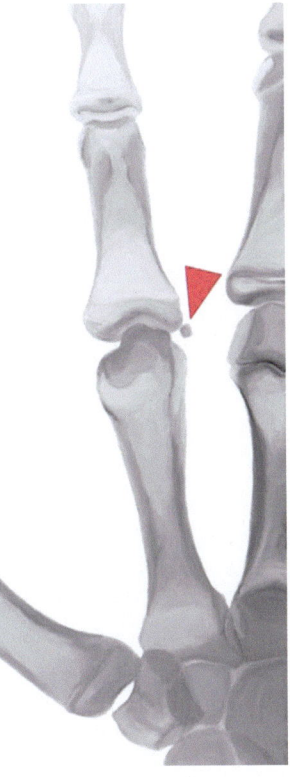

Abb. 2 Aseptische Knochennekrose im MHK-II-Kopf (Morbus Dieterich). Ulnarseitig zeigt sich ein kleiner freier Gelenkkörper (Pfeilkopf). (Modifiziert nach Jacobs (1975))

5.6 Therapie

Als Therapie der ersten Wahl wird von allen Autoren die konservative, funktionelle Therapie angesehen, welche über einen Zeitraum von mindestens 3 Monaten als initiale Therapie herangezogen werden sollte (Wijeratna und Hopkinson-Woolley 2012). Dabei erfolgt eine krankengymnastisch angeleitete aktiv-passive Mobilisierung des betroffenen Fingers unter Entlastung (Schiedel und Langer 2008; McGoldrick und McGoldrick 2015; Wright 1991; Wijeratna und Hopkinson-Woolley 2012; Kim et al. 2018; Braun 2010; Ares et al. 2008). In ausgeprägten, schmerzhaften Situationen kann eine initiale Ruhigstellung in Funktionsstellung für 2–4 Wochen erfolgen. Die Einnahme von nicht-steroidalen Antirheumatika kann diskutiert werden. Selbst bei radiologisch eindrücklichen Befunden sind viele Patienten unter dieser funktionellen Therapie weitgehend beschwerdefrei (Wijeratna und Hopkinson-Woolley 2012).

In ausgewählten, therapierefraktären Fällen werden jedoch immer wieder auch operative Maßnahmen herangezogen. Da bisher keine größeren Untersuchungen zur bestmöglichen operativen Therapieform vorliegen, stützt sich das operative Management auf einzelne Fallberichte. Im verfügbaren Schrifttum wurden bisher folgende Techniken beschrieben: Nekrosenkürettage mit Knochenspantransfer (z. B. aus distalem Radius), Flexionsosteotomie des MHK-Kopfes und der vollständige Gelenkersatz (Wijeratna und Hopkinson-Woolley 2012). Auch die perkutane Kirschner-Draht-Anbohrung zur Stimulierung einer Blutung kann in Erwägung gezogen werden (Wijeratna und Hopkinson-Woolley 2012). Neben diesen Maßnahmen wurden unlängst zwei weitere Prozeduren in Fallberichten beschrieben: der osteochondrale Transfer (OATS) mit Knorpelentnahme aus dem Kniegelenk sowie der Teilgelenkersatz (Kim et al. 2018; Braun 2010).

Literatur

Ares O et al (2008) Avascular necrosis of the metacarpal head: Dieterich's disease. Acta Orthop Belg 74(5):693–696

Braun C (2010) Osteochondraler Transfer (OATS) als neue Therapieoption bei aseptischer Nekrose des MHK III Köpfchen (Morbus Dietrich). In: 51. Kongress der Deutschen Gesellschaft für Handchirurgie. Nürnberg

Dieterich H (1932) Die subchondrale Herderkrankung am Metakarpale III. Arch Klin Chir 171:555–567

Gilsanz V, Ratib O (2005) Hand bone age. Springer, Berlin/Heidelberg

Jacobs P (1975) Röntgenatlas der Hand. Springer, Berlin/Heidelberg/New York

Kim K, Gong HS, Baek GH (2018) Pyrolytic carbon hemiarthroplasty for avascular necrosis of the metacarpal head: a case report. J Hand Surg Asian Pac Vol 23(1):140–143

McGoldrick NP, McGoldrick FJ (2015) Avascular necrosis of the metacarpal head: a case of Dietrich's disease and review of the literature. Am J Case Rep 16:12–15

Schiedel FM, Langer M (2008) Dieterich's Disease–the rare aseptic necrosis of the metacarpal head. Handchir Mikrochir Plast Chir 40(3):204–206

Wijeratna MD, Hopkinson-Woolley JA (2012) Conservative management of Dieterich disease: case report. J Hand Surg Am 37(4):807–810

Wright TC (1991) Avascular necrosis and vascular anatomy of the metacarpals. J Hand Surg Am 16(3):540–544

Hüftkopfnekrose

Christian Benignus und Johannes Beckmann

Inhalt

6.1	**Allgemeines**	31
6.1.1	Einleitung	31
6.1.2	Epidemiologie	31
6.1.3	Pathophysiologie	32
6.2	**Klinik der Hüftkopfnekrose**	32
6.3	**Diagnostik**	33
6.3.1	Anamnese	33
6.3.2	Klinische Untersuchung	33
6.3.3	Bildgebung	33
6.3.4	Zusammenfassung	35
6.4	**Klassifikationssysteme**	35
6.5	**Therapie**	36
6.5.1	Konservative Therapie	36
6.5.2	Operative gelenkerhaltende Therapieoptionen	37
6.5.3	Gelenkersatz bei Hüftkopfnekrose	39
	Literatur	40

6.1 Allgemeines

6.1.1 Einleitung

Die Hüftkopfnekrose ist meist von multifaktorieller Ätiologie, die bisher jedoch noch nicht geklärt ist. Sie kann auch Folge einer Grunderkrankung oder eines Traumas sein. In jedem Fall kommt es zu einer Minderdurchblutung des Hüftkopfes und somit zu einem Absterben der Knochenzellen, was im weiteren Verlauf zu Frakturen innerhalb des Hüftkopfes führt. Unbehandelt ist die Hüftkopfnekrose progredient und führt meist innerhalb von 2 Jahren zur subchondralen Fraktur, sodass ein gelenkerhaltender Eingriff keine Option mehr darstellt (Roth et al. 2015).

C. Benignus · J. Beckmann (✉)
Department Endoprothetik Untere Extremität/Fußchirurgie, Sportklinik Stuttgart, Stuttgart, Deutschland
E-Mail: Johannes.Beckmann@sportklinik-stuttgart.de

6.1.2 Epidemiologie

Die Hüftkopfnekrose betrifft vor allem junge Männer im erwerbsfähigen Alter zwischen 30–50 Lebensjahren. Der Altersgipfel beläuft sich dabei auf etwa 35 Jahre. Das männliche Geschlecht ist im Vergleich zum weiblichen viermal häufiger betroffen (Banerjee et al. 2013). Die Inzidenz in Deutschland beträgt ca. 5000–7000 Fälle/Jahr (Roth et al. 2016), in Nordamerika hingegen ca. 10.000–20.000 Fälle/Jahr (Mont und Hungerford 1995) und in Japan ca. 2450 Fälle/Jahr (1,91 Fälle/100.000 Einwohner bei 128 Mio. Einwohnern; Ikeuchi et al. 2015). Bei 60 % der Patienten mit einer asymptomatischen Hüftkopfnekrose (unabhängig vom Stadium) kommt es zu einem Progress mit symptomatischem Kollaps. Patienten mit Sichelzellenanämie besitzen hierfür das größte Risiko mit bis zu 73 % (Mont et al. 2010). Nach Erkrankung einer Seite ist das Risiko des Befalls des anderen Hüftkopfes insbesondere innerhalb der ersten beiden Jahre stark erhöht (Mont und Hungerford 1995). Insgesamt be-

© Springer-Verlag GmbH Deutschland, ein Teil von Springer Nature 2023
T. Hotfiel, M. Engelhardt (Hrsg.), *Osteochondrosen und Osteonekrosen*, Praxiswissen Orthopädie Unfallchirurgie,
https://doi.org/10.1007/978-3-662-60534-9_6

trachtet werden beide Seiten in 70 % der Fälle befallen (Bohndorf et al. 2015).

6.1.3 Pathophysiologie

Pathophysiologisch kommt es entweder aufgrund einer Minderdurchblutung zu ischämischen Nekrosen innerhalb eines Knochenbereichs, der durch das betroffene Gefäß versorgt wird, oder eine toxische Substanz schädigt das Knochengewebe, was zu einer Apoptose des betroffenen Gewebes führt. Unklar ist jedoch, warum beispielsweise der Hüftkopf hier deutlich stärker betroffen ist und nicht das gesamte Skelettsystem Schaden in ähnlichem Ausmaß nimmt (Krenn et al. 2018).

Die Entstehung der Hüftkopfnekrose des Erwachsenen scheint jedoch nicht monokausal erklärbar zu sein, sodass immer mehrere Faktoren Einfluss auf die Entstehung nehmen. Traumatische Ereignisse (z. B. Frakturen des Schenkelhalses oder Hüftgelenkluxationen, die Koxarthrose, Hüftgelenksdysplasien oder das femoroazetabuläre Impingement [FAI]; Bachiller et al. 2002) stellen ebenso mögliche Faktoren in der Entstehung dar wie auch Systemerkrankungen (z. B. systemischer Lupus erythematodes) oder toxische Substanzen (z. B. systemische Chemotherapeutika oder eine länger andauernde Steroidtherapie; Liu et al. 2017). Je höher die Dosis des Glukokortikoids gewählt wird, desto größer ist die Gefahr, eine Hüftkopfnekrose zu entwickeln. Shigemura et al. konnten herausfinden, dass das Risiko mit einer Dosierung von >40 mg/Tag deutlich ansteigt (Shigemura et al. 2011), was auch von Mont et al. bestätigt wurde. Wird die Tagesdosis um 10 mg erhöht, steigt die Inzidenz, an einer Hüftkopfnekrose zu erkranken, um 3,6 % an (Mont et al. 2015). Hoch dosierte Steroide erhöhen das Risiko vor allem während der ersten 3 Monate der Therapie (Liu et al. 2017). Lang wirksames Dexamethason erhöht ebenfalls das Risiko im Vergleich zu Prednisolon (Elmantaser et al. 2010). Nach Möglichkeit sollten – je nach Grunderkrankung – steroidsparende Medikationen, wie beispielsweise Methotrexat, Azathioprin oder Immunglobuline, eingesetzt werden.

> **Faktoren, die zur Entstehung einer Hüftkopfnekrose des Erwachsenen beitragen**
> - Medikamentöse Therapie: Chemotherapeutika, Glukokortikoide
> - Gerinnungsstörungen, Thromboembolien, Hämoglobinopathien (z. B. Sichelzellenanämie)
> - Alkohol- und/oder Nikotinabusus
> - Hüftgelenksdysplasie, Koxarthrose, femoroazetabuläres Impingement
> - Traumatisch: Schenkelhalsfraktur, Hüftgelenkluxation
> - Solide Malignome, myeloproliferative Erkrankungen
> - Taucherkrankheit (Caisson-Krankheit, Dekompressionskrankheit)
> - Ionisierende Strahlung
> - Chronisch-entzündliche Darmerkrankungen (Morbus Crohn, Colitis ulcerosa; Hauzeur et al. 2009)
> - Organtransplantation (v.a. Niere)
> - Systemischer Lupus erythematodes, verschiedene Vaskulitiden, Speichererkrankungen (z. B. Morbus Gaucher)

Der Morbus Perthes tritt im Vergleich zur hier beschriebenen Hüftkopfnekrose vor allem bei Kindern zwischen dem 3.–12. Lebensjahr auf und betrifft somit die Wachstumsphase. Er verläuft, komplett im Gegensatz zur atraumatischen Hüftkopfnekrose des Erwachsenen, typischerweise in 4 Stadien und kann sich sogar vollständig restituieren. Initial entsteht ein Knochenmarködem aufgrund des Untergangs von Osteo- und Lipozyten. Im Kondensations- und Fragmentationsstadium kommt es zum Wachstumsstopp in einem Bereich des Hüftkopfes sowie zu Anlagerungen von neuem Knochen, sodass eine Dezentrierung des Hüftkopfes resultiert. Im Reparationsstadium kommt es nun zur Remodellierung und folglich zu einer eventuellen Restitutio ad integrum oder Bildung einer bleibenden Fehlstellung mit Risiko von verfrühten sekundären Koxarthrosen (Rosery et al. 2018).

Auf molekularer und zellulärer Ebene wird von einem Ungleichgewicht zwischen der Funktion von Osteoblasten/Osteozyten und Osteoklasten ausgegangen, das zu einem Übergewicht der osteoklastären Aktivität führt, beispielsweise aufgrund des „Receptor activator of nuclear factor-kappa B-"(RANK-)/„RANK ligand-"(RANKL-)Systems, von Osteoprotegerin (OPG), „tumor necrosis factor receptor-associated factor 6" (TRAF6) und „nuclear factor of activated T cells cytoplasmic 1" (NFATC1) (Chen et al. 2019) sowie von Unterschieden in der Expression weiterer Transkriptionsfaktoren, wie z. B. des „peroxisome proliferator-activated receptor γ" (PPARγ) oder von RUNX2 (Song et al. 2017).

6.2 Klinik der Hüftkopfnekrose

Patienten weisen vor allem in den frühen Stadien lange Zeit keine Symptome auf. Ein mögliches Begleitödem oder eine bereits entstandene sekundäre Koxarthrose sind für die Schmerzen verantwortlich. Typisch sind Schmerzen über der Hüfte oder der Leiste, eine Bewegungseinschränkung und eine Verschlechterung durch Sport bzw. Bewegung. Im

Verlauf kann es auch zu einem positiven Trendelenburg-Zeichen kommen.

6.3 Diagnostik

6.3.1 Anamnese

Besonderes Augenmerk sollte man auf die Symptomatik legen und den Patienten nach der genauen Lokalisation sowie dem Schmerzcharakter fragen, wobei auch eruiert werden sollte, ob der Patient eine Morgensteifigkeit beklagt oder ob es durch Belastung bzw. Bewegung zu einer Verschlechterung der Beschwerden kommt. Auch sollten Begleiterkrankungen erfragt werden, die eine eventuelle Behandlung mit Glukokortikoiden nötig macht, oder ob eine Tumorerkrankung etc. vorliegt (siehe oben). Im Rahmen der Anamnese sind verschiedene Differenzialdiagnosen zu bedenken.

> **Differenzialdiagnosen der Hüftkopfnekrose**
> - Koxarthrose
> - Hüftgelenksdysplasie
> - Femoroazetabuläres Impingement (FAI)
> - Epiphyseolysis capitis femoris (typischerweise übergewichtige Jungen im Jugendalter)
> - Transitorisches Knochenmarködem (siehe unter Magnetresonanztomografie [MRT] im Abschn. 3.3)
> - Schenkelhalsfraktur
> - Hüftkopffraktur
> - Leistenhernie
> - Urologische oder gynäkologische Erkrankungen

6.3.2 Klinische Untersuchung

Die klinische Untersuchung sollte die komplette Untersuchung des Hüftgelenks beider Seiten umfassen sowie die angrenzenden Gelenke (Kniegelenk, Wirbelsäule) mit abdecken. Dabei sollte bereits beim Gang des Patienten in das Untersuchungszimmer dieser genauestens auf ein eventuelles Schonhinken oder Trendelenburg-Zeichen untersucht werden. Der Anamnese schließt sich die Begutachtung sowie Palpation an. Ein Druckschmerz in der Leiste sowie ein Klopfschmerz oberhalb des Trochanter major können erste Hinweise geben. Ebenfalls kann der Bewegungsumfang nach der Neutral-Null-Methode eingeschränkt sein. Weitere unspezifische Zeichen können ein positives Viererzeichen (auch: Patrick-Test) sowie ein positives Drehmann-Zeichen oder ein axialer Stauchungsschmerz sein.

6.3.3 Bildgebung

Konventionelles Röntgen

Sollte der Verdacht auf eine Hüftkopfnekrose bei unklaren Schmerzen über 6 Wochen mit eventuell vorliegenden Risikofaktoren, wie beispielsweise einer Steroidtherapie, und einer dazu passenden Klinik bestehen, sollte zunächst eine Beckenübersichtsaufnahme im anterior-posterioren (a.–p.) Strahlengang sowie eine Lauenstein-Aufnahme der betroffenen Hüfte angefertigt werden (Bohndorf et al. 2015). Besonders in frühen Stadien ist das Röntgen oft unauffällig und sollte die Durchführung einer Magnetresonanztomografie (MRT) zur Folge haben. Die konventionelle Röntgendiagnostik dient ebenfalls zum Ausschluss möglicher Differenzialdiagnosen. Die ARCO-Stadien III und IV (Abb. 1) können mithilfe des konventionellen Röntgen jedoch gut aufgedeckt werden. Typisch sind Befunde direkt unterhalb der Gelenkfläche, die eine Mischung aus Aufhellungen und Sklerosen darstellen. Auch eine Stufe in der Gelenkfläche, die ein Zeichen des Einbruchs ist, kann gefunden werden, ebenso eine Entrundung des Hüftkopfs oder das sogenannte „crescent sign", das Zeichen einer subchondralen Fraktur ist (Bohndorf und Roth 2018). Typische Zeichen einer sekundären Koxarthrose mit Verschmälerung des Gelenkspalts können ebenfalls gefunden werden.

Computertomografie (CT)

Die CT ist vor allem im ARCO-Stadium II sinnvoll anzuwenden, wenn der Verdacht auf eine subchondrale Fraktur besteht, da die CT im Vergleich zum MRT einen optimalen Kontrast zwischen Knochen und Weichteilen bietet. Meier et al. untersuchten 37 Fälle einer aseptischen Hüftkopfnekrose im MRT, von denen 19 Fälle eine Frakturlinie zeigten und

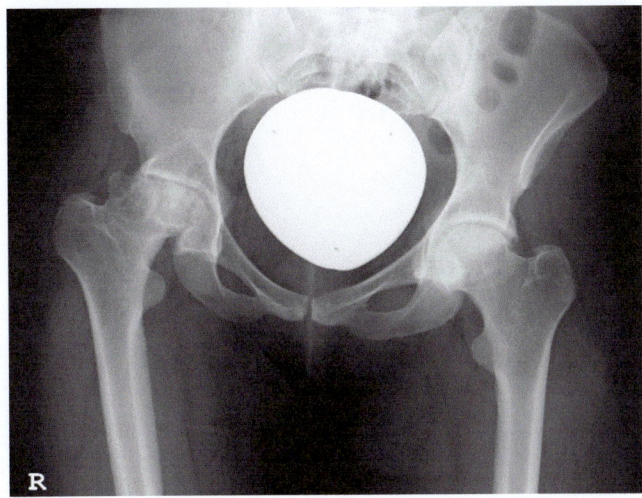

Abb. 1 31-jährige Patientin mit massiver Hüftkopfentrundung rechts im ARCO-Stadium IV und Hüftkopfnekrose links im ARCO-Stadium II (mit bereits konzentrischer Koxarthrose)

als ARCO-Stadium III klassifiziert wurden, die restlichen 18 Fälle wurden dem Stadium II zugeordnet. Eine weiterführende CT-Bildgebung konnte jedoch in allen 37 Fällen eine subchondrale Fraktur nachweisen, was dem ARCO-Stadium III entspricht und somit den Stellenwert der CT für diese Fragestellung unterstreicht (Meier et al. 2014).

Magnetresonanztomografie (MRT)
Die MRT stellt den Goldstandard dar und weist derzeit die höchste Sensitivität und Spezifität aller Verfahren zur frühen Findung der Diagnose auf (Murphey et al. 2014). Da häufig beide Seiten von einer Hüftkopfnekrose betroffen sind und ein negativer Röntgenbefund sowie eine fehlende Klinik eine Erkrankung nicht ausschließen, sollte die MRT-Bildgebung immer beide Seiten erfassen. Piyakunmala et al. konnten bei MRT-Untersuchungen von 32 Patienten bei 22 Patienten (68,75 %) eine Beteiligung der unauffälligen zweiten Seite nachweisen (Piyakunmala et al. 2009).

Wird im Röntgen ein ARCO-Stadium II oder III festgestellt, sollte eine MRT-Bildgebung durchgeführt werden, um die genaue Lokalisation, die Größe der Nekrosezone und einen eventuellen Gelenkflächeneinbruch bzw. eine subchondrale Frakturlinie darzustellen (Bohndorf et al. 2015). In frühen Stadien zeigt die Hüftkopfnekrose in der T1-Wichtung ein Signal, das äquivalent zum Fettgewebe ist. Umgeben wird dieses Signal von einer dunklen Linie, das in flüssigkeitssensitiven Sequenzen als Doppellinie bezeichnet wird und Kontrastmittel aufnimmt (entscheidendes Kriterium der Diagnose) (Bohndorf und Roth 2018). Im weiteren Verlauf kommt es häufig zu einem Begleitödem sowie den bereits weiter oben beschriebenen Zeichen, die auch im MRT nachgewiesen werden können.

Die Feldstärke ist prinzipiell sekundär, aber eine Feldstärke von mindestens 1,5 T ist vorteilhaft, um eine ausreichende Auflösung zu erzielen. Dies stellt heutzutage auch den Standard in den Kliniken dar. Aufnahmen mit 3 T erhöhen die Auflösung und können in kritischen Fällen eventuell zu einer besseren Darstellung der Nekrose führen. Auch eine möglichst geringe Schichtdicke erhöht die Wahrscheinlichkeit, die Diagnose zu stellen. Es sollten mindestens 3–4 mm gewählt werden.

Das transitorische Knochenmarködem wird immer wieder als Differenzialdiagnose genannt, unterscheidet sich jedoch in sämtlichen Belangen, vor allem auch der Bildgebung, meist deutlich von der Hüftkopfnekrose. Das Ödem stellt sich in den flüssigkeitssensitiven Sequenzen signalreich dar und nimmt Kontrastmittel – im Vergleich zur Hüftkopfnekrose – homogen auf (Abb. 2). Frakturlinien sind in der Regel nicht zu sehen. Im Verlauf ist das Ödem meist nach 6–12 Monaten nicht mehr nachweisbar (Stumpp und Roth 2018). Dennoch ist die Abgrenzung der Frühphase einer Hüftkopfnekrose im ARCO-Stadium I von einem transitorischen Knochenmarködem nicht immer leicht.

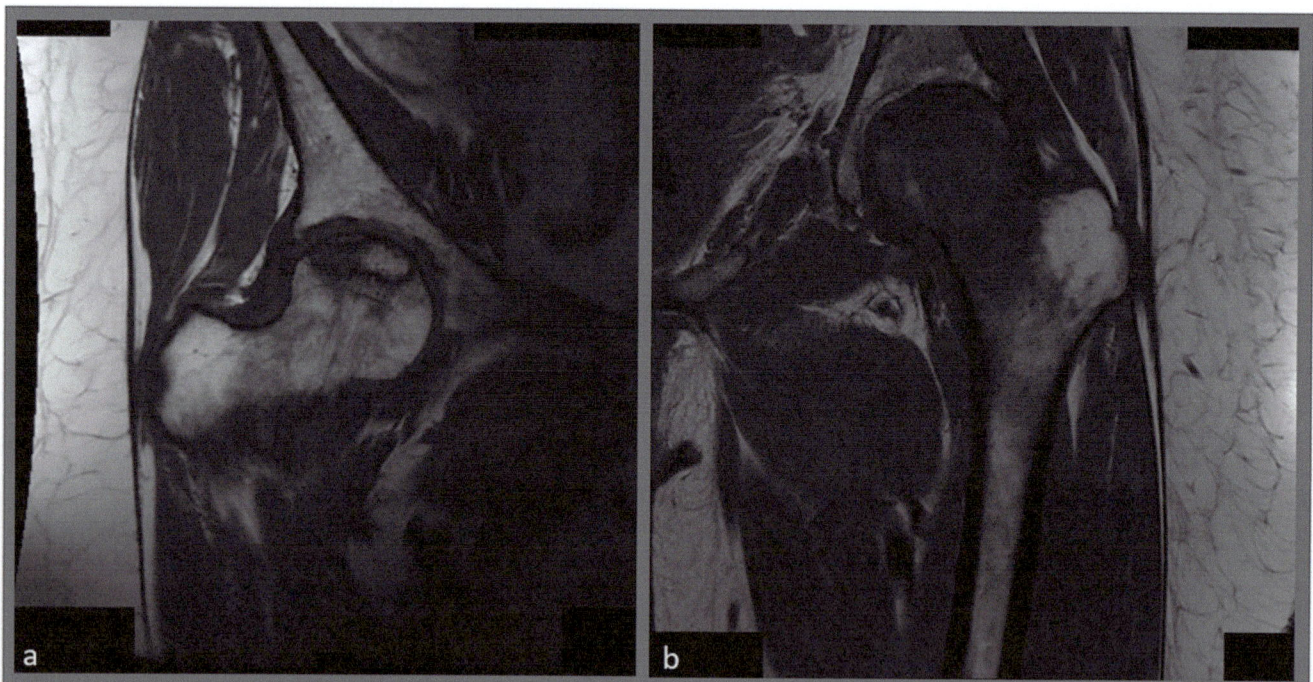

Abb. 2 Vergleich der Hüftkopfnekrose (**a**) mit einem Knochenmarködemsyndrom (KMÖS, **b**) in der T1-Wichtung der MRT-Bildgebung

6.3.4 Zusammenfassung

Der Therapiealgorithmus nach Reppenhagen et al. (2007) fasst nochmals die nötigen Schritte bei Verdacht auf das Vorliegen einer Hüftkopfnekrose in Bezug auf die Bildgebung zusammen (Abb. 3). Auf eine initiale Beckenübersicht- und Lauenstein-Aufnahme sollte immer eine MRT beider Hüftgelenke folgen. Eine eventuelle CT-Bildgebung kann im ARCO-Stadium II oder III sinnvoll sein. Die Szintigrafie sollte keine Anwendung mehr finden (Bohndorf et al. 2015).

6.4 Klassifikationssysteme

Die Autoren der S3-Leitlinie „Atraumatische Femurkopfnekrose des Erwachsenen" (https://www.awmf.org/leitlinien/detail/ll/033-050.html) empfehlen die Verwendung der ARCO-Klassifikation (ARCO = „Association Research Circulation Osseous") nach Gardeniers von 1993 (Gardeniers 1993), die vor allem im deutschen Sprachraum Anwendung findet und hier im Folgenden näher betrachtet werden soll (Tab. 1). Sie basiert klassischerweise auf einem Röntgenbild und teilt die Hüftkopfnekrose in die 5 Stadien 0–IV ein, wobei Stadium 0 heutzutage nicht mehr genutzt werden sollte. Befunde der CT, MRT und der Szintigrafie sowie die Histopathologie finden ebenfalls Beachtung in dieser Klassifikation.

Neben der ARCO-Klassifikation findet man in der Literatur häufig noch die Klassifikation nach Ficat und Arlet, die jedoch veraltet ist und keine Anwendung mehr finden sollte.

Die Klassifikation der Universität Pennsylvania von Steinberg et al. (Steinberg et al. 1984) findet sich teilweise innerhalb der ARCO-Klassifikation wieder, ist im deutschsprachigen Raum nicht verbreitet und soll daher hier nur erwähnt werden. Auch sie basiert auf der klassischen Röntgenbild-

Tab. 1 ARCO-Klassifikation der Hüftkopfnekrose nach Gardeniers

Stadium	Klinik, Histopathologie, Bildgebung	Unterteilung
0	• Normalbefund in der Bildgebung, jedoch Nekrosen in der Histopathologie	
I	• Keine Auffälligkeiten im Röntgen oder CT • Nachweis im MRT oder der Szintigrafie	• Betroffener Hüftkopfanteil in lateral, medial oder ventral • Größe der Nekrosezone von A–C: - A: <15 % - B: 15–30 % - C: >30 % • *Nur Stadium III*: Kopfabflachung (<2 mm, 2–4 mm oder >4 mm)
II	• Im Röntgenbild kommt es zu Veränderungen der Knochenstruktur ohne subchondrale Fraktur • Gelenkspaltweite normal • Spezifische Zeichen in der MRT	
III	• Im Röntgenbild kommt es zu Veränderungen der Knochenstruktur mit subchondraler Fraktur („crescent sign") • Abflachung des Hüftkopfes • Gelenkspalt weiterhin normal weit	
IV	• Koxarthrose mit typischen radiologischen Zeichen • Abflachung des Hüftkopfes	

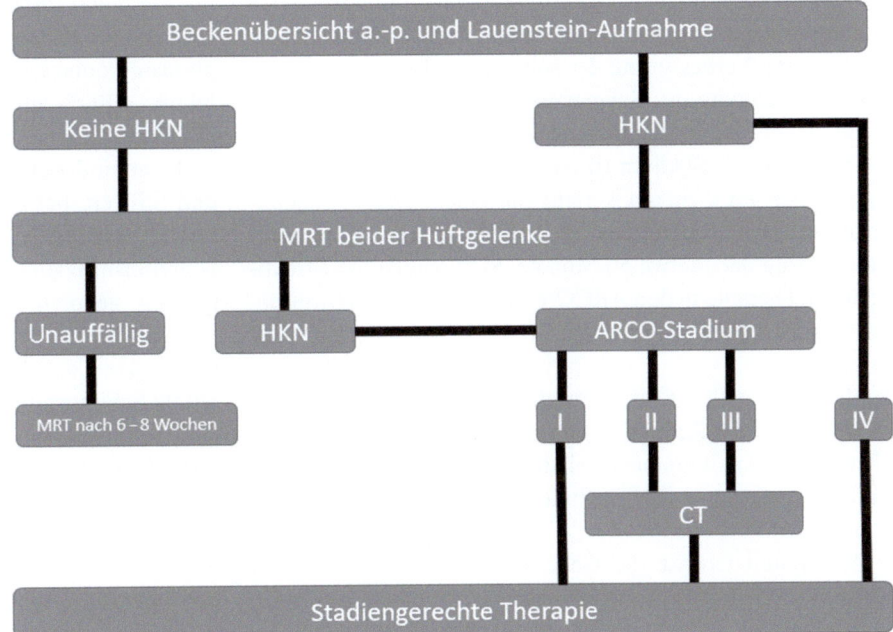

Abb. 3 Therapiealgorithmus in Bezug auf die Bildgebung nach Reppenhagen et al. (2007). *HKN* = Hüftkopfnekrose

gebung und unterteilt in 7 Stadien von 0–VI, MRT und Szintigrafie erscheinen aber ebenfalls in der Klassifikation.

6.5 Therapie

6.5.1 Konservative Therapie

Physikalische Therapie und Physiotherapie

Eine alleinige konservative Therapie kann eine Hüftkopfnekrose nicht kurativ behandeln und auch den Progress nicht aufhalten (Roth et al. 2015). Insgesamt gesehen ist sie dem operativen Vorgehen unterlegen, sollte jedoch supportiv zur operativen Therapie immer erfolgen, um die Hüftgelenksfunktion des Patienten zu verbessern. In Einzelfällen kann die Notwendigkeit eines chirurgischen Eingriffs in den frühen ARCO-Stadien verzögert werden (Neumayr et al. 2006), spätestens jedoch in den ARCO-Stadien III und IV sollte keine alleinige physikalische Therapie oder Physiotherapie mehr stattfinden.

Medikamentöse Therapie mit Vasodilatanzien (Iloprost)

Iloprost ist ein Prostacyclin-Analogon, das beispielsweise zur Behandlung der pulmonal-arteriellen Hypertonie eingesetzt wird (Velayati et al. 2016). In Bezug auf die Hüftkopfnekrose kann Iloprost als „off-label use" Anwendung bei fehlenden Alternativen bzw. bei Kontraindikationen für eine operative Behandlung finden. Auch ist die genaue Dosierung (20, 25 oder 50 µg) sowie die Dauer der Infusion noch nicht geklärt (Meizer et al. 2005), sodass eine Behandlung möglichst innerhalb von Studien stattfinden sollte.

Classen et al. untersuchten 108 Patienten mit 136 Osteonekrosen unterschiedlicher Lokalisation und konnten bei 74,8 % eine Verbesserung der subjektiven Beschwerden sowie eine Senkung des Schmerzes auf der visuellen Analogskala zeigen. 20 % der Behandelten im ARCO-Stadium II, 71 % im ARCO-Stadium III und 100 % im ARCO-Stadium IV mussten im weiteren Verlauf mit einem totalen Gelenkersatz versorgt werden. Der mittlere Nachbeobachtungszeitraum betrug dabei etwa 50 Monate. Sie konnten die Effektivität der Therapie in den ARCO-Stadien I und II nachweisen, die Stadien III und IV scheinen für diese Behandlung jedoch ungeeignet, sodass hier die chirurgische Intervention bevorzugt werden sollte (Classen et al. 2016). In den frühen Stadien kann es zur Reduktion von Schmerzen sowie des Knochenmarködems kommen. Sobald jedoch eine subchondrale Fraktur vorliegt, ist die Therapie nicht mehr sinnvoll (Roth et al. 2015).

Kontraindiziert ist die Gabe bei Schwangerschaft und Stillzeit sowie bei schwerer koronarer Herzkrankheit (KHK), instabiler Angina pectoris, Zustand nach Myokardinfarkt, Herzinsuffizienz im NYHA-Stadium II–IV oder schweren Herzrhythmusstörungen. Häufige Nebenwirkungen sind beispielsweise Kopfschmerzen, Flush, Übelkeit und Erbrechen, in seltenen Fällen sind jedoch auch ein Hirninsult sowie Myokardinfarkt oder Lungenembolie möglich (nähere Informationen: www.fachinfo.de). Aufgrund der möglichen schweren Nebenwirkungen sollte daher eine genaue Patientenauswahl mit Blick auf Vorerkrankungen erfolgen.

Bisphosphonate

Pathophysiologisch überwiegt bei der Hüftkopfnekrose die Aktivität der Osteoklasten, die mithilfe von Bisphosphonaten gehemmt werden können. Die Bisphosphonate werden oral eingenommen und lagern sich in die Knochenmatrix ein. Üblicherweise werden sie unter anderem bei Osteoporose, beim Morbus Paget oder auch unterstützend beim multiplen Myelom eingesetzt (Porras et al. 1999). Im Rahmen der Hüftkopfnekrose handelt es sich – wie auch bei Iloprost – um einen „off-label use", der besonderer Aufklärung des Patienten sowie einer Klärung der Kostenübernahme bedarf.

Agarwala et al. untersuchten in einer Studie von 2005 die Wirkung von Alendronat auf die Hüftkopfnekrose bei 60 Patienten mit 100 betroffenen Hüftgelenken. Sie verabreichten 10 mg/Tag (oder 70 mg/Woche) über einen Zeitraum von 3 Monaten bis 5 Jahren zusammen mit 500–1000 mg Vitamin D und Kalzium. 41 Patienten (71 Hüftgelenke) wurden für mindestens 1 Jahr nachuntersucht, 24 Patienten (42 Hüftgelenke) für 2 Jahre und 21 Patienten (37 Hüftgelenke) für mehr als 2 Jahre. Es wurden eine signifikante Reduktion der Schmerzen, eine Verbesserung der Funktion und eine radiologische Verzögerung des Krankheitsprozesses im MRT nachgewiesen (Agarwala et al. 2005). Lai et al. konnten zeigen, dass die Behandlung mit Alendronat (70 mg/Woche) im Vergleich zu einer unbehandelten Kontrollgruppe den Kollaps des Hüftkopfs verzögert (Lai et al. 2005). Bisphosphonate können also in frühen Stadien und bei kleinen Defekten <30 % zur Therapie eingesetzt werden (Roth et al. 2018).

Kontraindiziert ist die Gabe während Schwangerschaft und Stillzeit, bei Erkrankungen des Ösophagus (z. B. Strikturen, Achalasie), schwerer Hypokalzämie oder schwerer Niereninsuffizienz (GFR <35 ml/min). Zu den Nebenwirkungen gehören ösophageale Reaktionen (deshalb sollte man bis 30 min nach Einnahme aufrecht sitzen), eine mögliche Osteonekrose, besonders des Kiefers, und muskuloskelettale Schmerzen (nähere Informationen: www.fachinfo.de).

Extrakorporale Stoßwellentherapie (ESWT), Ultraschall

Die ESWT soll den Knochenumbau steigern und somit zur Reparatur der Knochenstruktur führen (Jäger et al. 2004). In der Literatur konnte dafür jedoch keine Evidenz gefunden werden, sodass aktuell keine Behandlung mit ESWT oder Ultraschall erfolgen sollte (Maus et al. 2018).

Pulsierende elektromagnetische Felder (PEMF) und Elektrostimulation (ES)

Auch die elektrische Stimulation soll die Reparaturvorgänge anregen, dabei können die Elektroden entweder in einem invasiven Eingriff platziert oder von außen via kapazitativer oder induktiver Kopplung angebracht werden. Die PEMF ist ebenfalls ein nichtinvasives Verfahren, das über einen Generator ein elektrisches Feld im Hüftkopf erzeugt (Aaron und Steinberg 1991). Jedoch konnte für die alleinige Behandlung mit Elektrostimulation oder PEMF keine Evidenz für eine Verzögerung des Hüftkopfkollapses gefunden werden, sodass auch diese Behandlungsoptionen derzeit keine Rolle spielen (Roth et al. 2015).

Antikoagulanzien, Statine, hyperbare Sauerstofftherapie (HBO)

Sowohl für Antikoagulanzien (niedermolekulares Heparin, Warfarin, Phenprocoumon) als auch Statine (z. B. Rosuvastatin, Simvastatin) und hyperbare Sauerstofftherapie konnte kein Beweis für eine Wirkung bei Vorliegen einer Hüftkopfnekrose gefunden werden, sodass von einer Therapie abgesehen werden sollte (Roth et al. 2015).

6.5.2 Operative gelenkerhaltende Therapieoptionen

Retrograde Entlastungsbohrung („Core Decompression", CD)

Die retrograde Entlastungsbohrung sorgt für eine intraossäre Druckabnahme durch die Anbohrung des nekrotischen Areals. Somit wird die Sklerosezone unterbrochen und ein Einwachsen neuer Blutgefäße ermöglicht (Benignus et al. 2019).

Die CD sollte in den frühen ARCO-Stadien I und II mit einem Nekroseareal <30 % durchgeführt werden. In höheren Stadien kommt es in bis zu 66 % der Fälle zu einem Progress trotz CD (Rajagopal et al. 2012). Bei Nekroseerarealen >30 % wurden mit der Entlastungsbohrung Versagensraten von 42–84 % berichtet, sodass auch hier keine Empfehlung besteht (Lieberman et al. 2012). In Einzelfällen kann die CD im ARCO-Stadium III mit Infraktion des Hüftkopfes zu einer kurzfristigen Schmerzreduktion angewandt werden, jedoch muss dies ausführlich mit dem Patienten besprochen werden, da die Erfolgsaussichten schlecht sind (Schneider et al. 2000).

Die CD ist ein einfach durchzuführender Eingriff mit kurzer Dauer und geringem Materialaufwand. Dabei wird der Patient in Rückenlage mit etwa 15° innenrotiertem Bein gelagert, und der Operateur markiert sich mithilfe eines Kirschner-Drahts und Bildwandlers den Zugang (dieser befindet sich meist dorsal des Trochanter major). Es werden 2–3 Drähte mit einer Stärke von 2 mm in das Nekroseareal eingebracht (Abb. 4), alternativ kann auch eine 8–10 mm dicke Hohlfräse verwendet werden (Wirtz et al. 2003). Im Anschluss kann eine eventuelle Kürettage oder Applikation von Spongiosa oder Knochenersatzstoffen stattfinden.

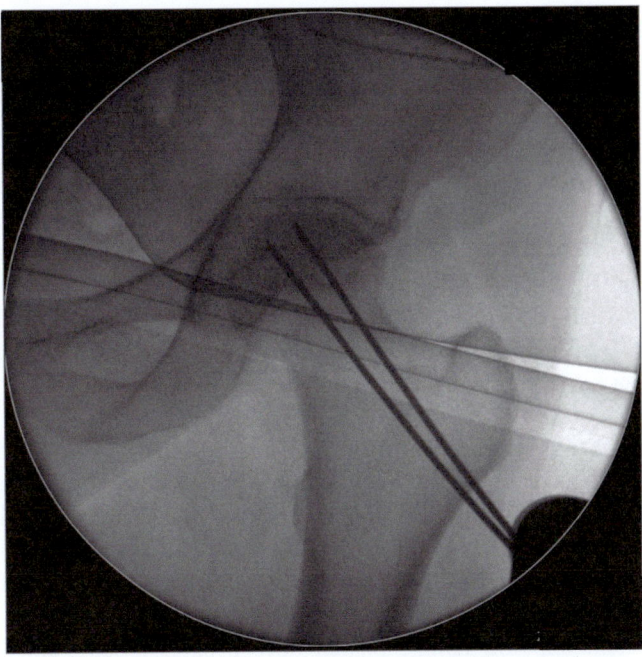

Abb. 4 Retrograde Entlastungsbohrung mithilfe von 2 Kirschner-Drähten bei einer 52-jährigen Patientin im ARCO-Stadium II

Die Operationsrisiken sind insgesamt betrachtet überschaubar und treten selten auf. Neben den allgemeinen Operationsrisiken (z. B. Infektion, Thrombose) kann es durch das Einbringen der Drähte zur Verletzung des Gelenkknorpels oder einer Fraktur des proximalen Femurs kommen. Risikofaktoren für eine Fraktur stellen ein großer Durchmesser der Bohrung sowie multiples Bohren dar (Cilla et al. 2017).

Stulberg et al. konnten zeigen, dass die CD im Vergleich zur konservativen Therapie bessere Ergebnisse liefert. Der Nachbeobachtungszeitraum betrug mindestens 2 Jahre und zeigte radiologische Erfolgsraten von 50 % im Ficat-Stadium I, 29 % im Stadium II und 0 % im Stadium III. Der klinische Erfolg betrug in allen 3 Stadien etwa 70 %. Die konservative Therapie hingegen erzielte radiologische Erfolgsraten von 20 % im Stadium I, 43 % im Stadium II und 70 % im Stadium III. Klinisch ergaben sich folgende Erfolgsraten: 20 % im Stadium I, 0 % im Stadium II und 10 % im Stadium III (Stulberg et al. 1991). Schneider et al. wiesen nach, dass vor allem Patienten mit einem kleinen, medialzentral gelegenen Nekroseareal von einer CD profitieren (Schneider et al. 2000).

Die Kombination der CD mit einer elektrischen Stimulation kann die klinischen Ergebnisse und die Überlebensrate verbessern, zeigt aber keine Auswirkung auf das radiologische Ergebnis (Maus et al. 2015).

Auch eine Kombination mit Alendronat kann erwogen werden. Kang et al. untersuchten die CD mit und ohne Gabe von Alendronat und fanden in der Gruppe mit Alendronatgabe eine Schmerzreduktion und eine Verzögerung des Progresses (Kang et al. 2012).

Beckmann et al. verglichen in einer retrospektiven Studie die alleinige Anbohrung, die alleinige Iloprostgabe und die Kombination aus beidem. Die besten Ergebnisse konnten für die Kombination aus Anbohrung und Iloprostgabe erhoben werden (Beckmann et al. 2013).

Eine Kombination mit Knochentransplantaten sollte nur bei kleinen Läsionen (<20 %) erfolgen (Maus et al. 2015).

Umstellungsosteotomie

Die Umstellungsosteotomie des proximalen Femurs soll das Nekroseareal aus der Hauptbelastungszone schwenken und dadurch die Druckverhältnisse sowie die Durchblutung verbessern (Janßen et al. 2016). Dazu werden varisierende und valgisierende intertrochantäre Operationstechniken mit Implantation von Klingenplatten oder winkelstabilen Platten verwendet (Lüring et al. 2018).

Umstellungsosteotomien können bei jungen Patienten mit kleinem Nekroseareal in den ARCO-Stadiien II und III angewandt werden, sie sind technisch jedoch sehr anspruchsvoll und sollten von einem erfahrenen Orthopäden durchgeführt werden (Maus et al. 2015). Mont et al. operierten 37 Patienten im Stadium II oder III nach Ficat und Arlet mithilfe einer Umstellungsosteotomie. Bei einem mittleren Nachbeobachtungszeitraum von 11,5 Jahren hatten 28 Patienten (76 %) ein gutes Ergebnis. 9 Patienten (24 %) mussten sich im Verlauf einem totalen Hüftgelenkersatz unterziehen (Mont et al. 1996).

Vaskularisierte Knochentransplantate

Üblicherweise werden autologe Fibulatransplantate genutzt, Beckenkammtransplantate sind aber auch möglich (Asmus et al. 2020).

Ein ca. 15 cm langes Fibulasegment wird unter Schonung der Nn. peronei und der A. tibialis anterior samt peronealer Gefäße entnommen (Eisenschenk et al. 1994). Der Zugang zur Hüfte entspricht einer Variation des Zugangs nach Watson-Jones (zwischen M. tensor fasciae latae und M. gluteus medius) und beinhaltet die Darstellung des R. ascendens der A. circumflexa femoris lateralis, die der Anastomosierung mit den Peronealgefäßen dient. Der Hüftkopf wird aufgefräst und somit der von der Nekrose betroffene Teil entfernt. Nun wird das Fibulatransplantat eingebracht und mithilfe eines dicken Kirschner-Drahts fixiert, im Anschluss erfolgt die oben bereits genannte Anastomosierung der Gefäße. Der Erfolg der Anastomose wird durch eine endosteale Blutung innerhalb des Markraums der Fibula sichergestellt (Aldridge et al. 2004).

Durch den Eingriff wird die Durchblutung im Hüftkopf im Vergleich zur alleinigen Anbohrung deutlich verbessert, und es kommt zu Reparationsvorgängen (Cao et al. 2017). Der Eingriff ist jedoch sehr anspruchsvoll und sollte nur an dafür spezialisierten Zentren mit der nötigen Expertise durchgeführt werden.

Scully et al. verglichen gefäßgestielte Fibulatransplantate mit der alleinigen Anbohrung der Nekrosezone. Stadienunabhängig fand sich bei den Fibulatransplantaten eine Überlebensrate von 89 % im Vergleich zu 65 % nach Anbohrung. Im Stadium III nach Ficat waren die Unterschiede am deutlichsten. 81 % Überlebensrate bei den Fibulatransplantaten stand einer Überlebensrate von 21 % bei alleiniger Anbohrung gegenüber (Scully et al. 1998). Plakseychuk et al. verglichen je 50 Patienten mit vaskularisiertem und nichtvaskularisiertem Transplantat nach 7 Jahren und konnten eine Überlebensrate – ohne Notwendigkeit der Implantation einer Hüftprothese – von 84 % in der Gruppe der vaskularisierten Transplantate im Vergleich zu lediglich 30 % bei nichtvaskularisierten Transplantaten finden. Es handelte sich bei allen Hüften um Stadium I und II nach der Pittsburgh-Klassifikation (Plakseychuk et al. 2003).

Mesenchymale Stammzellen und Wachstumsfaktoren

Mesenchymale Stammzellen (MSC) sind adulte Stammzellen, die sich in Osteoblasten, Chondrozyten und Adipozyten differenzieren können (Baksh et al. 2004). Gewonnen werden sie mittels Knochenmarkaspiration, meist aus dem Beckenkamm, um dann entweder im Rahmen einer Anbohrung implantiert oder im Ex-vivo-Präparat vermehrt zu werden, das zu einem späteren Zeitpunkt – ebenfalls im Rahmen einer Anbohrung – implantiert wird (Tripathy et al. 2015).

Hernigou und Beaujean konnten bei einer Kombination aus retrograder Entlastungsbohrung und Applikation von konzentriertem Knochenmarkaspirat gute Ergebnisse für Patienten in frühen Stadien (Stadium I und II nach Steinberg) bei einem Nachuntersuchungszeitraum von 5–10 Jahren finden, in späteren Stadien (Stadium III und IV nach Steinberg) wurde die Implantation einer Hüftendoprothese deutlich häufiger nötig (Hernigou und Beaujean 2002). Weitere Studien konnten zeigen, dass die Behandlung vor allem in früheren Stadien erfolgreich zu sein scheint (Gangji et al. 2011), wohingegen die MSC in späteren Stadien wohl eher ungeeignet sind (Lim et al. 2013).

Ex-vivo-Präparate benötigen ein Trägermedium, wofür allogene oder autologe Knochentransplantate sowie synthetische Ersatzmaterialien verwendet werden können. Diese Behandlungsoption konnte in Studien mit geringen Fallzahlen erste vielversprechende Ergebnisse, v.a. auch für die ARCO-Stadien III und IV, zeigen (Aoyama et al. 2014).

Mitglieder der „Fransforming growth factor beta-"(TGF-β-)Familie gehören zu den wichtigsten Wachstumsfaktoren, die die Knochenheilung regulieren. „Bone morphogenetic proteins" (BMP) sind Teil dieser Familie, von denen vor allem BMP-2, -4, -7 und -9 besonders relevant sind (Rackwitz et al. 2012). Die Anbohrung und Implantation eines Knochentransplantats in Kombination mit BMP-2 oder BMP-7 zeigten bereits erste gute Ergebnisse (Lieberman et al. 2004; Seyler et al. 2008). Für eine abschließende Bewertung der MSC und Wachstumsfaktoren ist es jedoch noch zu früh, sodass weitere Studien mit größeren Fallzahlen, Kontrollgruppen und Randomisierung nötig sind.

Tantal-Implantate, osteochondrale Allografts, Spongiosaplastik

Die Therapie der Hüftkopfnekrose mittels Tantal-Implantaten, osteochondralen Allografts oder Spongiosaplastik können zurzeit nicht empfohlen werden und stellen daher keine Therapieoption dar (Maus et al. 2015).

6.5.3 Gelenkersatz bei Hüftkopfnekrose

Patienten mit Hüftkopfnekrose sind im Vergleich zum typischen Patienten mit Koxarthrose deutlich jünger und weisen in bis zu 70 % der Fälle (siehe Abschn. 1.2) einen Befall beider Hüftgelenke auf, sodass die Standzeiten in der Vergangenheit schlechter waren als bei der Koxarthrose (Johannson et al. 2011). Indiziert ist die Implantation ab dem ARCO-Stadium III, besonders bei „crescent sign" in der Bildgebung und Entrundung des Hüftkopfes (Betsch et al. 2018).

Johannson et al. untersuchten in einer Metaanalyse die Implantation einer Hüftendoprothese bei Patienten mit Hüftkopfnekrose, dabei sind insgesamt 3277 Hüften von 2593 Patienten mit eingeflossen. Die Revisionsraten waren bei Sichelzellenanämie, Morbus Gaucher oder nach Nierenversagen bzw. Nierentransplantation signifikant erhöht. Ansonsten zeigte sich bei einem Nachbeobachtungszeitraum von 6 Jahren eine Überlebensrate von 97 % und von 83 % nach 9 Jahren, was mit Daten aus nationalen Registern für Hüftendoprothetik vergleichbar war (Johannson et al. 2011).

Auch die häufigen Voroperationen bei der Hüftkopfnekrose spielen eine Rolle. Pierce et al. untersuchten in einer Übersichtsarbeit den Effekt von Voroperationen auf das klinische Ergebnis der Hüftendoprothese, konnten aber weder bei retrograder Entlastungsbohrung, vaskularisiertem Knochentransplantat noch der Umstellungsosteotomie Einschränkungen finden (Pierce et al. 2015). Beckmann et al. führten eine systematische Literaturrecherche durch und zeigten, dass es nach Voroperationen zur erschwerten Implantation einer Hüftendoprothese kommt, die Patienten im Nachhinein jedoch deutlich profitieren (Beckmann et al. 2010).

Mont et al. verglichen 52 Hüft-TEP-Implantationen bei Hüftkopfnekrose mit 52 Implantationen bei Koxarthrose und fanden bei einem Nachbeobachtungszeitraum von 37 Monaten keinen Unterschied zwischen beiden Gruppen (Mont et al. 2006b). Dieselbe Arbeitsgruppe konnte auch für den Oberflächenersatz mit einer Metall-Metall-Gleitpaarung gute Ergebnisse bei der Hüftkopfnekrose im kurzfristigen Verlauf zeigen (Mont et al. 2006a). Diese Gleitpaarung wird heutzutage jedoch aufgrund des hohen Abriebs und der dadurch erhöhten lokalen und systemischen Metallionenwerte nur noch selten implantiert (Bernstein et al. 2012). Auch die mittelfristigen und langfristigen Ergebnisse zeigten vergleichbare Ergebnisse zwischen Implantation bei Hüftkopfnekrose und Koxarthrose (Maus et al. 2015). Schlechtere mittelfristige Ergebnisse ergaben sich jedoch bei Alkoholabusus und Therapie mit Glukokortikoiden (Chiu et al. 1997).

Die Auswahl des Prothesendesigns muss sich an der Größe des Nekroseareals sowie der Knochenqualität und dem Patientenalter orientieren (Betsch et al. 2018). Beckmann et al. empfehlen nach der systematischen Literaturrecherche die Geradschaftprothese als Goldstandard (Beckmann et al. 2010). Aber auch die Kurzschaftprothesen zeigen gute Standzeiten und Revisionsraten, die vergleichbar mit den Standardprothesen sind (Capone et al. 2017; Merschin et al. 2018). Die Prothese kann entweder zementiert oder zementfrei verankert werden (Abb. 5). Es sind für beide Verankerungsformen gute Ergebnisse in der Literatur zu finden, sodass auch beide Methoden zum Einsatz kommen können. Bedard et al. verglichen 80 zementfreie Implantationen bei 66 Patienten mit 48 zementierten Prothesen bei einem minimalen Nachbeobachtungszeitraum von 10 Jahren. Sie konnten für beide Gruppen gute Ergebnisse zeigen. Insgesamt mussten 6,25 % der zementfreien und 12,5 % der zementierten Prothesen revidiert werden (Bedard et al. 2013).

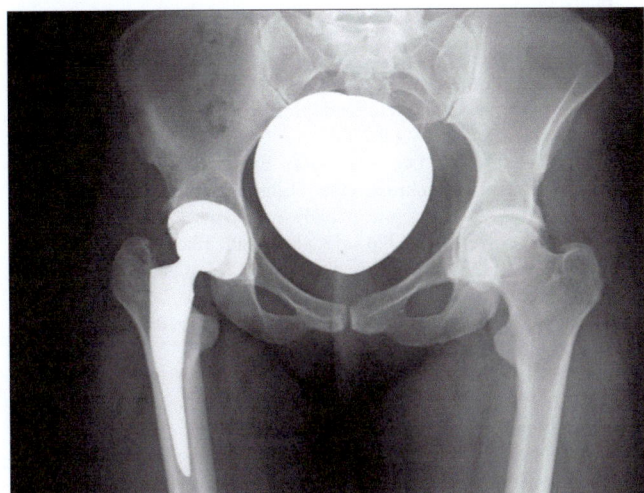

Abb. 5 31-jährige Patientin mit ARCO-Stadium IV rechts, Zustand nach Implantation einer zementfreien Hüfttotalendoprothese (dieselbe Patientin wie Abb. 1)

Die Gleitpaarung ist ein weiterer Punkt, der eine wichtige Rolle bei der Implantation spielt. Die Keramik-Keramik-Gleitpaarung zeigt in der Literatur und den Registerdaten zwar sehr gute Ergebnisse (D'Antonio et al. 2003), sollte für junge, aktive Patienten aber nicht uneingeschränkt empfohlen werden, da ein erhöhtes Risiko für eine Inlayfraktur besteht. Die sicherste Variante ist daher in einer „Cross-linked PE-"(XLPE-)Kombination mit Metall- oder Keramikkopf zu finden (Benignus et al. 2020).

Literatur

Aaron RK, Steinberg ME (1991) Electrical stimulation of osteonecrosis of the femoral head. Semin Arthroplast 2(3):214–221

Agarwala S et al (2005) Efficacy of alendronate, a bisphosphonate, in the treatment of AVN of the hip. A prospective open-label study. Rheumatology (Oxford) 44(3):352–359

Aldridge JM 3rd et al (2004) Free vascularized fibular grafting for the treatment of postcollapse osteonecrosis of the femoral head. Surgical technique. J Bone Joint Surg Am 86-A(Suppl 1):87–101

Aoyama T et al (2014) An exploratory clinical trial for idiopathic osteonecrosis of femoral head by cultured autologous multipotent mesenchymal stromal cells augmented with vascularized bone grafts. Tissue Eng Part B Rev 20(4):233–242

Asmus A et al (2020) Gefäßgestieltes Beckenkammtransplantat zur Behandlung der Femurkopfnekrose. Oper Orthop Traumatol 32:127–138

Bachiller FG et al (2002) Avascular necrosis of the femoral head after femoral neck fracture. Clin Orthop Relat Res (399):87–109

Baksh D et al (2004) Adult mesenchymal stem cells: characterization, differentiation, and application in cell and gene therapy. J Cell Mol Med 8(3):301–316

Banerjee S et al (2013) Osteonecrosis of the hip: treatment options and outcomes. Orthop Clin North Am 44(4):463–476

Beckmann J et al (2010) Endoprothetische Gelenk-versorgung bei Hüftkopfnekrose. Osteologie 19(1):46–52

Beckmann J et al (2013) Infusion, core decompression, or infusion following core decompression in the treatment of bone edema syndrome and early avascular osteonecrosis of the femoral head. Rheumatol Int 33(6):1561–1565

Bedard NA et al (2013) Cementless THA for the treatment of osteonecrosis at 10-year follow-up: have we improved compared to cemented THA? J Arthroplast 28(7):1192–1199

Benignus C et al (2019) Hüftendoprothetik beim jungen Patienten. Orthopäde 48(4):292–299

Benignus C et al (2020) Die „klassische" Entlastungsbohrung bei atraumatischer Hüftkopfnekrose. Oper Orthop Traumatol 32(2):89–95

Bernstein M et al (2012) Long-term follow-up and metal ion trend of patients with metal-on-metal total hip arthroplasty. Int Orthop 36(9):1807–1812

Betsch M et al (2018) Endoprothetik bei aseptischer Femurkopfnekrose. Orthopade 47(9):751–756

Bohndorf K, Roth A (2018) Bildgebung und Klassifikation der aseptischen Hüftkopfnekrose. Orthopade 47(9):729–734

Bohndorf K et al (2015) S3-Leitlinie. Teil 1: Diagnostik und Differenzialdiagnostik der atraumatischen Femurkopfnekrose (aFKN) des Erwachsenen. Z Orthop Unfall 153(4):375–386

Cao L et al (2017) Free vascularized fibular grafting improves vascularity compared with core decompression in femoral head osteonecrosis: a randomized clinical trial. Clin Orthop Relat Res 475(9):2230–2240

Capone A et al (2017) Short stem total hip arthroplasty for osteonecrosis of the femoral head in patients 60 years or younger: a 3- to 10-year follow-up study. BMC Musculoskelet Disord 18(1):301

Chen B et al (2019) Association of variant interactions in RANK, RANKL, OPG, TRAF6, and NFATC1 genes with the development of osteonecrosis of the femoral head. DNA Cell Biol 38(7):734–746

Chiu KH et al (1997) Osteonecrosis of the femoral head treated with cementless total hip arthroplasty. A comparison with other diagnoses. J Arthroplast 12(6):683–688

Cilla M et al (2017) Femoral head necrosis: A finite element analysis of common and novel surgical techniques. Clin Biomech (Bristol, Avon) 48:49–56

Classen T et al (2016) Long-term Clinical Results after Iloprost Treatment for Bone Marrow Edema and Avascular Necrosis. Orthop Rev (Pavia) 8(1):6150

D'Antonio J et al (2003) Alumina ceramic bearings for total hip arthroplasty. Orthopedics 26(1):39–46

Eisenschenk A et al (1994) Die freie, gefäßgestielte Fibulatransplantation zur Überbrückung von Knochendefekten. Oper Orthop Traumatol 6(2):107–118

Elmantaser M et al (2010) Skeletal morbidity in children receiving chemotherapy for acute lymphoblastic leukaemia. Arch Dis Child 95(10):805–809

Gangji V et al (2011) Autologous bone marrow cell implantation in the treatment of non-traumatic osteonecrosis of the femoral head: five year follow-up of a prospective controlled study. Bone 49(5):1005–1009

Gardeniers J (1993) Report of the committee of staging and nomenclature. ARCO News Lett 5(2):79–82

Hauzeur JP et al (2009) Osteonecrosis in inflammatory bowel diseases: a review of the literature. Acta Gastroenterol Belg 72(3):327–334

Hernigou P, Beaujean F (2002) Treatment of osteonecrosis with autologous bone marrow grafting. Clin Orthop Relat Res 405:14–23

Ikeuchi K et al (2015) Epidemiology of nontraumatic osteonecrosis of the femoral head in Japan. Mod Rheumatol 25(2):278–281

Jäger M et al (2004) Schmerztherapie bei nichtjuvenilen, aseptischen Osteonekrosen. Schmerz 18(6):481–491

Janßen D et al (2016) Die intertrochantäre Femurosteotomie. Orthopade 45(8):666–672

Johannson HR et al (2011) Osteonecrosis is not a predictor of poor outcomes in primary total hip arthroplasty: a systematic literature review. Int Orthop 35(4):465–473

Kang P et al (2012) Are the results of multiple drilling and alendronate for osteonecrosis of the femoral head better than those of multiple drilling? A pilot study. Joint Bone Spine 79(1):67–72

Krenn V et al (2018) Pathophysiologie der aseptischen Hüftkopfnekrose: Pathogenese und histopathologische Differenzialdiagnostik. Orthopade 47(9):710–716

Lai KA et al (2005) The use of alendronate to prevent early collapse of the femoral head in patients with nontraumatic osteonecrosis. A randomized clinical study. J Bone Joint Surg Am 87(10):2155–2159

Lieberman JR et al (2004) Treatment of osteonecrosis of the femoral head with core decompression and human bone morphogenetic protein. Clin Orthop Relat Res (429):139–145

Lieberman JR et al (2012) Which factors influence preservation of the osteonecrotic femoral head? Clin Orthop Relat Res 470(2):525–534

Lim YW et al (2013) Stem cell implantation for osteonecrosis of the femoral head. Exp Mol Med 45:e61

Liu LH et al (2017) Corticosteroid-induced osteonecrosis of the femoral head: detection, diagnosis, and treatment in earlier stages. Chin Med J 130(21):2601–2607

Lüring C et al (2018) Operative gelenkerhaltende Therapie der Hüftkopfnekrose. Orthopade 47(9):745–750

Maus U et al (2015) S3-Leitlinie. Teil 3: Atraumatische Femurkopfnekrose des Erwachsenen – Operative Therapie der atraumatischen

Femurkopfnekrose des Erwachsenen. Z Orthop Unfall 153(5):498–507

Maus U et al (2018) Konservative Therapie der atraumatischen Hüftkopfnekrose. Orthopade 47(9):735–744

Meier R et al (2014) Bone marrow oedema on MR imaging indicates ARCO stage 3 disease in patients with AVN of the femoral head. Eur Radiol 24(9):2271–2278

Meizer R et al (2005) MRI-controlled analysis of 104 patients with painful bone marrow edema in different joint localizations treated with the prostacyclin analogue iloprost. Wien Klin Wochenschr 117(7–8):278–286

Merschin D et al (2018) Bone-preserving total hip arthroplasty in avascular necrosis of the hip-a matched-pairs analysis. Int Orthop 42(7):1509–1516

Mont MA, Hungerford DS (1995) Non-traumatic avascular necrosis of the femoral head. J Bone Joint Surg Am 77(3):459–474

Mont MA et al (1996) Corrective osteotomy for osteonecrosis of the femoral head. J Bone Joint Surg Am 78(7):1032–1038

Mont MA et al (2006a) Use of metal-on-metal total hip resurfacing for the treatment of osteonecrosis of the femoral head. J Bone Joint Surg Am 88(Suppl 3):90–97

Mont MA et al (2006b) Uncemented total hip arthroplasty in young adults with osteonecrosis of the femoral head: a comparative study. J Bone Joint Surg Am 88(Suppl 3):104–109

Mont MA et al (2010) The natural history of untreated asymptomatic osteonecrosis of the femoral head: a systematic literature review. J Bone Joint Surg Am 92(12):2165–2170

Mont MA et al (2015) High-dose corticosteroid use and risk of hip osteonecrosis: meta-analysis and systematic literature review. J Arthroplast 30(9):1506–1512.e1505

Murphey MD et al (2014) From the radiologic pathology archives imaging of osteonecrosis: radiologic-pathologic correlation. Radiographics 34(4):1003–1028

Neumayr LD et al (2006) Physical therapy alone compared with core decompression and physical therapy for femoral head osteonecrosis in sickle cell disease. Results of a multicenter study at a mean of three years after treatment. J Bone Joint Surg Am 88(12):2573–2582

Pierce TP et al (2015) Outcomes of total hip arthroplasty in patients with osteonecrosis of the femoral head-a current review. Curr Rev Musculoskelet Med 8(3):246–251

Piyakunmala K et al (2009) Is magnetic resonance imaging necessary for normal plain radiography evaluation of contralateral non-traumatic asymptomatic femoral head in high osteonecrosis risk patient. J Med Assoc Thail 92(Suppl 6):S147–S151

Plakseychuk AY et al (2003) Vascularized compared with nonvascularized fibular grafting for the treatment of osteonecrosis of the femoral head. J Bone Joint Surg Am 85-a(4):589–596

Porras AG et al (1999) Pharmacokinetics of alendronate. Clin Pharmacokinet 36(5):315–328

Rackwitz L et al (2012) Stem cell- and growth factor-based regenerative therapies for avascular necrosis of the femoral head. Stem Cell Res Ther 3(1):7

Rajagopal M et al (2012) Efficacy of core decompression as treatment for osteonecrosis of the hip: a systematic review. Hip Int 22(5):489–493

Reppenhagen S et al (2007) Bildgebung der aseptischen Femurkopfnekrose des Erwachsenen. Orthopade 36(5):430–440

Rosery K et al (2018) M. Perthes – Diagnostik, Klassifikation und Therapie anhand des Aachen-Dortmunder Therapiealgorithmus. Orthopade 47(9):722–728

Roth A et al (2015) S3-Leitlinie. Teil 2: Atraumatische Femurkopfnekrose des Erwachsenen – unbehandelter Verlauf und konservative Behandlung. Z Orthop Unfall 153(5):488–497

Roth A et al (2016) Die atraumatische Hüftkopfnekrose des Erwachsenen. Orthop Unfall up2date 11(3):179–196

Roth A et al (2018) Update S3-Leitlinie Atraumatische Femurkopfnekrose des Erwachsenen. Orthopade 47(9):757–769

Schneider W et al (2000) Der Stellenwert der Bohrung in der Behandlung der Hüftkopfnekrose. Orthopade 29(5):420–429

Scully SP et al (1998) Survival analysis of hips treated with core decompression or vascularized fibular grafting because of avascular necrosis. J Bone Joint Surg Am 80(9):1270–1275

Seyler TM et al (2008) Nonvascularized bone grafting defers joint arthroplasty in hip osteonecrosis. Clin Orthop Relat Res 466(5):1125–1132

Shigemura T et al (2011) Incidence of osteonecrosis associated with corticosteroid therapy among different underlying diseases: prospective MRI study. Rheumatology (Oxford) 50(11):2023–2028

Song Y et al (2017) Association of gene variants of transcription factors PPARgamma, RUNX2, Osterix genes and COL2A1, IGFBP3 genes with the development of osteonecrosis of the femoral head in Chinese population. Bone 101:104–112

Steinberg M et al (1984) A new method for evaluation and staging of avascular necrosis of the femoral head. In: Arlet J, Ficat RP, Hungerford DS (Hrsg) Bone circulation. Williams & Wilkins, Baltimore, S 398–403

Stulberg BN et al (1991) Osteonecrosis of the femoral head. A prospective randomized treatment protocol. Clin Orthop Relat Res (268):140–151

Stumpp P, Roth A (2018) Das Knochenmarködem – Differenzialdiagnose zur aseptischen Hüftkopfnekrose. Orthopade 47(9):717–721

Tripathy SK et al (2015) Management of femoral head osteonecrosis: current concepts. Indian J Orthop 49(1):28–45

Velayati A et al (2016) Update on pulmonary arterial hypertension pharmacotherapy. Postgrad Med 128(5):460–473

Wirtz DC et al (2003) Entlastungsbohrung des Hüftkopfesbei atraumatischer Osteonekrose. Oper Orthop Traumatol 15(3):288–303

Morbus Ahlbäck

Dietrich Pape

Inhalt

- 7.1 Hintergrund 43
- 7.2 Epidemiologie und Ätiologie 43
- 7.3 Pathogenese 44
- 7.4 Klinische Beschwerden 44
- 7.5 Diagnostik und Therapie 45
- 7.6 Differenzialdiagnostik 46
- 7.6.1 Differenzialdiagnostik der postarthroskopischen Osteonekrose ... 47
- 7.7 Therapie 47
- 7.7.1 Konservative Therapie 49
- 7.7.2 Operative Therapie 49
- 7.8 Prognose 49
- 7.9 Fazit für die Praxis 49
- Literatur 50

7.1 Hintergrund

Ahlbäck et al. (Ahlback 1968) berichteten 1968 erstmals über die Osteonekrose des medialen Femurkondylus. Seither wird unter dem Begriff des Morbus Ahlbäck eine spontane, ischämische Nekrose der Epiphyse des konvexen lasttragenden medialen Femurkondylus verstanden.

Im Kniegelenk können 2 Entitäten der Osteonekrose unterschieden werden: die idiopathische, primäre oder spontane Osteonekrose, bei der die Patienten keine Risikofaktoren für eine Vaskularisationsstörung aufweisen, sowie die sekundäre Osteonekrose als Folge von prädisponierenden Erkrankungen, die Einfluss auf die Knochendurchblutung nehmen können (Tab. 1). Der Morbus Ahlbäck weist typischerweise einen phasenhaften Verlauf auf, der im Röntgenbild in 5 Stadien unterteilt werden kann (Abb. 1a–c, Tab. 2; (Aglietti et al. 1983)). Die Progression der Erkrankung – von der initialen Osteonekrose zur destruierenden sekundären Gonarthrose – ist häufig, sie kann aber in jedem Stadium spontan sistieren. Nur frühe Stadien der Erkrankung können in Einzelfällen reversibel sein.

7.2 Epidemiologie und Ätiologie

Es sind überwiegend Frauen jenseits des 60. Lebensjahrs von dieser Osteonekrose betroffen. Die Prävalenz des Morbus Ahlbäck wird mit bis zu 9,4 % bei Patienten mit Knieschmerzen über 65 Jahre angegeben (Pape et al. 2002). Gut 80 % der erkrankten Patienten müssen endoprothetisch versorgt werden, weniger als 20 % weisen keine Progression oder eine spontane Rückbildung der Erkrankung auf und

D. Pape (✉)
Akademisches Lehrkrankenhaus der Universität des Saarlandes, Centre Hospitalier de Luxembourg – Clinique d'Eich, Luxemburg, Luxemburg

können konservativ oder gelenkerhaltend operativ versorgt werden (Soucacos et al. 1997). Die Ätiologie des Morbus Ahlbäck ist nicht abschließend geklärt.

7.3 Pathogenese

Allen bekannten prädisponierenden Erkrankungen und Risikofaktoren (Tab. 1) liegen 2 mögliche Pathogenesen zugrunde.

Das *traumatische Erklärungsmodell* hält eine Fraktur des subchondralen Knochens aufgrund einer Belastungsinsuffizienz bei lokalisierter oder generalisierter Osteoporose für ursächlich, die im Weiteren zu einer Osteonekrose des frakturierten Knochenareals führt. Yamamoto et al. (Yamamoto und Bullough 2000) konnten anhand von Knochenbiopsien der endoprothetisch versorgten Patienten mit Osteonekrose zeigen, dass sich die unterschiedlichen Phasen der Erkrankung auch histologisch nachvollziehen lassen. Während in der Frühphase der Erkrankung eindeutig eine Fraktur der subchondralen Grenzlamelle nachweisbar ist, überwiegen in späteren Phasen die osteonekrotischen Anteile. In der letzten Phase der Erkrankung ist die Läsion dann ausschließlich mit nekrotischem Material gefüllt. Dies wird als Folge der frustranen Knochenheilung gewertet. Dementsprechend kann in der Frühphase der Erkrankung die Knochenheilung durch eine konsequente Entlastung des Beines günstig beeinflusst werden, sodass die konservative Behandlung in Einzelfällen zu einer Beschwerdebesserung führen kann (Tab. 2; Soucacos et al. 1997).

Die *vaskuläre Theorie* erklärt die lokal begrenzte Ischämie des medialen Femurkondylus mit einer venösen und/oder arteriellen Durchblutungsstörung. Durch eine venöse Stase des Markraums erhöht sich der intraossäre Druck, was die arteriovenöse Druckdifferenz erhöht und so die Blutzirkulation des Markraums abschnürt (Uchio 2001).

Tab. 1 Grunderkrankungen und Risikofaktoren, die eine Prädisposition für die Entwicklung einer Osteonekrose darstellen

| Kortikosteroide |
| Alkohol, Nikotin |
| Sichelzellanämie |
| Hypercholesterinämie, Fettstoffwechselstörung |
| Caisson-Krankheit |
| Morbus Gaucher |
| Ionisierende Strahlen |
| Trauma |
| Systemischer Lupus erythematodes |

7.4 Klinische Beschwerden

Die meist weiblichen Patientinnen klagen typischerweise über einen plötzlich beginnenden, medialen Knieschmerz ohne vorangegangenes adäquates Trauma. Schmerzen zur Nacht sind häufig. Bei der körperlichen Untersuchung besteht häufig ein intraartikulärer Erguss mit Streckdefizit des Kniegelenkes. Gelegentlich werden Einklemmungserscheinungen ähnlich einer Meniskusläsion beschrieben. Eine

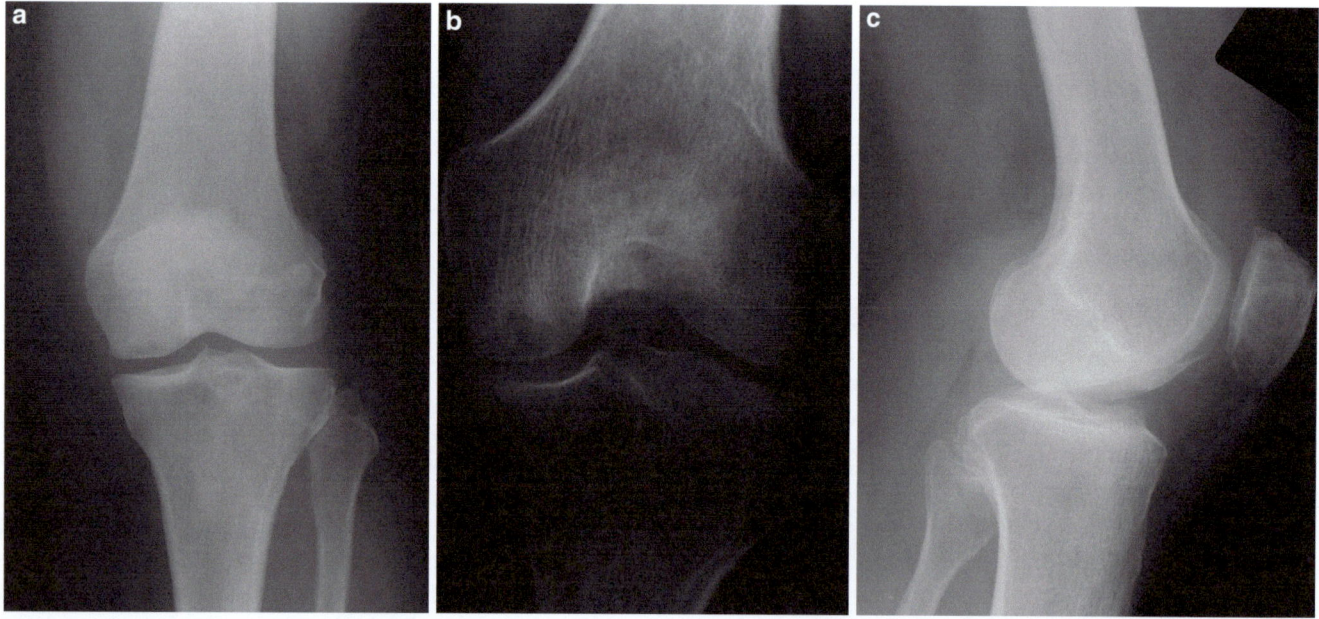

Abb. 1 a–c Konventionelle Röntgenbilder (**a**, **b** Rosenberg-Aufnahme, **c** seitlich) einer 67-jährigen Patientin mit spontanem, seit 4 Wochen bestehendem, anteromedialem Knieschmerz ohne Traumaanamnese. Verschiedene Stadien des Morbus Ahlbäck: **a** Abflachung des medialen Femurkondylus (Stadium II) 10 Wochen nach Beschwerdebeginn; **b**, **c** röntgentransparente Läsion im medialen Kondylus („crescent sign") 4 Monate nach Beschwerdebeginn (Stadium III)

Tab. 2 Die radiologischen Stadien des Morbus Ahlbäck (Aglietti et al. 1983): Die Stadien III–V weisen pathognomonische Veränderungen im Röntgenbild auf. In der Frühphase der Erkrankung ist die Diagnosestellung aufgrund des unauffälligen Röntgenbefundes häufig unmöglich

Stadium	Röntgenbefunde	Zeitintervall bis zum Auftreten von pathognomonischen Veränderungen in der Bildgebung
I	Normal	Mehrere Monate
II	Abflachung des medialen Femurkondylus	Mehrere Monate
III	Pathognomonische Läsion („crescent sign" = Sichelzeichen) bestehend aus einer sichelförmigen strahlentransparenten Region unterschiedlicher Größe und Tiefe, die proximal und distal einen Sklerosesaum aufweist und häufig die erste radiologische Veränderung bei Morbus Ahlbäck darstellt	Bis zu einem Jahr
IV	Strahlentransparente Region umgeben von einem Sklerosehof, der subchondrale Knochen ist kollabiert und erscheint als kalzifizierte Linie	Bis zu einem Jahr
V	Sekundäre degenerative Veränderungen des medialen Femurkondylus mit Gelenkspaltverschmälerung, subchondraler Sklerose und Osteophytenbildung	>2 Jahre

Zunahme der Beschwerden kann unter Belastung und beim Treppensteigen auftreten. Die Klinik erinnert häufig an eine Meniskusverletzung. Aufgrund des fortgeschrittenen Alters findet sich bei vielen Patienten ein zusätzlicher degenerativer Meniskusschaden mit entsprechendem Druckschmerz über dem medialen Gelenkspalt, ein Kondylenklopfschmerz und ggf. ein intraartikulärer Erguss mit Streckdefizit. Mechanische Beschwerden im Sinne von Gelenkblockierungen können vom destruierten Knorpel herrühren, der dem Nekroseareal anliegt. Auch kann ein zuvor bestehender degenerativer Meniskusschaden symptomatisch werden.

7.5 Diagnostik und Therapie

Die *konventionelle Röntgendiagnostik* ist am Anfang der bildgebenden diagnostischen Abklärung die Methode der Wahl (Tab. 2). Das betroffene Kniegelenk sollte in 2 Ebenen sowie in der Rosenberg-Technik (beidseitige posterior-anteriore) [p.a.] Projektion in 45°-Beugung unter Belastung) geröntgt werden. Mithilfe des konventionellen Röntgens kann eine Klassifizierung des Morbus Ahlbäck vorgenommen werden (Tab. 2). Zu Beginn der Erkrankung zeigt das Röntgenbild häufig keine pathologischen Veränderungen (Abb. 1).

Die *Magnetresonanztomografie (MRT)* erlaubt eine gleichzeitige Beurteilung von Knorpel und subchondralem Knochen. Mit ihrer Hilfe kann zwischen Knochennekrose und lebendem Knochenmark mit hoher Spezifität unterschieden werden. Auch die mögliche Vorstufe der Knochennekrose, das Knochenmarködem, kann außer im MRT mit keinem anderen bildgebenden Verfahren ausreichend genau dargestellt werden. Nachteil der MRT-Methode ist jedoch, dass ein beginnendes Knochenmarködem erst 6 Wochen nach seiner Verursachung im MRT nachgewiesen werden kann (Johnson et al. 2000; Lecouvet et al. 1998; Pape et al. 2004). Dieses diagnostische Fenster von ca. 6 Wochen zwischen dem Auftreten von Beschwerden und der Durchführung der MRT sollte berücksichtigt werden (Tab. 3) (Anagnostakos et al. 2006; Pape et al. 2007). Zwar erzeugt das Ödem des Knochenmarks im Rahmen einer Osteonekrose charakteristische Signaländerungen im MRT (geringe Signalintensität im Vergleich zum gesunden Knochenmark in der T1-Sequenz und hohe Signalintensität der gleichen Region in der T2-Sequenz (Abb. 2a, b). Jedoch können diese Signaländerungen nicht nur durch einen beginnenden Morbus Ahlbäck, sondern auch durch ein Knochenmarködemsyndrom (KMÖ), sekundäre Osteonekrosen, eine Osteochondrosis dissecans oder ein komplexes regionales Schmerzsyndrom verursacht werden (Hofmann et al. 2004). Die Differenzialdiagnose des Morbus Ahlbäck ist vor allem dann erschwert, wenn im konventionellem Röntgen und im MRT keinerlei Anzeichen einer subchondralen Knochenfraktur („crescent sign") zu sehen sind (Abb. 1c und 3). Mehrfache klinische und bildgebende Kontrolluntersuchungen sind dann notwendig (Anagnostakos et al. 2006).

In der neueren Literatur werden jedoch subtile MRT-Signaländerungen beschrieben, die bei ihrem gleichzeitigen Auftreten für eine irreversible Osteonekrose und gegen ein transientes Knochenmarködem sprechen (Lecouvet et al. 1998). Diese Kriterien beinhalten (1.) eine subchondrale Region niedriger Signalintensität im T2-gewichteten Bild, (2.) eine umschreibende epiphysäre Konturumkehr und (3.) Linien niedriger Signalintensität in der Tiefe des Kondylus (Abb. 2a, b). Weitere klinische Studien an einer größeren Patientenzahl müssen zeigen, ob anhand dieser Kriterien eine Osteonekrose erfasst werden kann und ob ein Fehlen dieser Kriterien es andererseits ermöglicht, das prognostisch günstigere KMÖ mit größerer Sicherheit zu diagnostizieren.

Die *3-Phasen-Skelettszintigrafie* zeigt üblicherweise eine Mehranreicherung im Bereich des medialen Kondylus, bevor pathognomonische Veränderungen im konventionellen

Tab. 3 Soucacos (Soucacos et al. 1997) entwickelte eine Klassifikation des Morbus Ahlbäck, die die stadienabhängige Genauigkeit verschiedener bildgebender Verfahren berücksichtigt

Stadium	Morphologische Veränderungen in der Bildgebung	Bildgebung, die am ehesten Diagnosestellung erlaubt	Zusätzliche Bildgebung	Zeitintervall seit dem Beginn der Symptome [Monate]	Progression zu nächstem Stadium der Krankheit	Empfohlene Behandlung
I	Keine	Knochenszintigrafie	MRT (frühestens 6 Monate nach Beginn der Symptome)	1–2	Wahrscheinlich, potenziell reversibel	Konservativ
II	Abflachung des Kondylus	Röntgen, MRT	Knochenszintigrafie	2–4	Wahrscheinlich, potenziell reversibel	Größenabhängig
III	Sichelzeichen	Röntgen	–	3–6	Irreversibel	Chirurgisch
IV	Kollaps des subchondralen Knochens, Knorpelschaden	Röntgen	–	9–12	Irreversibel	Chirurgisch

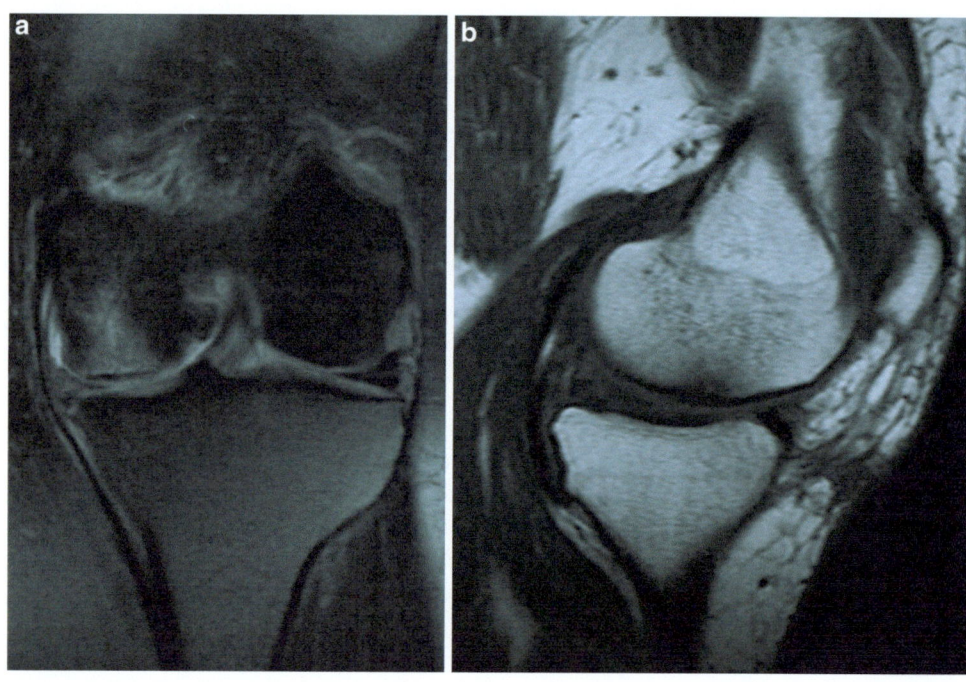

Abb. 2 **a** Koronares MRT 9 Wochen nach Beschwerdebeginn mit einer subchondralen Region niedriger Signalintensität bei spontaner Osteonekrose des medialen Femurkondylus (Morbus Ahlbäck). Der mediale Femurkondylus zeigt eine moderate Signalanhebung im Sinne eines Markraumödems. **b** Das sagittale MRT zeigt eine pathologische Kondylenregion mit verminderter Signalintensität und einer angedeuteten epiphysären Konturumkehr

Röntgenbild erkennbar sind. Ein diagnostisches Fenster zwischen Beschwerdebeginn und Nachweis der Mehranreicherung ist nicht bekannt. Nachteile der Skelettszintigrafie sind der erforderliche Einsatz eines Radiopharmazeutikums (Abb. 4) und die sehr geringe Spezifität des Verfahrens (Tab. 3, Abb. 4).

7.6 Differenzialdiagnostik

Identisch zur primären kann auch die sekundäre Osteonekrose (SON) eine Progression aufweisen und verschiedene Stadien durchlaufen, die mit fortschreitender Erkrankung irreversibel sind. Die Anamnese und die epidemiologischen Daten der Patienten mit sekundärer Osteonekrose unterscheiden sich jedoch deutlich von den Patienten mit spontaner Osteonekrose: Die Entwicklung einer SON hat zahlreiche prädisponierende Faktoren (siehe Tab. 1). Die SON betrifft überwiegend jüngere Patienten zwischen dem 30. und 40. Lebensjahr, sie tritt multilokulär auf und kann beide Kondylen des Kniegelenks und die artikulierende Tibia befallen. Auch der beidseitige Befall mit gleichzeitiger Beteiligung anderer großer Gelenke, meistens der Hüftgelenke, ist häufig. Eine Röntgen- und MRT-Untersuchung sollte von allen symptomatischen Gelenken erfolgen. Das Knochenmarködem bei SON kann die Epi-, Meta- und Diaphyse gleich-

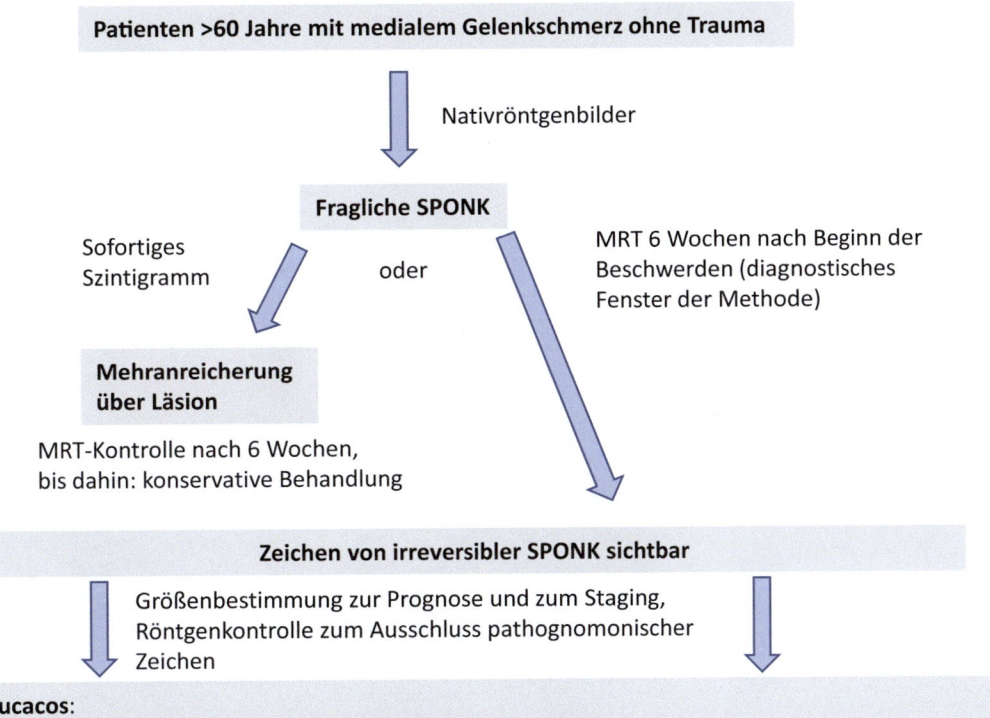

Abb. 3 Diagnostischer Algorithmus bei Verdacht auf eine beginnende spontane Osteonekrose des Kniegelenks (SPONK). (Anagnostakos et al. 2006)

zeitig betreffen. Dies steht im Gegensatz zum Verteilungsmuster beim Morbus Ahlbäck, bei dem nur der subchondrale Knochen ein Knochenmarködem aufweist. Die pathognomonische Veränderung der SON im MRT ist eine doppelte Demarkationslinie, die der proximalen Grenze des nekrotischen Knochens anliegt und die Nekrosezone vom vitalen Knochengewebe trennt (Abb. 5a, b) (Pape et al. 2004).

7.6.1 Differenzialdiagnostik der postarthroskopischen Osteonekrose

In vereinzelten Fällen wurde die arthroskopische Meniskektomie für die Entstehung einer Osteonekrose des Kniegelenks verantwortlich gemacht (Johnson et al. 2000; Pape et al. 2008; Santori et al. 1995). Die MRT-Befunde bei einer postarthroskopischen Osteonekrose sind identisch mit denen bei Morbus Ahlbäck. Histologische Untersuchungen legen nahe, dass bei beiden Entitäten eine subchondrale Fraktur besteht (MacDessi et al. 2008). Ob eine Arthroskopie wirklich ursächlich für eine Osteonekroseentwicklung sein kann oder ob eine degenerative Meniskusläsion zur Osteonekrose prädisponiert, ist unklar. Auch wird diskutiert, ob es sich bei den postarthroskopischen Osteonekrosepatienten um solche mit vorbestehender, sich entwickelnder Osteonekrose handelt, bei denen in der Phase des diagnostischen Fensters eine arthroskopische Meniskektomie durchgeführt wurde (Pape et al. 2007). Aus forensischen Gründen sollte mithilfe einer stadiengerechten Bildgebung im Verdachtsfall immer eine beginnende Osteonekrose ausgeschlossen werden, damit eine nachfolgende Arthroskopie nicht als alleinige Ursache einer progressiven primären Osteonekrose des medialen Femurkondylus gewertet wird (Abb. 3) (Pape et al. 2007, 2008).

7.7 Therapie

Die Therapie des Morbus Ahlbäck ist abhängig von der Prognose (Tab. 4). Die Prognose des Morbus Ahlbäck hängt von 3 Kriterien ab: (1.) dem Stadium der Erkrankung, (2.) der Größe der Läsion und (3.) dem Verhältnis der Größe der Läsion zur Kondylenbreite (Tab. 4, (Aglietti et al. 1983)). Die konservative Therapie ist solange indiziert, bis (1.) die Verdachtsdiagnose einer transienten Osteoporose oder eines

Abb. 4 3-Phasen-Skelettszintigrafie 3 Wochen nach Beginn des medialen Knieschmerzes bei einem Patienten mit Morbus Ahlbäck im Stadium I. Die Anreicherung ist auf den medialen Femurkondylus beschränkt

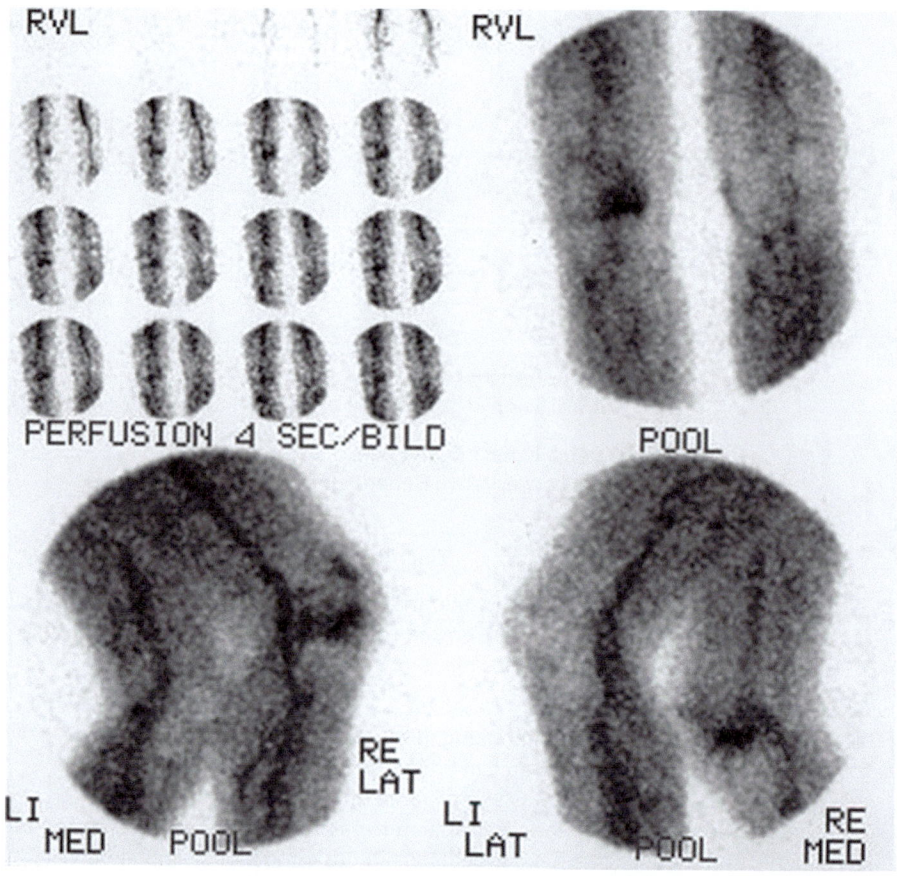

Abb. 5 MRT des Kniegelenks mit pathognomonischen Veränderungen bei sekundärer Osteonekrose mit einer Demarkationslinie, die den nekrotischen Knochen vom lebenden Gewebe trennt. Im T2-gewichteten Bild zeigt sich eine Doppellinie (Doppellinienzeichen) mit hoher Signalintensität in ihrer Mitte

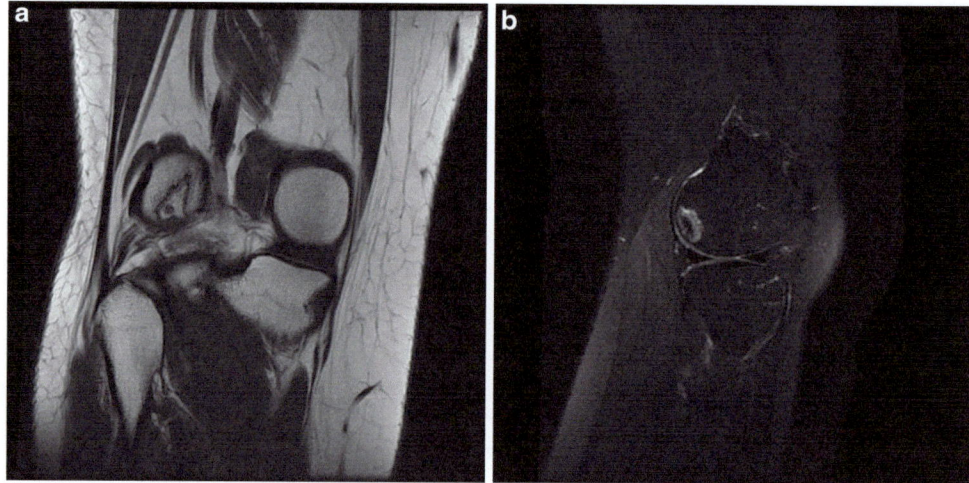

Tab. 4 Prognosekriterien bei der primären Osteonekrose des Kniegelenkes (Morbus Ahlbäck). (Aglietti et al. 1983)

Gute Prognose	• Osteonekrosezonen kleiner als 3,5 cm² • Ausdehnung <40 % der Femurkondyle • Frühes Stadium der Erkrankung
Schlechte Prognose	• Osteonekrosezone größer als 5 cm² • Ausdehnung <50 % der Femurkondyle • Spätes Stadium der Erkrankung

transienten Knochenmarkraumödems (noch) nicht ausgeschlossen werden konnte oder es sich (2.) um einen Morbus Ahlbäck mit kleinem Osteonekroseareal und guter Prognose handelt (Stadium I und II nach Soucacos, Tab. 3 und 4, Lecouvet et al. 1998).

7.7.1 Konservative Therapie

Bei der konservativen Therapie steht immer die Entlastung der betroffenen Extremität an 2 Unterarmgehstützen unter Thromboseprophylaxe und regelmäßiger Thrombozytenkontrolle im Vordergrund. Die Gabe von nichtsteroidalen Antirheumatika (NSAR) erfolgt symptomatisch in Kombination mit entsprechenden Magenschutzpräparaten. Zeigt der weitere Verlauf der Erkrankung einen transienten Charakter oder keinerlei Progression, kann nach wenigstens 6-wöchiger konservativer Therapie eine schrittweise Aufbelastung erfolgen. Wenn möglich kann die Entlastung des medialen Kompartimentes mithilfe einer valgisierenden Orthese und/oder einer Schuhaußenranderhöhung erfolgen.

7.7.2 Operative Therapie

Große Nekroseareale mit schlechter Prognose sind nur chirurgisch therapierbar (Stadium III und IV nach Soucacos (Soucacos et al. 1997); siehe Tab. 3 und 4). Verschiedene Verfahren stehen zur Auswahl, die sich in ihrer Invasivität und Art der Nachbehandlung unterscheiden.

Gelenkerhaltende Verfahren
Bei den **gelenkerhaltenen Verfahren** können 3 verschiedene Therapieansätze unterschieden werden:

Reduktion des intramedullären Druckes durch ante-/retrograde Anbohrung
Dieses gelenkerhaltende Verfahren kann den Verlauf nur dann günstig beeinflussen, wenn zum Zeitpunkt des Behandlungsbeginns noch kein osteochondraler Einbruch an der Femurkondyle stattgefunden hat. Darüber hinaus muss die Nekrosezone im konventionellen Röntgenbild gut darstellbar sein (Uchio 2001). Ziel einer retrograden Anbohrung („core decompression") ist es, den erhöhten intramedullären Druck und einen verzögerten sinusoidalen Abfluss aus dem distalen Femur zu reduzieren. Dazu wird mit einem Hohlbohrer eine zentrale Biopsie aus dem nekrotischen Femurareal entnommen, nachdem die Femurkortikalis über ein Fenster eröffnet wurde. Die entstehenden Knochenkanäle werden offen gelassen. Der Vorgang kann minimalinvasiv mit oder ohne Hilfe der Navigation durchgeführt werden. Die Bedeutung dieser Dekompression wird primär in der Schmerzreduktion gesehen. Ein weiteres Fortschreiten der Degeneration kann durch die Anbohrung nicht verhindert, jedoch in Einzelfällen verzögert werden (Beckmann et al. 2006; Forst et al. 1998).

Bei vollschichtigen, nichtartikulierenden Knorpelschäden kann ebenfalls die *arthroskopische Knorpelrandglättung* mit gleichzeitiger *anterograder Anbohrung* durchgeführt werden. Die Anbohrung soll eine Dekompression des Markraums erzeugen und die Perfusion des Knochenareals fördern. Die Markraumeröffnung im Sinne einer Mikrofrakturierung kann nach 6-wöchiger Entlastung zur Bildung von Faserknorpel führen.

Ersatz durch osteochondrale Transplantate
Nach arthroskopischer Ausräumung eines Nekroseherds kann der osteochondrale Defekt mit einem oder mehreren *autologen osteochondralen* Transplantaten rekonstruiert werden. Besonders für ausgedehnte Läsionen wird auch die Verwendung kältekonservierter allogener Transplantate beschrieben (Attmanspacher et al. 2000; Imhoff et al. 1999; Pape et al. 2010).

Entlastung des medialen Kompartiments
Durch die *valgisierende Tibiakopfumstellungsosteotomie* kann bei intaktem lateralen Kompartiment durch die Verschiebung der Traglinie nach lateral eine Besserung der Belastungsschmerzen erzielt werden (Koshino 1982).

Gelenkersetzende Verfahren
Bei ausgedehntem Nekroseareal kommen gelenkersetzende Verfahren zur Anwendung. Bei älteren Patienten mit noch gut erhaltenem lateralen und patellofemoralen Kompartiment kann die mediale Schlittenprothese eine sinnvolle Therapieoption sein. Allerdings zeigte sich in einigen Studien im Vergleich zu Patienten mit degenerativ bedingtem Gelenkschaden eine erhöhte Rate von radiologischen und klinischen Lockerungen, die mit der schlechteren Knochenverankerung des Implantates im nekrotischen Gewebe erklärt werden (Radke et al. 2005; Servien et al. 2008). Präoperativ kann daher eine CT-Untersuchung des Kniegelenkes, helfen die Größe und Tiefe des nekrotischen Areals richtig einzuschätzen. Die MRT-Methode ist bei dieser Fragestellung aufgrund des begleitenden großen Knochenmarködems weniger hilfreich. Bei großen und tiefen Läsionen im medialen Kompartiment sowie bei einer manifesten bi- oder trikompartimentären Arthrose ist ein kompletter Oberflächenersatz indiziert.

7.8 Prognose

Die Progression der Osteonekrose zu irreversiblen Stadien ist die Regel. Dabei handelt es sich nicht um eine Komplikation, sondern stellt einen schicksalshaften Verlauf dar.

7.9 Fazit für die Praxis

- Der Begriff Osteonekrose des Kniegelenks umfasst zurzeit 2 verschiedene Entitäten, die sich in ihrer Ätiologie voneinander unterscheiden.

- Bei der primären, spontanen und idiopathischen Form der Osteonekrose des Kniegelenks (SPONK) handelt es sich neuen Studien zufolge um eine Insuffizienzfraktur des subchondralen Knochens, die sich nachfolgend durch die Resorption des nichtheilenden Knochens als Osteonekrose darstellt.
- Vergleichbare Verläufe zeigen sich auch bei der Osteonekrose des postarthroskopischen Kniegelenks (ONPK).
- Bei der Mehrzahl der ONPK-Fälle handelt es sich um eine vorbestehende, nicht diagnostizierte spontane Osteonekrose des Kniegelenks, die sich häufig erst nach einer arthroskopischen Teilresektion des Meniskus bemerkbar macht.
- SPONK und ONPK sind häufig progredient und in Bezug auf ihre Spätfolgen unabwendbar.
- Die sekundäre Osteonekrose des Kniegelenks (SONK) ist Folge einer Grunderkrankung oder ihrer Therapie.
- Klinische Beschwerden, epidemiologische Daten und MRT-Befunde der SONK unterscheiden sich deutlich von anderen Formen der Osteonekrose.
- Die Progredienz der SONK ist sehr wahrscheinlich und mündet häufig aufgrund der Nekroseausdehnung im alloarthroplastischen Ersatz.

Literatur

Aglietti P, Insall JN, Buzzi R, Deschamps G (1983) Idiopathic osteonecrosis of the knee. Aetiology, prognosis and treatment. J Bone Joint Surg Br 65:588–597

Ahlback S (1968) Spontaneous osteonecrosis of the knee. Arthritis Rheum 11(6):705–733

Anagnostakos K, Pape D, Seil R, Kohn D (2006) Die Postarthroskopische Osteonekrose. Arthroskopie 19:151–156

Attmanspacher W, Dittrich V, Stedtfeld HW (2000) Experiences with arthroscopic therapy of chondral and osteochondral defects of the knee joint with OATS (Osteochondral Autograft Transfer System). ZentralblChir 125:494–499

Beckmann J, Goetz J, Bathis H, Kalteis T, Grifka J, Perlick L (2006) Precision of computer-assisted core decompression drilling of the knee. Knee 13:211–215

Forst J, Forst R, Heller KD, Adam G (1998) Spontaneous osteonecrosis of the femoral condyle: causal treatment by early core decompression. Arch Orthop Trauma Surg 117:18–22

Hofmann S, Kramer J, Vakil-Adli A, Aigner N, Breitenseher M (2004) Painful bone marrow edema of the knee: differential diagnosis and therapeutic concepts. Orthop Clin North Am 35:321–333

Imhoff AB, Ottl GM, Burkart A, Traub S (1999) Autologous osteochondral transplantation on various joints. Orthopade 28:33–44

Johnson TC, Evans JA, Gilley JA, DeLee JC (2000) Osteonecrosis of the knee after arthroscopic surgery for meniscal tears and chondral lesions. Arthroscopy 16:254–261

Koshino T (1982) The treatment of spontaneous osteonecrosis of the knee by high tibial osteotomy with and without bone-grafting or drilling of the lesion. J Bone Joint Surg Am 64:47–58

Lecouvet FE, van de Berg BC, Maldague BE, Lebon CJ, Jamart J, Saleh M, Noel H, Malghem J (1998) Early irreversible osteonecrosis versus transient lesions of the femoral condyles: prognostic value of subchondral bone and marrow changes on MR imaging. Am J Roentgenol 170:71–77

MacDessi S, Brophy R, Bullough P, Windsor R, Sculco T (2008) Subchondral Fracture Following Arthroscopic Knee Surgery. J Bone Joint Surg Am 90:1007–1012

Pape D, Seil R, Fritsch E, Rupp S, Kohn D (2002) Prevalence of spontaneous osteonecrosis of the medial femoral condyle in elderly patients. Knee Surg Sports Traumatol Arthrosc 10:233–240

Pape D, Seil R, Kohn D, Schneider G (2004) Imaging of early stages of osteonecrosis of the knee. Orthop Clin North Am 35:293–303

Pape D, Seil R, Anagnostakos K, Kohn D (2007) Postarthroscopic osteonecrosis of the knee. Arthroscopy 23:428–438

Pape D, Lorbach O, Anagnostakos K, Kohn D (2008) Osteonecrosis in the postarthroscopic knee. Orthopade 37:1099–1097

Pape D, Filardo G, Kon E, van Dijk CN, Madry H (2010) Diseasespecific clinical problems associated with the subchondral bone. Knee Surg Sports Traumatol Arthrosc 18:448–462

Radke S, Wollmerstedt N, Bischoff A, Eulert J (2005) Knee arthroplasty for spontaneous osteonecrosis of the knee: unicompartmental vs bicompartmental knee arthroplasty. Knee Surg Sports Traumatol Arthrosc 13:158–162

Santori N, Condello V, Adriani E, Mariani P (1995) Osteonecrosis after arthroscopic medial meniscectomy. Arthroscopy 11:220–224

Servien E, Verdonk PC, Lustig S, Paillot JL, Kara AD, Neyret P (2008) Medial unicompartmental knee arthroplasty for osteonecrosis or osteoarthritis. Knee Surg Sports Traumatol Arthrosc 16:1038–1042

Soucacos PN, Xenakis TH, Beris AE, Soucacos PK, Georgoulis A (1997) Idiopathic osteonecrosis of the medial femoral condyle. Classification and treatment. Clin Orthop 341:82–89

Uchio Y (2001) Intraosseous hypertension and venous congestion in osteonecrosis of the knee. Clin Orthop 384:217–223

Yamamoto T, Bullough PG (2000) Spontaneous osteonecrosis of the knee: the result of subchondral insufficiency fracture. J Bone Joint Surg Am 82:858–866

Müller-Weiss-Syndrom

Christoph Lutter

Inhalt

8.1	Definition	51
8.2	Ätiopathogenese	51
8.3	Differenzialdiagnosen	52
8.4	Klinik	52
8.5	Diagnostik	52
8.6	Therapie	52
	Literatur	53

8.1 Definition

Das Müller-Weiss-Syndrom MWS (engl.: „Brailsford disease") beschreibt eine seltene, spontan auftretende idiopatische und avaskuläre Osteonekrose des Os naviculare beim Erwachsenen (Levinson et al. 2013). Charakteristisch ist hierbei der Kollaps der lateralen Anteile des Os naviculare (Janositz et al. 2011). Es wird davon ausgegangen, dass die Erkrankung häufig als arthrotische/degenerative Veränderung der perinavikulären Gelenke fehlinterpretiert und somit übersehen wird (Samim et al. 2016).

Abzugrenzen ist das MWS vom Morbus Köhler (Osteochondrose des Os naviculare beim Kind) (Tosun et al. 2011). Während der Morbus Köhler gehäuft unilateral vorkommt und dabei vorwiegend das männliche Geschlecht betrifft, zeigt sich beim MWS ein gehäuftes bilaterales Auftreten beim weiblichen Geschlecht (m:w = 4:6) (Levinson et al. 2013; Janositz et al. 2011; Tosun et al. 2011). Ein Häufigkeitsgipfel wird in der 4.–6. Lebensdekade beschrieben (Samim et al. 2016; Marchi et al. 2014).

Die Erstbeschreibung erfolgte 1927; während Müller noch davon ausgegangen war, dass es sich um eine traumatische Druckschädigung des Os naviculare durch die umliegenden Fußwurzelknochen oder eine kongenitale Schädigung handelte (Müller 1927), beschrieb Weiss die Erkrankung als spontan auftretende Osteonekrose (Levinson et al. 2013; Weiss 1927).

Da der größte Anteil der Kraftübertragung im Fuß über das Talonavikular- sowie das naviculocuneiforme Gelenk erfolgt (Samim et al. 2016), führt eine osteonekrotische Veränderung in diesem Bereich zu einer massiven Beeinträchtigung des Fußes sowie der Gehfähigkeit des Patienten (Bartolotta et al. 2014).

Im Spätstadium bzw. bei fehlender therapeutischer Intervention zeigen sich häufig hochgradige tarsale arthrotische Veränderungen sowie eine daraus resultierende dauerhafte Gehbehinderung (Tosun et al. 2011).

8.2 Ätiopathogenese

Trotz diverser Erklärungsversuche bleibt der genaue pathophysiologische Hintergrund des MWS bis dato ungeklärt (Tosun et al. 2011). Ein Zusammenhang mit den folgenden Erkrankungen wurde bzw. wird von manchen Autoren in Erwägung gezogen: kongenitale Malformation, chronische Stressfrakturen, Trauma, Osteomyelitis, biomechanische Fehlbelastung (Tosun et al. 2011).

C. Lutter (✉)
Klinik und Poliklinik für Orthopädie, Universitätsklinik Rostock, Rostock, Deutschland

Neben diesen möglichen Ursachen erscheint die Minderdurchblutung des Os naviculare aktuell als wahrscheinlichste Theorie (Levinson et al. 2013; Samim et al. 2016). Während der dorsale Anteil des Fußwurzelknochens von Seitenästen der A. dorsalis pedis versorgt wird, werden die plantaren Anteile von der A. plantaris medialis versorgt (Samim et al. 2016; Tosun et al. 2011). Den zentralen Anteilen hingegen wird eine insgesamt relativ schwache Blutversorgung zugeschrieben (Samim et al. 2016; Tosun et al. 2011). Bei hohem mechanischen Stress scheint hierbei eine Minderversorgung mit folgenden osteonekrotischen Umbauten insbesondere in den zentralen sowie lateralen Knochenanteilen abzulaufen (Levinson et al. 2013; Samim et al. 2016; Tosun et al. 2011). Histopathologisch zeigt sich eine deutlich abgeschwächte trabekuläre Strukturierung in betroffenen Ossa naviculare (Reade et al. 1998).

Tab. 1 Radiologische Stadien des Müller-Weiss-Syndroms. (Modifiziert nach Samim et al. (2016))

Schweregrad		Radiologisches Merkmal
Milde Form	Typ 1	Unauffälliges Röntgenbild, minimale subtalare Varusfehlstellung, ggf. Sklerosierung
Moderate Form	Typ 2	Dorsolaterale Subluxation des Talus, ggf. Komma-Form
	Typ 3	Kompression oder Split des Os naviculare, ggf. Komma-Form
Schwere Form	Typ 4	Kompression des OS naviculare mit folgender Rückfußabflachung (abgeflachter talonavikularer Winkel) und Verlust des longitudinalen Bogens, ggf. noch Komma-Form
	Typ 5	Talocuneiforme Neoartikulation und Verdrängung des zerstörten Os naviculare (sog. „Listhesis navicularis")

8.3 Differenzialdiagnosen

Sekundäre Osteonekrose des Os naviculare bei

- Ausgeprägter Kallusbildung nach Fraktur
- Unspezifischer stressbedingter Sklerosierung des Os naviculare
- Rheumatischen Grunderkrankungen
- Hämatologischen Grunderkrankungen
- Anlage eines akzessorischen Os cuboideum
- Kortikosteroid-Einnahme
- Nierenversagen
- Metabolischem Syndrom
- Mangelernährung
- Lupus erythematodes
- Zustand nach Trauma

(Levinson et al. 2013; Janositz et al. 2011; Samim et al. 2016; Tosun et al. 2011; Marchi et al. 2014; Bartolotta et al. 2014; Reade et al. 1998).

8.4 Klinik

Symptomatisch fällt in der Regel ein chronischer Schmerz im Mittelfuß mit Exazerbation bei größerer Belastung auf. Zudem können dorsalseitige Schwellungen, ein Pes planovalgus sowie Rückfußvarus vorliegen (Levinson et al. 2013; Chiavegatti et al. 2018). Erstaunlicherweise erfolgt die Erstkonsultation in der Regel erst nach jahrelanger Schmerzsymptomatik (Tosun et al. 2011).

8.5 Diagnostik

Pedobarographische Analysen zeigen oftmals erhöhte plantare Drücke im Mittelfußbereich (Janositz et al. 2011). Auffallend sind die röntgenologischen Veränderungen des (Mittel-)Fußes; diese lassen sich in dorsoplantaren, schrägen sowie insbesondere seitlichen Röntgenaufnahmen in charakteristischer Weise erkennen. Eine Übersicht über röntgenologische Erscheinungsformen des MWS ist in Tab. 1 dargestellt. (siehe auch Abb. 1) Die Computertomographie zeigt mitunter diskrete Frakturlinien sowie Zeichen einer Impaktierung im Os naviculare; in der Magnetresonanztomographie lässt sich eine abgeschwächte Signalintensität in T1-gewichteten Sequenzen am proximalen Pol sowie im Zentrum des Knochens darstellen (Levinson et al. 2013; Janositz et al. 2011; Bartolotta et al. 2014).

8.6 Therapie

Therapie der ersten Wahl, insbesondere in frühen Stadien, ist die konservative Therapie. Hierbei können nichtsteroidale Antirheumatika eingesetzt werden; zudem sollte zunächst eine konsequente Entlastung sichergestellt sein (z. B. Gips, Walker). Abhängig vom klinischen und radiologischen Stadium kann eine orthopädieschuhtechnische Versorgung indiziert sein. Im Anfangsstadium können individuell gefertigte Einlagen zur Optimierung der Rückfußstellung und Entlastung des Talonavikulargelenks eingesetzt werden. In fortgeschrittenem Stadium sind orthopädische Maßschuhe indiziert, die im Falle einer fortgeschrittenen Destruktion mit konsekutiver Achsfehlstellung Kriterien eines klassi-

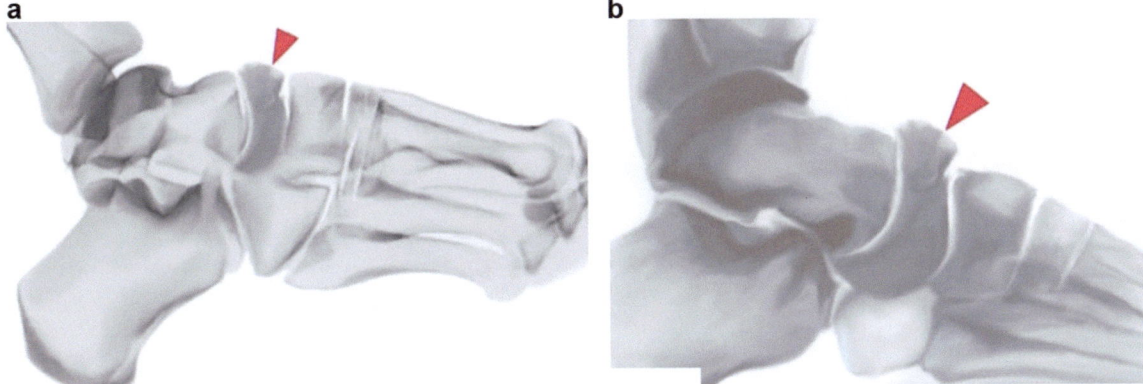

Abb. 1 Typische röntgenologische Erscheinungsform des Müller-Weiss-Syndroms. **a** Sklerosierung des Os naviculare; **b** Komma-Form mit dorsalseitiger Subluxation des Os naviculare. (Modifiziert nach Tosun et al. (2011) sowie Raede et al. (1998))

schen überknöchelhohen Arthrodesenschuhs (z. B. Berücksichtigung einer Abrollhilfe, Schuhbodenversteifung, Knöchelkappen) aufweisen können. Assistive Therapieformen zur Anregung der Knochenheilung (z. B. Ultraschalltherapie) können in frühen Stadien versuchsweise eingesetzt werden (Tosun et al. 2011).

Eine chirurgische Herangehensweise ist bei Beschwerdepersistenz trotz konsequenter konservativer Therapie oder in Spätstadien angezeigt (Samim et al. 2016). Eine operative Standardtherapie („Goldstandard") gibt es nicht, vielmehr muss je nach individueller Situation aus einer Vielzahl verschiedener Techniken ausgewählt werden. Als wesentliche Zielpunkte sollten hierbei adressiert werden: Schmerzreduktion durch Fusionierung der betroffenen zerstörten Gelenke und bestmögliche Wiederherstellung des Fußgewölbes (Samim et al. 2016). Die folgende Übersicht zeigt verschiedene operative Techniken auf.

Mögliche operative Techniken beim MWS
- Perkutane Dekompression des Os naviculare mit oder ohne „Bone-graft"-Transfer (Samim et al. 2016) (Tosun et al. 2011)
- Freier vaskularisierter Knochenspantransfer (z. B. aus medialer Femurkondyle) (Levinson et al. 2013)
- Talonavikulocuneiforme Arthrodese (Samim et al. 2016)
- Talonavikulare Arthrodese (Samim et al. 2016)
- Triple-Arthrodese (subtalar, talonavikular, calcaneocubiodal) (Samim et al. 2016)

Literatur

Bartolotta RJ et al (2014) Mueller-Weiss syndrome: imaging and implications. Clin Imaging 38(6):895–898

Chiavegatti R et al (2018) Earliest probable case of Mueller-Weiss disease from ancient Egypt. J Foot Ankle Surg 57(5):1034–1036

Janositz G, Sisak K, Toth K (2011) Percutaneous decompression for the treatment of Mueller-Weiss syndrome. Knee Surg Sports Traumatol Arthrosc 19(4):688–690

Levinson H et al (2013) Treatment of spontaneous osteonecrosis of the tarsal navicular with a free medial femoral condyle vascularized bone graft: a new approach to managing a difficult problem. Foot Ankle Spec 7(4):332–337

Marchi SE, Monteiro SS, Fernandes Ede A (2014) Mueller Weiss syndrome – case report. Rev Assoc Med Bras (1992) 60(2):103–104

Müller W (1927) Über eine eigenartige doppelseitige Veränderung des Os naviculare pedis beim Erwachsenen. Deutsche Z Chirurgie 201:84–87

Reade B et al (1998) Mueller-Weiss syndrome: an uncommon cause of midfoot pain. J Foot Ankle Surg 37(6):535–539

Samim M, Moukaddam HA, Smitaman E (2016) Imaging of Mueller-Weiss syndrome: a review of clinical presentations and imaging spectrum. AJR Am J Roentgenol 207(2):W8–w18

Tosun B, Al F, Tosun A (2011) Spontaneous osteonecrosis of the tarsal navicular in an adult: Mueller-Weiss syndrome. J Foot Ankle Surg 50(2):221–224

Weiss K (1927) Ueber die „malazie" des os naviculare pedis. Fortschr Geb Rontgenstr 45:63–67

Morbus Renander

Thilo Hotfiel und Martin Engelhardt

Inhalt

9.1	Einleitung	55
9.2	Entwicklung und Funktion des Ossa sesamoidea	55
9.3	Ätiopathogenese	56
9.4	Klinik und Diagnostik	57
9.4.1	Bildgebende Verfahren	57
9.5	Therapie	58
9.6	Zusammenfassung	59
	Literatur	59

9.1 Einleitung

Die avaskuläre/aseptische Osteonekrose der Ossa sesamoidea hallucis wird als Morbus Renander bezeichnet. Erstmals wurde die Erkrankung im Jahre 1924 unter dem Begriff „osteopathy" durch Axel Renander (Karlsgrund, Schweden) beschrieben (Renander 1924). Auf der Grundlage röntgenologischer, klinischer und histopathologischer Charakteristika, die sich mit den bis dahin publizierten Krankheitsbildern zum Morbus Köhler oder Morbus Schlatter ähnelten, ordnete Renander die Erkrankung „a disease sui generis" zum Formenkreis der Osteochondropathien (Renander 1924).

Der Morbus Renander gilt als Differenzialdiagnose des schmerzhaften Sesambeins. In Anbetracht der Geschlechterverteilung sind vornehmlich junge Frauen im Alter zwischen 18 und 30 Jahren betroffen (Kalweit und Frank 2003; Bartosiak und McCormick 2019). Eine weitere Häufung wird bei 13- bis 16-jährigen, männlichen Jugendlichen beschrieben (Waizy et al. 2008). Sesambeine weisen in ihrer Form, Größe, Gestalt und Anzahl große inter- und intraindividuelle Unterschiede auf. Normvarianten reichen von geteilten Knöchelchen (Partita) bis hin zum vollständigen Fehlen eines Sesambeins (Brossmann et al. 2000). Nicht nur die bildmorphologische, heterogene Erscheinung der physiologischen Normvarianten, sondern auch die große Anzahl an Differenzialdiagnosen (u. a. Fraktur, Stressreaktion, Osteomyelitis, Sesamoiditis, Bursitis) erschweren die Diagnostik und Diagnosestellung. Kenntnisse über den physiologischen Ossifikationsprozess der Sesambeine, einschließlich Normvarianten, sind unerlässlich, um das Krankheitsbild unter sorgfältiger Diagnostik und Therapie behandeln zu können.

9.2 Entwicklung und Funktion des Ossa sesamoidea

Sesambeine finden sich regelhaft an der Plantarseite des Vorfußes. Am Capitulum ossis metatarsalis (MT) I und in direkter Verbindung zum 1. Metatarsophalangealgelenk (MTP-I-Gelenk) befindet sich die häufigste Lokalisation von 2, jeweils medial (12–15 mm) und lateral (10–12 mm) gelegenen Sesambeinen (Waizy et al. 2008; Brossmann et al. 2000). Häufig finden sich weitere singuläre Sesambeine am

T. Hotfiel (✉) · M. Engelhardt
Osnabrücker Zentrum für Muskuloskelettale Chirurgie (OZMC), Klinikum Osnabrück, Osnabrück, Deutschland
E-Mail: Thilo.Hotfiel@klinikum-os.de; martin.engelhardt@klinikum-os.de

Capitulum MT II und V, selten auch an weiteren Lokalisationen. Röntgenologisch treten sie beim weiblichen Geschlecht zwischen dem 9. und 10. Lebensjahr (frühestens im 7. Lebensjahr) und beim männlichen Geschlecht zwischen dem 11. und 12. Lebensjahr (frühestens im 10. Lebensjahr) in Erscheinung (Brossmann et al. 2000). Die Ossifikation kann von einem singulären Ossifikationszentrum, aber auch von mehreren Zentren als multizentrische Ossifikation erfolgen (Brossmann et al. 2000). Morphologisch erscheinen die Sesambeine typischerweise rundlich-oval, seltener auch länglich oder blumig. Bezüglich der Anzahl, Symmetrie und Form der Sesambeine sind zahlreiche Varianten bekannt. Je nach Literaturangabe besteht in bis zu einem Drittel aller Fälle ein geteiltes Os sesamoideum als sog. Os sesamoideum partitum (vornehmlich MTP-I-Gelenk, medial, weibliches Geschlecht) (Ribbans und Hintermann 2016). Neben den geläufigen zweigeteilten Varianten (Bipartita) sind Sesambeine aus bis zu 3 (Tripartita), 4 und mehr Teilen (Multipartita) bestehend beschrieben worden (Brossmann et al. 2000).

Die Sesambeine des MT I befinden sich in unmittelbarer Verbindung zum MTP-I-Gelenk (Abb. 1) innerhalb der verstärkten Gelenkkapsel der Lamina fibrocartilaginea. Sie artikulieren über ihre dorsalen, bikonkaven hyalinen Knorpeloberflächen mit den am Capitulum MT I gelegenen konkaven Facetten, die von einer Crista voneinander getrennt sind (Ribbans und Hintermann 2016; Stukenborg-Colsman et al. 2017; Srinivasan 2016). Neben der Funktion als mechanische Schutzstruktur des MTP-I-Gelenks stellen sie aus biomechanischer Sicht relevante Insertionsstellen von ortsständigen Sehnen und Ligamenten dar (Ribbans und Hintermann 2016; Cohen 2009). Der mediale Kopf des M. flexor hallucis brevis inseriert gemeinsam mit dem M. abductor hallucis am medialen, der M. adductor hallucis zusammen mit dem lateralen Kopf des M. flexor hallucis brevis am lateralen Sesambein (Srinivasan 2016). Zwischen den Sesambeinen besteht eine straffe ligamentäre Verbindung durch ein intersesamoidales Band (Stukenborg-Colsman et al. 2017; Srinivasan 2016); weiterhin bestehen in der Kapsel eingebettete Bandverbindungen zur Phalanx. Die arterielle Blutversorgung des medialen und lateralen Sesambeins erfolgt vornehmlich über die 1. plantare metatarsale Arterie mit u. a. geschlechterabhängiger Anzahl von 1–3 terminalen Arterien (Waizy et al. 2008; Rath et al. 2009; Pretterklieber und Wanivenhaus 1992).

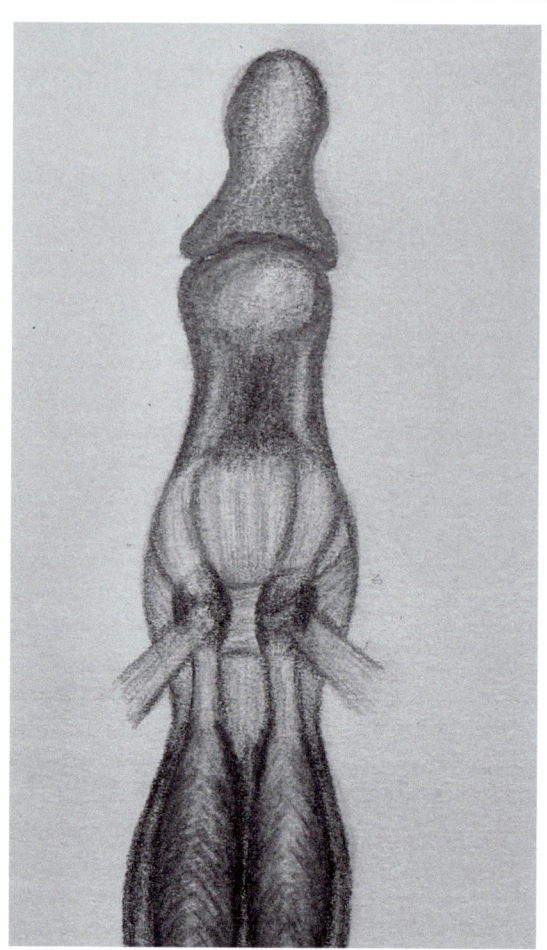

Abb. 1 Plantare Ansicht des MTP-I-Gelenks. (Copyright: S. Schröter, Osnabrück)

9.3 Ätiopathogenese

Der Morbus Renander wird als Osteonekrose des in der Regel ausgereiften und damit adulten Knochens verstanden. Ursächlich werden verschiedene Pathomechanismen und Risikofaktoren diskutiert. Als lokalisationsspezifischer Risikofaktor gilt eine erhöhte mechanische Belastung mit repetitiven Mikrotraumen/Mikrokontusionen, wie sie beispielsweise bei vorfußbelastenden Aktivitäten (Sprinten, Tanzen, Ballett, Gymnastik/Kunstturnen etc.) vorzufinden sind (Bartosiak und McCormick 2019; Rodrigues-Pinto et al. 2010).

Axiale Belastungen unter Dorsalextension des MTP-I-Gelenks (z. B. Zehenspitzenstand oder Sprünge auf dem Vorfuß) resultieren sowohl in einer erhöhten mechanischen Druckbelastung als auch in einer Traktionsbelastung durch eine Lastübertragung umliegender Weichteile. Die terminologische und pathogenetische Unterscheidung zwischen einer Stressreaktion/Stressfraktur, die prinzipiell in dieser Region als „High-grade"-Stressfraktur klassifiziert wird (Walther und Stäbler 2007; Carmont 2015), und der Manifestation einer Knochennekrose als Morbus Renander ist zumindest im fortgeschrittenem Stadium kaum noch möglich, und Übergänge einer Stressreaktion zu einem Morbus Renander werden diskutiert (Bartosiak und McCormick 2019). Wie auch an anderen Lokalisationen von Osteonekrosen scheint eine (transiente) ossäre Perfusionsstörung mit konsekutiv gestörtem Knochenstoffwechsel ursächlich zu sein.

Die Erkrankung führt im fortgeschrittenen Stadium zu typischen Knochenumbaustörungen mit charakteristischen Kondensations- und Fragmentationsprozessen. Aufgrund der vornehmlich überlastungsbedingten Kausalität der Sesamoidnekrose betrifft die Erkrankung hauptsächlich Personen, die den o. g. Belastungen ausgesetzt sind. Als Manifestationsort sekundärer Nekrosen ist der Befall der Ossa sesamoidea eher untypisch. Eine Koprävalenz von Überlastungsreaktionen im umliegenden Weichteil- und Sehnengewebe wird klinisch regelhaft beobachtet. Ein Zusammenhang zwischen unphysiologischen Achsverhältnissen des Fußes (z. B. Pes adductus) bzw. funktionellen Imbalancen und dem Auftreten einer Sesamoidnekrose wird angenommen – ist allerdings nicht endgültig geklärt.

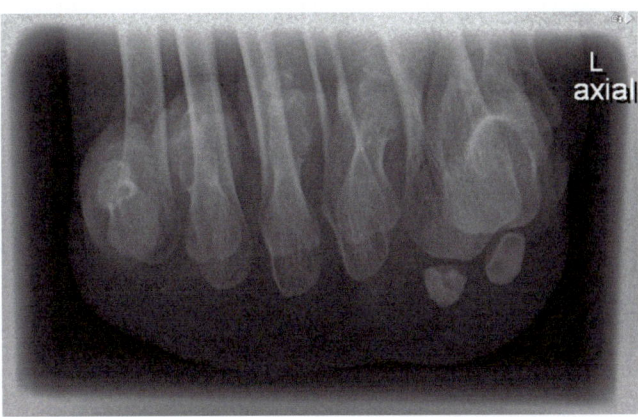

Abb. 2 Digitale Projektionsradiografie im axialen Strahlengang („Sprinteraufnahme") mit Fragmentation und Aufhellungslinie des lateralen Sesambeins einer 18-jährigen Ausdauersportlerin

9.4 Klinik und Diagnostik

Anamnestisch wird regelhaft von persistierenden, plantaren Schmerzen unter dem MTP-I-Gelenk berichtet, die sich typischerweise beim (Barfuß-)Laufen während der Abstoßphase („toe off/push-off") manifestieren (Stukenborg-Colsman et al. 2017; Ozkoç et al. 2005). Eine Vollbelastung des medialen Vorfußes ist während dieser Phase schmerzbedingt oftmals nicht möglich und kann zu einer Lateralisation der Schrittabwicklung mit verkürzter Standzeit führen (Waizy et al. 2008; Ozkoç et al. 2005). Hieraus können funktionelle Fehlbelastungen mit typischen Transfermetatarsalgien resultieren. In der klinischen Untersuchung imponiert eine, unmittelbar auf Höhe der Ossa sesamoidea gelegene, plantarseitige Druckdolenz, die sich unter Extension der Großzehe verstärkt (Stukenborg-Colsman et al. 2017). Die Beweglichkeit des MTP-I-Gelenks ist in Richtung der Dorsalextension häufig eingeschränkt. Überlastungsreaktionen der umliegenden Weichteilgewebe äußern sich in Druckschmerzen und einer eingeschränkten Kraftentfaltung der Großzehenbeugung.

9.4.1 Bildgebende Verfahren

Eine projektionsradiografische Aufnahme des MTP-I-Gelenks in 3 Ebenen (dorsoplantar, lateral sowie axial als „Sesamoid axial" oder „Sprinteraufnahme") (Abb. 2) sollte obligat erfolgen (Waizy et al. 2008; Taylor et al. 1993; McCormick und Anderson 2009; Ashimolowo et al. 2018). Vergleichende Aufnahmen mit der Gegenseite können aufgrund o. g. intraindividueller Unterschiede bzgl. Lage, Morphologie und Partitaformen irreführend sein.

Radiologisch sieht man die typischen Zeichen der Knochennekrose mit inhomogener Struktur, schollenartigem Zerfall, vakuolige Kondensationen und Verdichtungsbezirken. Unter dem Nekroseprozess kann es zur Fragmentation kommen. Zu diesem Zeitpunkt kann bei Erstdiagnostik die Un-

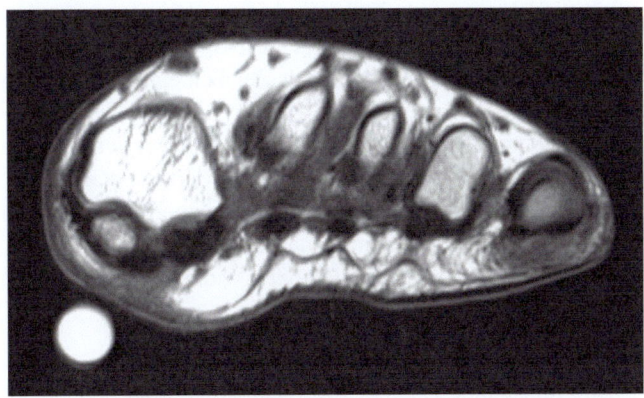

Abb. 3 Magnetresonanztomografie des linken Fußes in axialer Schichtorientierung (T1-Sequenz): Signalabfall des lateralen Sesamoids als Zeichen einer globalen Nekrose

terscheidung zur physiologischen Partitavariante schwierig erscheinen. Die MRT besitzt eine hohe Sensitivität sowie Spezifität und erlaubt eine frühe und akkurate Diagnosestellung (Waizy et al. 2008; Srinivasan 2016; Taylor et al. 1993; McCormick und Anderson 2009; Ashimolowo et al. 2018). Neben einem periostalen Ödem findet sich in T2-gewichteten Sequenzen mit Fettunterdrückung häufig ein begleitendes Knochenmarködem (gesteigerte Signalintensität), jedoch ohne korrespondierenden Signalabfall in T1-gewichteten Sequenzen. In fortgeschrittenem Stadium lässt sich neben einem periostalen Ödem ein Knochenmarködem in den T2-gewichteten Sequenzen mit Fettunterdrückung als Signalsteigerung und in den T1-gewichteten Sequenzen als Signalabfall (Abb. 3) erkennen. Eine Fragmentation kann als hypointense (signalarme) Linie in T1- oder T2-gewichteten Sequenzen erkennbar sein (Srinivasan 2016; Taylor et al. 1993).

Die Knochenszintigrafie (Szintigrafie/Technetium 99m, Spect-CT, 18F-Fluoride PET-MRT) bietet die Möglichkeit,

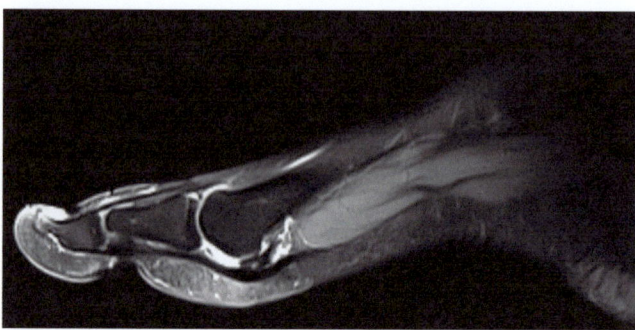

Abb. 4 Magnetresonanztomografie in sagittaler Schichtorientierung (flüssigkeitsgewichtete Sequenz) mit Signalsteigerung der proximal angrenzenden Weichteile (M. flexor hallucis brevis)

Osteonekrosen bereits im Frühstadium zu detektieren (Srinivasan 2016), weist jedoch eine deutlich eingeschränkte Spezifität auf (Waizy et al. 2008). So kann es beispielsweise bei Sprintern zu einer vermehrten Tracer-Speicherung in hoch beanspruchten Knochenarealen als Zeichen einer vermehrten Durchblutung kommen (Hotfiel et al. 2016). Die entsprechenden Knochenbereiche können missinterpretiert werden und somit zu einer Fehldiagnose führen (Hotfiel et al. 2016, S. 24). Kriterien der Sonografie sind prinzipiell unspezifisch und beinhalten eine inhomogene und unscharfe Kortikalis, oftmals mit begleitenden Weichteilreaktionen (z. B. Bursitis) (Abb. 4).

> **Differenzialdiagnostik des schmerzhaften Sesamoids**
> (Nach Kalweit und Frank 2003; Waizy et al. 2008; Ribbans und Hintermann 2016; Srinivasan 2016; Cohen 2009; Taylor et al. 1993)
>
> - Stressreaktion/Stressfraktur
> - Fraktur
> - Partitaformen
> - Osteomyelitis
> - Bursitiden
> - Arthritis, Sesamoiditis
> - Gicht
> - Degenerative Veränderungen
> - Kongenitale Fehlanlage (Fehlen, Malposition)
> - Kapsel-/Bandverletzungen des MTP-I-Gelenks (z. B. „turf toe")

9.5 Therapie

Die Erkrankung der Sesamoidnekrose kann stadienhaft fortschreiten und bis zur vollständigen Fragmentation führen. Auch wenn der Prozess der Osteonekrose oftmals nicht aufzuhalten ist, kann unter konsequenter konservativer Therapie eine Symptomlinderung erreicht werden.

Evidenzbasierte Therapieempfehlungen mit Einschluss methodisch hochqualitativer Studien liegen aus der Literatur nicht vor. Konservative Therapiemaßnahmen haben das Ziel, eine Beschwerdelinderung zu erreichen und das Aktivitätsverhalten der Betroffenen positiv zu beeinflussen. Es gilt, die auf das Sesamoid einwirkende Belastung zu reduzieren und dabei potenziell auslösende Trainings- und Bewegungsformen und die Summe der Lasteinwirkungen zu reduzieren (Bartosiak und McCormick 2019). Weiterhin können lokal antiphlogistische Maßnahmen, wie z. B. die Anwendung von lokalen Salbenumschlägen, erfolgen. Im Akutstadium kann im Einzelfall der Einsatz von oralen, nicht steroidalen Antiphlogistika unter Abwägung des Nebenwirkungsprofils diskutiert werden.

Eine komplette Ruhigstellung im Unterschenkelgips oder Unterschenkelcastwalker ist nur sehr selten notwendig. In der Akutphase kann ein immobilisierender Tapeverband angebracht werden, um die schmerzhafte Dorsalextension der Großzehe einzuschränken. Aufgrund der unmittelbaren Nähe der Ossa sesamoidea zur plantaren Fußfläche ist diese Region für orthopädietechnische Verfahren durchaus zugänglich. Es gilt, eine Einlagenversorgung oder orthopädieschuhtechnische Schuhänderung anzustreben, die zu einer Limitation der Dorsalextension des MTP-I-Gelenks führt. Durch die Einarbeitung versteifender Elemente unter dem 1. Fußstrahl (wie sie auch bei anderen Erkrankungen des MTP-I-Gelenks Anwendung finden, z. B. Hallux rigidus, „turf toe") kann in der Abstoßphase des Schrittzyklus gezielt die Extensionsfähigkeit des MTP-I-Gelenks eingeschränkt werden (plantare Versteifung z. B. durch Einarbeitung einer Rigidus-Feder, Tieferlegung des Endglieds) (Hotfiel et al. 2016). Lokal schmerzhafte Regionen können durch Weichbettungen und Aussparungen entlastet werden.

Erfolgreich durchgeführte physikalische Maßnahmen (z. B. extrakorporale Stoßwellentherapie) sind in der Literatur in Einzelfällen beschrieben worden (Thompson et al. 2017). Aus funktioneller Sicht können detonisierende Maßnahmen (Dehnung, myofasziale Releasetechniken) der Flexorenloge erfolgen.

In den letzten Jahren wird in der Literatur zunehmend die Infusionstherapie mit Prostazyklinen als Therapieform beschrieben. Aus anderen Lokalisationen ist durch die Off-Label-Anwendung ein Rückgang des Ödems und somit eine, für die Reparation notwendige, Wiederherstellung der vasomotorischen Regulation beschrieben worden (von Stillfried und Weber 2014). Inwieweit durch Anwendung von Vasodilatatoren eine Reparation erreicht werden kann, ist nicht bekannt.

Bei Beschwerdepersistenz unter Ausschöpfung konservativer Therapiemaßnahmen ist die Indikation zum operativen Vorgehen zu prüfen. Bei erhaltener knöcherner Integrität und zumindest partiell erhaltener Vitalität des Sesamoids ist – wie auch bei Osteonekrosen an anderen Lokalisationen – die Anbohrung als knochenmarkstimulierendes Verfahren zu nennen. Klinische Daten liegen hierzu allerdings nicht vor.

Im fortgeschrittenen Stadium ist eine Sesamoidektomie zu erwägen, die in der Literatur gute klinische Ergebnisse zeigt (Bartosiak und McCormick 2019; Ribbans und Hintermann 2016; Cohen 2009; Ozkoç et al. 2005). Die Indikation zur Sesamoidektomie sollte aus Sicht der Autoren prinzipiell streng geprüft werden, und der Patient sollte über die verbundene Entnahmemorbidität (biomechanische Folgen bei Verlust des Sesamoids, Verletzungen der plantaren Platte, sekundäre Großzehenfehlstellungen) aufgeklärt werden (Waizy et al. 2008; Stukenborg-Colsman et al. 2017; Carmont 2015). Sofern eine Sesamoidektomie bei Vorliegen einer Partitaform erfolgt, sollte versucht werden (wie auch bei der Sesamoidfraktur), vitale Fragmente zu erhalten.

9.6 Zusammenfassung

Der Morbus Renander (Sesamoidnekrose der Großzehe) beschreibt die avaskuläre und aseptische Osteonekrose des Os sesamoideum mediale (tibiale) oder laterale (fibulare). Die Bezeichnung geht auf Axel Renander (Karlsgrund, Schweden) zurück, der die Erkrankung im Jahr 1924 erstmalig unter dem Begriff der „osteochondropathy" publizierte.

Epidemiologisch sind vor allem junge Frauen mit einem Altersgipfel zwischen dem 18. und 30. Lebensjahr betroffen. Berichtet werden persistierende plantare Schmerzen unter dem MTP-I-Gelenk, die sich besonders beim Gehen während der Abstoßphase („toe off/push off") manifestieren. In der Untersuchung imponiert eine plantarseitige Druckdolenz, die unter Extension der Großzehe typischerweise verstärkt wird. Als Ursachen werden verschiedene Pathomechanismen auf dem Boden einer mechanischen Überlastung und/oder einer (transienten) ossären Perfusionsstörung diskutiert. Aufgrund der vielfältigen Differenzialdiagnosen des schmerzhaften Sesambeins ist die Diagnostik herausfordernd und umfasst neben der klinischen Diagnostik die Anwendung bildgebender Verfahren. Unter konservativen Maßnahmen kann das Beschwerdebild in der Regel gelindert werden. Bei Beschwerdepersistenz unter Ausschöpfung der konservativen Therapie ist die Indikation einer Sesamoidektomie zu erwägen.

Literatur

Ashimolowo T, Dunham G, Sharp JW, Porrino J (2018) Turf toe: an update and comprehensive review. Radiol Clin N Am 56(6): 847–858

Bartosiak K, McCormick JJ (2019) Avascular necrosis of the sesamoids. Foot Ankle Clin 24(1):57–67

Brossmann J, Czerny C, Freyschmidt J (2000) Freyschmidts Köhler/Zimmer: Grenzen des Normalen und Anfänge des Pathologischen. Thieme, Stuttgart

Carmont MR (2015) Sesamoid stress fractures. In: Doral MN, Karlsson J (Hrsg) Sports injuries: prevention, diagnosis, treatment and rehabilitation. Springer, Berlin/Heidelberg, S 1–8

Cohen BE (2009) Hallux sesamoid disorders. Foot Ankle Clin 14(1): 91–104

Hotfiel T, Hotfiel K-H, Gelse K, Engelhardt M, Freiwald J (2016) Einlagenversorgung im Leistungssport – Indikationen, Wirkungsweise, sportspezifische Versorgungsstrategien. Sports Orthop Traumatol 32(3):250–257

Kalweit M, Frank D (2003) Die aseptische Nekrose des Sesambeines am Metatarsale I – (Morbus Renander) –: Ein Fallbericht. Fuß Sprunggelenk 1(2):148–151

McCormick JJ, Anderson RB (2009) The great toe: failed turf toe, chronic turf toe, and complicated sesamoid injuries. Foot Ankle Clin 14(2):135–150

Ozkoç G, Akpinar S, Ozalay M, Hersekli MA, Pourbagher A, Kayaselçuk F et al (2005) Hallucal sesamoid osteonecrosis: an overlooked cause of forefoot pain. J Am Podiatr Med Assoc 95(3):277–280

Pretterklieber ML, Wanivenhaus A (1992) The arterial supply of the sesamoid bones of the hallux: the course and source of the nutrient arteries as an anatomical basis for surgical approaches to the great toe. Foot Ankle 13(1):27–31

Rath B, Notermans HP, Frank D, Walpert J, Deschner J, Luering CM et al (2009) Arterial anatomy of the hallucal sesamoids. Clin Anat (New York, NY) 22(6):755–760

Renander A (1924) Two cases of typical osteochondropathy of the medial sesamoid bone of the first metatarsal. Acta Radiol 3(6): 521–527

Ribbans WJ, Hintermann B (2016) Hallucal sesamoid fractures in athletes: diagnosis and treatment. Sports Orthop Traumatol 32(3): 295–303

Rodrigues-Pinto R, Freitas D, Massada M, Gonçalves I, Muras J (2010) Hallux sesamoid osteonecrosis associated to ballet. Literature review. Port J Orthop Traumatol 18:429–437

Srinivasan R (2016) The hallucal-sesamoid complex: normal anatomy, imaging, and pathology. Semin Musculoskelet Radiol 20(2): 224–232

Stillfried E von, Weber MA (2014) Aseptische Osteonekrosen bei Kindern und Jugendlichen. Orthopade 43(8):750

Stukenborg-Colsman C et al (2017) 2.5 Sesambeinkomplex. In: Kurzgefasste Fußchirurgie [Internet]. Georg Thieme, Stuttgart. http://www.thieme-connect.de/products/ebooks/lookinside/10.1055/b-0037-142306

Taylor JA, Sartoris DJ, Huang GS, Resnick DL (1993) Painful conditions affecting the first metatarsal sesamoid bones. Radiographics 13(4):817–830

Thompson D, Malliaropoulos N, Padhiar N (2017) Sesamoid osteonecrosis treated with radial extracorporeal shock wave therapy. BMJ Case Rep 2017:bcr2017219191

Waizy H, Jäger M, Abbara-Czardybon M, Schmidt TG, Frank D (2008) Surgical treatment of AVN of the fibular (lateral) sesamoid. Foot Ankle Int 29(2):231–236

Walther M, Stäbler A (2007) Knochenmarködem und „Bone bruise" am Fuß des Sportlers. Sport-Orthopädie – Sport-Traumatol Sports Orthop Traumatol 23(1):49–56

Teil II

Osteochondrosen und Ossifikationsstörungen der Wachstumsfuge

Morbus Scheuermann

Fritz Hefti und Carol Hasler

Inhalt

10.1	Definition	63
10.2	Geschichte	64
10.3	Häufigkeit	64
10.4	Wachstumsphysiologie	64
10.5	Ätiologie	65
10.5.1	Mechanische Faktoren	65
10.5.2	Genetische Faktoren	65
10.5.3	Haltung	65
10.5.4	Psychologische Faktoren	65
10.6	Pathogenese	65
10.7	Diagnostik	66
10.7.1	Klinik	66
10.7.2	Bildgebung	66
10.7.3	Diagnosestellung	67
10.8	Differenzialdiagnose	68
10.9	Assoziierte Krankheiten	68
10.9.1	Skoliose	68
10.9.2	Spondylolyse	68
10.10	Verlauf, Prognose	68
10.11	Therapie	69
10.11.1	Physiotherapie	69
10.11.2	Korsettbehandlung	69
10.11.3	Operative Therapie	72
10.11.4	Zusammenfassung der Therapieempfehlungen	73
Literatur		73

10.1 Definition

Wachstumsstörung der Wirbelsäule mit Verschmälerung der Bandscheiben, Keilwirbelbildung, Deckplatteneinbrüchen und Kyphose im betroffenen Bereich. Die Krankheit kann thorakal, thorakolumbal oder lumbal auftreten.

Synonyme: Adoleszentenkyphose, Kyphosis juvenilis („roundback deformity, Scheuermann's disease").

F. Hefti (✉)
Universitätskinderspital beider Basel (UKBB), Konsiliararzt, Kinderorthopädische Universitätsklinik, Basel, Schweiz
E-Mail: fritz.hefti@unibas.ch

C. Hasler
Universitätskinderspital beider Basel (UKBB), Kinderorthopädische Universitätsklinik, Basel, Schweiz

10.2 Geschichte

Die Krankheit wurde 1921 durch H. W. Scheuermann erstmals beschrieben (Scheuermann 1921). Im Jahre 1936 prägte derselbe Autor den Ausdruck Kyphosis juvenilis. C. G. Schmorl entdeckte 1930 die für die Krankheit typischen Bandscheibeneinbrüche (Aufdermauer 1981).

10.3 Häufigkeit

Die Angaben über die Häufigkeit variieren sehr stark, da nach sehr unterschiedlichen Kriterien beurteilt wird. Je nach vorgegebenem Grenzwert der Kyphose wird eine Häufigkeit von 4–8 % angegeben (Damborg et al. 2006; Tsirikos und Jain 2011) mit einem leichten Überwiegen des männlichen Geschlechts (Damborg et al. 2006). Unserer Erfahrung nach sind Fälle von Morbus Scheuermann mit der Notwendigkeit einer Behandlung viel seltener als therapiebedürftige Skoliosen.

10.4 Wachstumsphysiologie

Die postnatale Wirbelsäulenentwicklung ist durch asynchrones Wachstum des Wirbelkörpers und der dorsalen Strukturen, Reifung des neurozentralen Knorpels und des apophysären Ringknorpels, Ausbildung des sagittalen Profils, relative Lageänderung des Rückenmarks und Differenzierung der Fazettengelenke gekennzeichnet. Enchondrales Längenwachstum und periostales, appositionelles Breitenwachstum sind Wirbelsäule und Röhrenknochen gemeinsam. Das Wachstum der metameren humanen Wirbelsäule ist daher hochkomplex, wird es doch durch die dreidimensionale alters- und höhenabhängige Aktivität von insgesamt 96 Wachstumsfugen (48 an den Endplatten, 48 neurozentrale Knorpel) generiert. Bei Geburt ist vom Wirbelkörper nur der ovaläre Knochenkern zu sehen, zusätzlich zeigt sich bilateral in den Laminae je ein Ossifikationskern, der sich in der Folge in 3 Zentren fragmentiert. Die Höhe des Wirbels entspricht zu jener Zeit der Höhe der angrenzenden Diszi. Zwischen dem 2.–5. Lebensjahr gewinnt er an absoluter und relativer Höhe und wird durch weitere Ossifikation auch radiologisch rechteckig.

Die **knorpeligen Deck- und Bodenplatten** sind zu gleichen Teilen für das enchondrale Längenwachstum der Wirbelkörper zuständig. Bei den häufigsten Wirbelsäulenpathologien im Wachstumsalter, Morbus Scheuermann und Skoliose, gehören sie zu den primär betroffenen Strukturen. Sie grenzen direkt an die Diszi an und sind daher radiologisch nicht abgrenzbar. Histologisch und funktionell entsprechen sie den Epiphysenfugen der langen Röhrenknochen. Fehlende knöcherne Epiphysen unterscheiden humane Wirbel von denen vierbeiniger Säugetiere, bei denen die Wirbel radiologisch wie lange Röhrenknochen aufgebaut sind. Wachstumsbiologisch ähneln auch menschliche Wirbel den Röhrenknochen mit dem Unterschied allerdings, dass die Wirbelkörperepiphyse beim Menschen wie auch bei anthropoiden Affen nie ossiziert, aber lebenslang als hyaline Grenzschicht (Chondrophyse, Knorpelanlagenrest) zwischen Wirbelkörper und Diskus persistiert. Die Fuge ist infolge ihres keilförmigen, zentrifugalen Wachstums ab dem 5.–10. Lebensjahr vor allem im Bereich der unteren Brustwirbelsäule (BWS) und oberen Lendenwirbelsäule (LWS) durch Furchen im Wirbelkörper verzahnt und dadurch vor Scherkräften geschützt. Trotzdem ist diese Grenzschicht mechanisch der vulnerabelste Teil im Verbund Wirbelkörper-Wachstumszone-Chondrophyse und Diskus. Die Wachstumsfugen schließen in der oberen BWS früher als in der unteren und können, obwohl nach der Pubertät praktisch kein Wachstum mehr stattfindet, bis zum Alter von 25 Jahren nachgewiesen werden.

Der **neurozentrale Knorpel** befindet sich an der Pedikelbasis am Übergang zum Wirbelkörper und dehnt sich kraniokaudal von Deck- zu Bodenplatte aus. Radiologisch sind neurozentrale Knorpel aufgrund ihrer schrägen Ausrichtung in den Standardprojektionen meist nicht zu erkennen. Der neurozentrale Knorpel kontrolliert das **Tiefenwachstum** des hinteren Wirbelkörperdrittels und des Wirbelbogens. Seine maximale Aktivität erreicht er mit 5–6 Jahren. Der **Fugenschluss** beginnt lumbal und hochthorakal und setzt sich gegen mitthorakal fort. Der Rückenmarkskanal als Indikator der Wachstumsaktivität des neurozentralen Knorpels erreicht schon mit 4 Jahren 90 % der Erwachsenenbreite und mit 6 Jahren seine endgültige sagittale Ausdehnung.

Im Bereich der Deck- und Bodenplatten trägt die Wachstumsfuge durch interstitielles Wachstum und Zellteilung zur zirkumferenziellen Zunahme in diesem Bereich bei. Das Breiten- bzw. Dickenwachstum des Wirbelkörpers erfolgt jedoch durch membranöses, **periostal appositionelles Anlagern** seitlich und an der Vorderwand bis ins Erwachsenenalter.

Die Ringapophyse trägt **nicht** zum Längenwachstum bei, sondern dient vorwiegend der Verankerung der Randleistenlamelle des diskalen Anulus fibrosus. Die übrigen Bandscheibenfasern strahlen in die zeitlebens knorpelig bleibenden Abschlussplatten ein. Dieses sekundäre Ossifikationszentrum verknöchert über multiple kleine Knochenherde um das 6.–8. Lebensjahr mikroskopisch und ist dann radiologisch nur als Eindellung am oberen und unteren vorderen Wirbelkörperrand zu erkennen. Um das 11.–13. Lebensjahr ist die Ossifikation auch makroskopisch und radiologisch nachweisbar. Sie setzt sich von anterior nach posterior fort und bildet die zunächst spangenartige, später ringförmige knöcherne Randleiste. Diese entspricht entwicklungsgeschichtlich einer rudimentären Epiphyse. Sie ist zunächst durch eine Knorpelfuge, die Randepiphyse, vom Wirbelkörper getrennt. Die Fusion mit dem Wirbelkörper wird ab dem 14.–15. Lebensjahr beobachtet und kann sich in Abhängigkeit der anatomischen Höhe über mehrere Jahre bis zum 25. Lebensjahr hinziehen.

10.5 Ätiologie

10.5.1 Mechanische Faktoren

- Groß gewachsene Adoleszente
- Leistungssportler (Leichtathleten, Speerwerfer, Ruderer, Radrennfahrer)

In kyphosierenden Sportarten mit hoher axialer Belastung, wie zum Beispiel beim alpinen Skirennsport, Skispringen und Wasserskispringen, werden radiologische Veränderungen in über 50 % der Aktiven beschrieben (Horne 1987; Rachbauer et al. 2001; Wojtys et al. 2000). Zudem scheint sich das sagittale Profil in Abhängigkeit der Anzahl Trainingsstunden pro Woche zu akzentuieren.

Unter übermäßig großen Mädchen ist der Morbus Scheuermann besonders häufig. In einer Studie wurde bei Scheuermann-Patienten ein verkürztes Sternum gefunden (Fotiadis et al. 2008). Ob dies primär oder sekundär ist, lässt sich nicht mit Sicherheit sagen. Häufig sieht man die Krankheit aber auch im Zusammenhang mit der Trichterbrust, und auch nach Sternumfrakturen kommt es zu fixierten Kyphosen. Die ungenügende ventrale mechanische Abstützung könnte also ein Faktor sein.

10.5.2 Genetische Faktoren

Genetische Faktoren scheinen eine Rolle zu spielen. In einer großen Zwillingsstudie war die paarweise Konkordanz der Krankheit bei monozygoten dreimal so hoch wie bei dizygoten Zwillingen (Damborg et al. 2006; Graat et al. 2002).

10.5.3 Haltung

Im Gegensatz zur Skoliose spielt die Haltung bei der Entstehung des Morbus Scheuermann eine wesentliche Rolle. Eine dauerhafte hyperkyphotische Haltung führt zu einem erhöhten Druck in den ventralen Anteilen der Wirbelsäule und begünstigt die Entstehung eines Morbus Scheuermann.

10.5.4 Psychologische Faktoren

Auch wenn es nur wenige wissenschaftliche Daten gibt, ist es doch eindeutig, dass psychische Faktoren bei der Entstehung eines Morbus Scheuermann eine wichtige Rolle spielen. Häufig sind es Jugendliche, die unter dem Eindruck eines sehr dominierenden Elternteils eine unterwürfige Haltung zeigen, nicht zu widersprechen wagen oder deren Persönlichkeit nur mangelhaft ausgebildet ist, denen es oft an Selbstwertgefühl mangelt, wie wir in einigen Fällen beobachten konnten. Oft sind es auch Patienten, die unbewusst etwas verstecken möchten, zum Beispiel eine Trichter- oder Hühnerbrust (wobei hier – wie oben erwähnt – auch mechanische Faktoren mitspielen; Fotiadis et al. 2008). Einen indirekten Hinweis auf die psychische Problematik (sei sie nun primär oder sekundär) gibt die Tatsache, dass sich das Selbstwertgefühl nach einer aufrichtenden Operation verbessert (Toombs et al. 2018).

10.6 Pathogenese

Während Scheuermann selbst annahm, dass die Kyphosis juvenilis eine aseptische Knochennekrose ähnlich wie der Morbus Perthes ist (Scheuermann 1921), kam man bei späteren Untersuchungen (Aufdermauer 1981) zu der Auffassung, dass es sich um eine Schwächung der knorpeligen Ringapophysen der Grund- und Deckplatten der Wirbelkörper handelt. Während des pubertären Wachstumsschubes kann es zur Verminderung der mechanischen Festigkeit dieses Knorpels, ähnlich wie bei der Epiphyseolysis capitis femoris, kommen. Durch den hohen Innendruck des Nucleus pulposus der Bandscheiben ist ein Durchbrechen von Bandscheibengewebe durch die knorpelige Apophyse in den Wirbelkörper möglich, wodurch die Knochenbälkchen lokal verdrängt werden. Diese bilden reaktiv um das Bandscheibengewebe herum einen Sklerosesaum. Auf diese Weise entsteht ein Schmorl-Knötchen bzw. ein Deckplatteneinbruch oder – falls sich das Geschehen am ventralen Rand des Wirbelkörpers abspielt – eine Randleistenhernie. Da das herausgetretene Gewebe das Volumen des Nucleus pulposus vermindert, erscheint die Bandscheibe auf dem Röntgenbild verschmälert.

Das Wachstum des knorpeligen Apophysenrings ist insgesamt durch den ventralen Dauerdruck gestört, sodass eine Atrophie, das heißt eine Höhenverminderung des Wirbelkörpers ventral, und eine Keilwirbelbildung die Folgen sind. Durch die zunehmende Kyphose wird der Druck ventral immer größer, was wiederum das Wachstum hemmt. Durch diesen Circulus vitiosus kommt es zur Progredienz der Kyphose. Die Krankheit kann sich aber auch in einem primär lordotischen Bereich der Wirbelsäule abspielen. Hier ist weniger der Dauerdruck als der intermittierende besonders starke Druck bei gewissen Sportarten (zum Beispiel Rennradfahrer) und die konstitutionelle Schwäche der knorpeligen Apophyse von Bedeutung. Durch das Minderwachstum ventral kommt es auch lumbal schließlich zur Kyphose.

10.7 Diagnostik

10.7.1 Klinik

Klinische Manifestationen zeigen sich im Pubertätsalter. Sie sind stark von der Lokalisation der Krankheit abhängig. Thorakale Kyphosen verursachen selten Beschwerden, sie führen jedoch zu einer sichtbaren Deformität. Auf der anderen Seite sind Patienten mit einem thorakolumbalen oder lumbalen Morbus Scheuermann oft auffallend gerade und weisen einen Flachrücken auf. Diese Patienten können schon früh, das heißt schon während der Pubertät, symptomatisch werden.

▶ Bei Jugendlichen mit starken lumbalen Rückenbeschwerden ohne vorhergehendes Trauma muss man stets an einen lumbalen oder thorakolumbalen Morbus Scheuermann denken. Äußerlich sichtbares Zeichen einer lokalen Kyphose im LWS-Bereich ist oft eine Pigmentierung über den Dornfortsätzen.

Bei der Untersuchung ist es wichtig, die Fixation der Kyphose zu beachten. Eine flexible Kyphose ist nicht Ausdruck eines Morbus Scheuermann. Erst wenn die Kyphose bei der Untersuchung nicht mehr auszugleichen ist, weist sie auf einen Morbus Scheuermann hin.

Auffällig ist, dass Patienten mit einem Morbus Scheuermann fast immer einen großen Finger-Boden-Abstand aufgrund einer Verkürzung der ischiokruralen Muskulatur aufweisen. Dies gilt für alle Lokalisationen der Krankheit. Bei der thorakalen Form besteht immer auch eine Verkürzung der Pektoralismuskulatur, klinisch sichtbar als sogenannte Schulterprotraktion, das heißt Verlagerung der Schultern nach vorne.

10.7.2 Bildgebung

Röntgenuntersuchung

Die typischen Röntgenveränderungen sind in Abb. 1 und 2 dargestellt.

Auf dem seitlichen Röntgenbild der BWS bzw. LWS ist zu beobachten:

- Schmorl-Knötchen
- Randleistenhernien
- Keilwirbel
- Bandscheibenverschmälerungen

Diese Befunde können rein thorakal (Abb. 2), thorakolumbal oder lumbal (Abb. 3) lokalisiert sein. Thorakal sind sie mit einer Hyperkyphose assoziiert, während lumbal initial nur eine Abflachung der Lendenlordose zu beobachten ist;

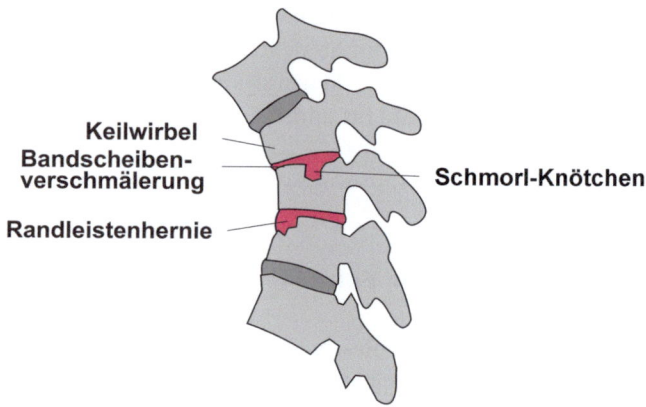

Abb. 1 Schematische Darstellung der Röntgenveränderungen beim Morbus Scheuermann

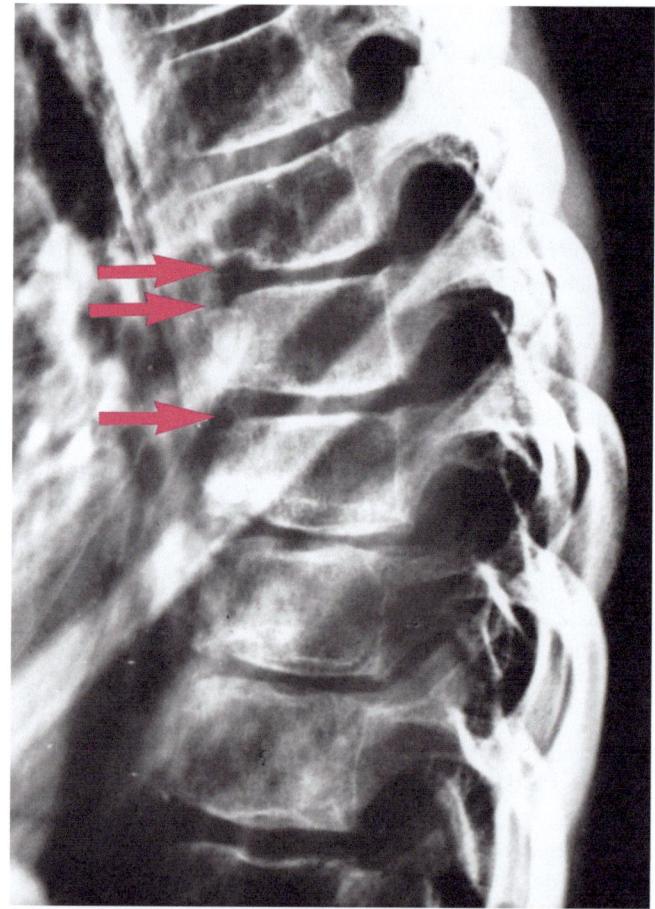

Abb. 2 Röntgenveränderungen im Bereich der BWS bei einem 13-jährigen Jungen mit Morbus Scheuermann. Es sind Randleistenhernien, Bandscheibenverschmälerungen und Keilwirbelbildungen zu erkennen (*Pfeile*)

erst in schwereren Fällen tritt eine eigentliche lumbale Kyphose auf. Abb. 4 zeigt die Messung des Gesamtkyphosewinkels und des Winkels an Keilwirbeln.

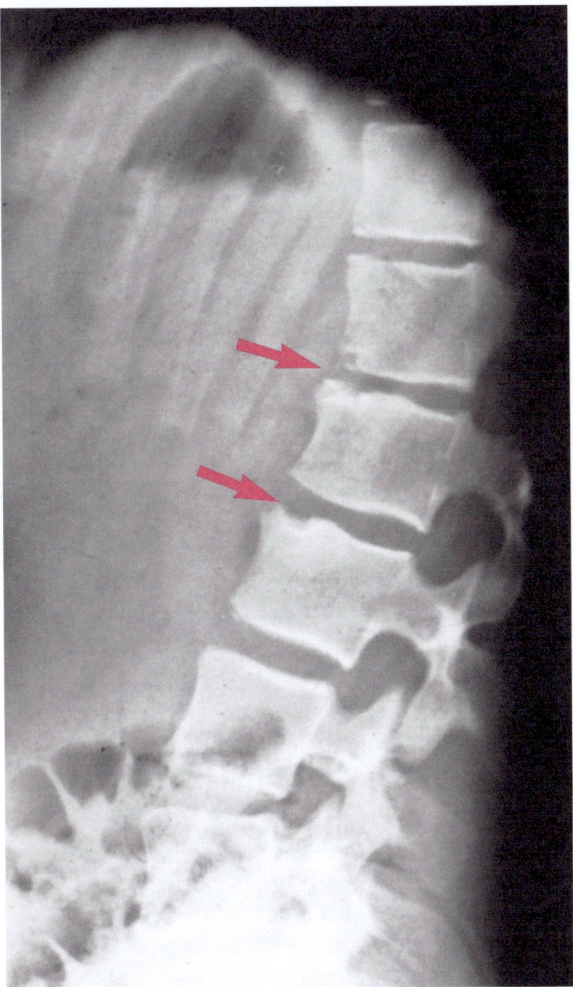

Abb. 3 Lumbaler Morbus Scheuermann bei einem 14-jährigen Mädchen. Man beachte die Randleistenhernien (*Pfeile*) an den Wirbelkörpern L1 und L2 und die Kyphosierung in diesem Bereich

Magnetresonanztomografie (MRT)

Eine MRT-Untersuchung ist normalerweise nicht notwendig, es sei denn, man indiziert eine operative Therapie (siehe dort).

10.7.3 Diagnosestellung

Schwierig ist manchmal die Abgrenzung zum Normalbefund. Reichen unregelmäßige Deckplatten aus für die Diagnose eines Morbus Scheuermann? Macht ein Schmorl-Knötchen schon einen Morbus Scheuermann aus? Wie viele Keilwirbel mit welchem Winkel sind für die Diagnose notwendig? Die Angaben aus der Literatur sind sehr widersprüchlich.

Man sollte sich an folgende Regel halten:

- Im thorakalen Bereich entscheiden der Gesamtkyphosewinkel und die Klinik. Die Diagnose eines thorakalen Morbus Scheuermann wird bei einem Gesamtkyphose-

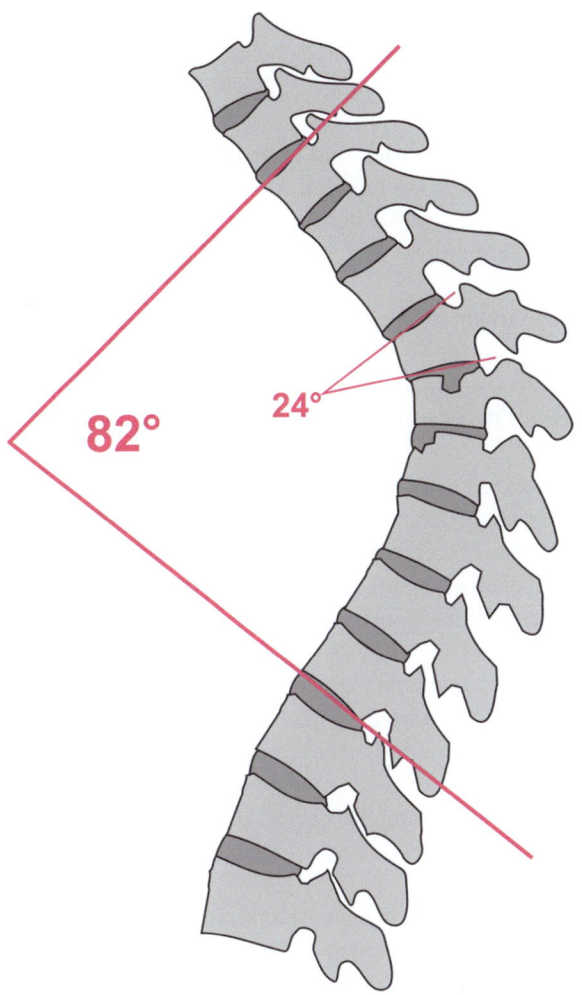

Abb. 4 Messung des Keilwinkels und des Gesamtkyphosewinkels beim Morbus Scheuermann: Es werden Geraden durch die Endplatten der Wirbelkörper gezogen, und zwar für die Messung der Keilform durch die Grund- und Deckplatte desselben Wirbelkörpers und für die Bestimmung des Gesamtkyphosewinkels durch die Endplatten der beiden am stärksten gegeneinander verkippten Wirbelkörper, kranial durch die Deckplatte, kaudal durch die Bodenplatte. Der Winkel zwischen diesen Geraden entspricht dem Gesamtkyphosewinkel

winkel von mehr als 50° mit klinischer Fixation der Kyphose unabhängig von den Veränderungen im Röntgenbild gestellt.

Es gibt in der Therapie der Hyperkyphose – im Gegensatz zur idiopathischen Adoleszentenskoliose – keine klaren, verbindlichen, evidenzbasierten Bereiche von Winkelwerten, bei denen eine Korsetttherapie oder operative Therapie angezeigt ist. Krümmungen von >65–70° werden als für eine Korsetttherapie ungeeignet betrachtet, vor allem wenn es sich um rigide Kyphosen handelt. Der untere Grenzwinkel, ab dem eine Korsetttherapie bei noch vorhandener Beweglichkeit, noch genügendem Restwachstum und motiviertem Patienten in Betracht gezogen werden kann, ist 50° (Polly et al. 2019;

Tsirikos und Jain 2011). Dies ist auch der Grund, weshalb wir die Diagnose eines Morbus Scheuermann im thorakalen Bereich erst ab diesem Winkel stellen.

- Im thorakolumbalen und lumbalen Bereich kann die Diagnose schon bei einem Keilwirbel von mehr als 5° oder einem Schmorl-Knötchen bzw. einer Randleistenhernie gestellt werden. Der gemessene Kyphosewinkel spielt für die Diagnosestellung keine Rolle, wohl aber für die Beurteilung der Schwere und die Prognose des Leidens.

10.8 Differenzialdiagnose

Manchmal ist es nicht ganz einfach, die durch einen Morbus Scheuermann bedingten Keilwirbel von durch Kompressionsfrakturen verursachten Keilwirbeln abzugrenzen. Folgende Beobachtungen auf dem seitlichen Röntgenbild sprechen für eine Kompressionsfraktur:

- Unregelmäßigkeiten der Wirbelkörpervorderkante, eventuell vorstehendes Fragment
- Fehlende Bandscheibenverschmälerung oberhalb des Keilwirbels
- Glatte Begrenzung der oberen Deckplatte des betroffenen Wirbelkörpers

Natürlich spielt auch die Anamnese eine wesentliche Rolle, wobei beachtet werden sollte, dass Angaben über Traumata bei Jugendlichen sowohl im positiven wie auch im negativen Sinne irreführend sein können. Nicht jeder Jugendliche bezeichnet den Sturz mit dem Moped als „Trauma", andererseits werden Schmerzen am Rücken gerne mit einer Begebenheit in Zusammenhang gebracht, die gar nicht geeignet war, eine Verletzung hervorzurufen.

10.9 Assoziierte Krankheiten

10.9.1 Skoliose

Bei etwa einem Drittel der Patienten mit Morbus Scheuermann besteht auch eine mehr oder weniger starke Skoliose (Tsirikos und Jain 2011). Diese hängt direkt mit dem Morbus Scheuermann zusammen und hat nichts mit einer idiopathischen Skoliose zu tun. Sie entsteht, wenn Keilwirbel sich asymmetrisch ausbilden, also ein lateraler Keil geformt wird. Dieser Mechanismus steht in starkem Gegensatz zum Geschehen bei der Entwicklung einer idiopathischen Skoliose, bei der die Wirbelkörper ventral stärker wachsen als dorsal und sich durch Rotation Platz schaffen, während beim Morbus Scheuermann ventral ein Minderwachstum stattfindet. Entsprechend ist die Scheuermann-Skoliose mit weniger Rotation assoziiert als die idiopathische, meist linkskonvex, von geringem Ausmaß und naturgemäß nicht lordotisch (wie die idiopathische), sondern kyphotisch. Die Prognose der Scheuermann-Skoliose ist relativ gut, schwere seitliche Verkrümmungen bilden sich selten aus.

10.9.2 Spondylolyse

Bei Jugendlichen mit Morbus Scheuermann besteht auch eine erhöhte Inzidenz der Spondylolyse (Lowe und Line 2007). Dies ist vor allem bei der thorakalen Form der Fall, die durch Hyperlordosen der Halbwirbel- und Lendenwirbelsäule kompensiert wird, wodurch der Druck auf die Interartikularportion L5 erhöht wird. Die Spondylolyse hat bekanntlich vorwiegend mechanische Ursachen.

10.10 Verlauf, Prognose

- Fixierte, thorakale Kyphosen von weniger als 50° sind im Erwachsenenalter unproblematisch; es werden nicht häufigere und stärkere Rückenschmerzen als bei Normalpersonen festgestellt. Die äußerlich sichtbare Deformität kann allerdings (vor allem bei Frauen) eine psychologische Beeinträchtigung bedeuten.
- Bei fixierten, thorakalen Kyphosen von mehr als 50° sind laut Langzeitstudien im Erwachsenenalter häufigere und intensivere Rückenschmerzen zu erwarten als bei Normalpersonen (Ristolainen et al. 2012; Ristolainen et al. 2017). Solche Patienten wählen körperlich weniger anspruchsvolle Berufe. Die Lungenfunktion hingegen wird erst bei sehr schweren Kyphosen beeinträchtigt (Lowe und Line 2007; Tsirikos und Jain 2011). Eine neue Studie aus Helsinki mit einer Nachkontrollzeit von 46 Jahren zeigte, dass das Risiko für Rückenschmerzen bei Patienten mit Morbus Scheuermann erhöht ist, die Krankheit aber nicht zu vermehrten Berufsabsenzen und Invalidität führt und die Lebensqualität auch nicht negativ beeinflusst (Ristolainen et al. 2017). Allerdings kommt es im Laufe der Jahrzehnte zu einer Zunahme der Kyphose (in dieser Studie von durchschnittlich 46° auf 60°).
- Noch stärkere Progredienz im Erwachsenenalter ist bei Kyphosen von mehr als 70° zu erwarten (Lowe und Line 2007; Ristolainen et al. 2012; Ristolainen et al. 2017; Tsirikos und Jain 2011).
- Thorakolumbale und lumbale Formen des Morbus Scheuermann sind oft im Jugendalter schon schmerzhaft und haben bezüglich Schmerzen im Erwachsenenalter wegen des Flachrückens bzw. der lumbalen Kyphose eine ungünstige Prognose. Lumbale Kyphosen bewirken eine Verlagerung des Oberkörperschwerpunkts nach ventral,

was durch vermehrte Haltearbeit der paravertebralen Muskulatur kompensiert werden muss.

10.11 Therapie

Therapeutische Möglichkeiten:

- Physiotherapie
- Korsettbehandlung
- Operation

10.11.1 Physiotherapie

Diese ist nur bei fixierter Kyphose und/oder röntgenologisch vorhandenem Morbus Scheuermann während des pubertären Wachstumsschubes indiziert. Solange die Kyphose flexibel ist und keine Röntgenveränderungen vorhanden sind, handelt es sich nicht um einen Morbus Scheuermann, sondern um eine Haltungsstörung. Haltungsstörungen sind durch Motivation zur sportlichen Tätigkeit besser zu beeinflussen als durch Physiotherapie. Jugendliche haben selten Freude an der Physiotherapie, und es gelingt kaum, regelmäßige tägliche Übungen durchzusetzen. Es ist sinnvoller, den Jugendlichen die Ausübung einer Sportart zu ermöglichen, die ihnen wirklich gefällt. Um welche Sportart es sich handelt, spielt dabei eine untergeordnete Rolle. Bei einer fixierten Kyphose allerdings ist eine aktive aufrichtende Physiotherapie indiziert. Auch bei sehr ausgeprägter Haltungsinsuffizienz kann sie sinnvoll sein.

Ungeeignete Sportarten sind lediglich Rudern, Fahrradfahren mit Rennlenkern und Gewichtheben. Auch Ski- und Wasserskifahren kann sich ungünstig auswirken (Rachbauer et al. 2001), wenn diese Sportarten leistungsmäßig betrieben werden. Je mehr kumulative Trainingszeit, desto akzentuierter das sagittale Profil: Es hängt also nicht nur davon ab, was man macht, sondern viel mehr davon, wie viel man macht (Wojtys et al. 2000).

10.11.2 Korsettbehandlung

Bei einer thorakalen Kyphose von mehr als 50° bei noch nicht abgeschlossenem Wachstum ist eine Korsettbehandlung in Betracht zu ziehen. Im Gegensatz zur Skoliose lässt sich mit der Korsettbehandlung eine Kyphose bei noch genügendem Wachstumspotenzial nicht nur stabilisieren, sondern auch korrigieren (Lowe und Line 2007; Tsirikos und Jain 2011; Wenger und Frick 1999). Es kommt dann auch zur Aufrichtung der Keilwirbel durch kompensatorisches Wachstum der ventralen Anteile (Abb. 5) (Aufdermauer 1981). Bedingung hierfür ist natürlich eine gute Compliance, das heißt, das Korsett muss tatsächlich auch mehr als 18 Stunden pro Tag getragen werden. Erfahrungsgemäß ist dies häufig nicht in genügendem Ausmaß der Fall.

Für den thorakalen Morbus Scheuermann kommen einerseits aufrichtende Korsette mit 3-Punkte-Wirkung infrage (zum Beispiel Gschwend-Korsett), andererseits extendierende Korsette mit einem Halsring, wie zum Beispiel das Milwaukee-Korsett. Wir verwenden in der Regel jedoch das kleinere Becker-Korsett (Abb. 6) und versehen es mit einem Reklinationsbügel. Das Prinzip dieses Becker-Korsetts besteht darin, dass es in maximaler Kyphosierung der lumbalen Wirbelsäule angefertigt wird. Dorsal reicht das Korsett nur bis unter den Beginn der Kyphose. Beim Tragen des Korsetts wird durch die Kyphosierung der lumbalen Wirbelsäule der Schwerpunkt nach vorne verlagert, sodass der Patient seine BWS aktiv aufrichten muss, wenn er nicht nach vorne kippen will. Mit dem Reklinationsbügel kann auch eine zusätzliche passive Aufrichtung erreicht werden (Abb. 7). Neuerdings fertigt man Korsette häufig auch nach einem Scan des Rump-

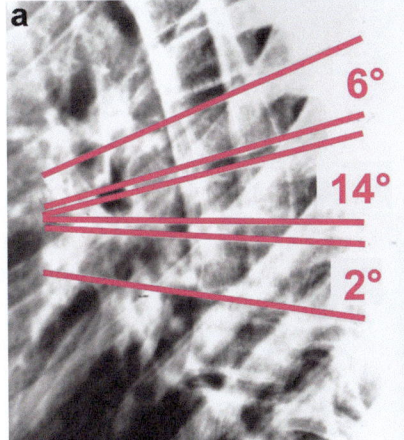 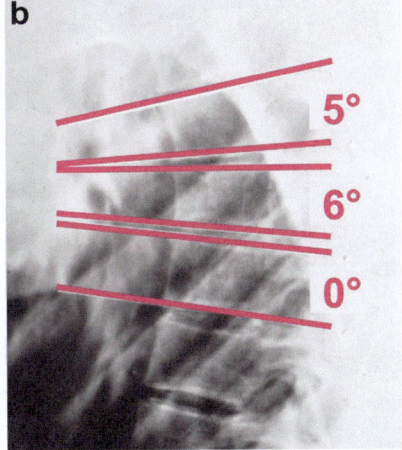

Abb. 5 Bei noch erhaltenem Wachstumspotenzial können sich keilförmige Wirbelkörper unter der Korsettbehandlung wieder aufrichten. **a** Keilwirbel bei Morbus Scheuermann bei einem 14-jährigen Mädchen, **b** wieder aufgerichtete Wirbelkörper 2 Jahre später nach 1,5 Jahren Korsettbehandlung (die Zahlen geben den Keilwinkel in Grad an)

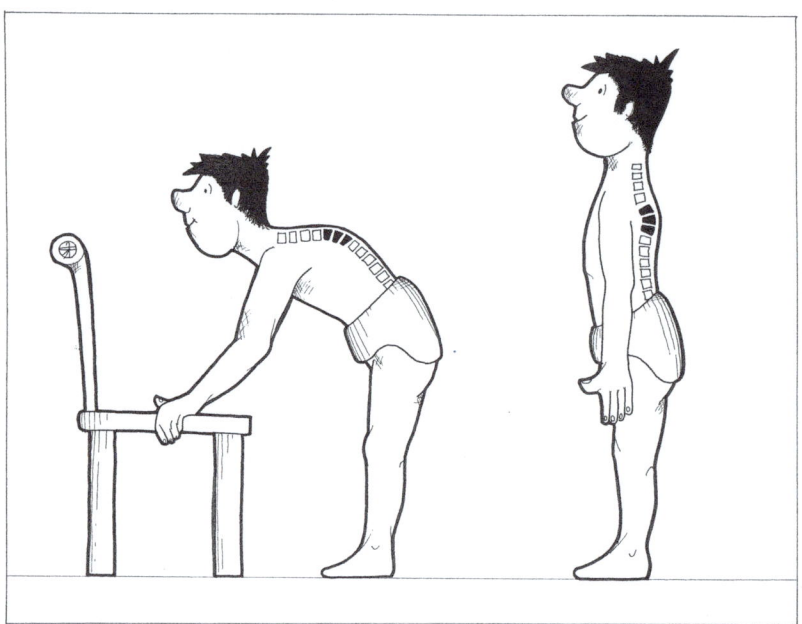

Abb. 6 Prinzip der Herstellung des Becker-Korsetts für die Behandlung des thorakalen Morbus Scheuermann. Nur wenn das Korsett die LWS massiv kyphosiert, ist der Patient gezwungen, seine BWS aufzurichten, da er sonst vornüber fällt. Für die Anfertigung des Gipses (sei es als Abguss für ein Kunststoffkorsett oder als definitives Gipskorsett) muss der Patient sich mit den Händen auf einem Stuhl aufstützen, damit eine genügende Kyphosierung der LWS gewährleistet ist. Das Korsett darf nicht zu hoch bis an den Apex der Kyphose hinaufgezogen werden, sondern es muss etwa auf der Höhe des unteren Endwirbels der Kyphose enden, damit sich der Patient aufrichten kann

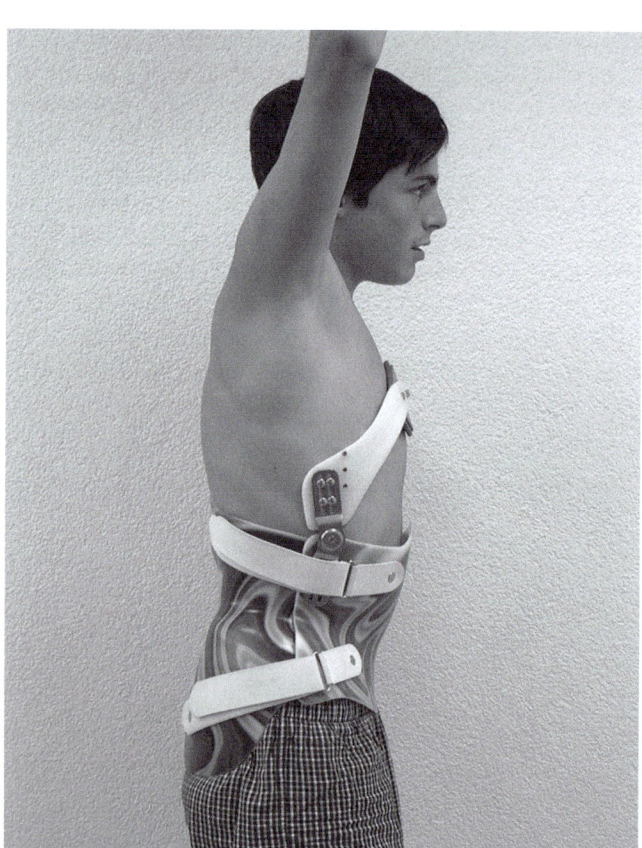

Abb. 7 Korsett für den thorakalen Morbus Scheuermann mit verstellbarem Reklinationsbügel

fes computergesteuert an, manchmal auch mit dem 3-D-Drucker.

Resultat der Korsettbehandlung bei guter Compliance ist die Korrektur des Kyphosewinkels am Ende der Behandlung um 30 % mit einem Korrekturverlust nach 2 Jahren um 15 %, das heißt eine definitive Korrektur um 15 % (Abb. 8) (Lowe und Line 2007). Die Compliance ist (wie bei der Skoliose) das größte Problem dieser Behandlung. Da die kyphotische Haltung oft ein Protest ist gegen die Erwachsenen, ist die Eigenmotivation zur Aufrichtung manchmal nicht da. Ab einer Kyphose von 70° ist das Korsett nicht mehr wirksam (Wenger und Frick 1999). Will man eine optimale Compliance, muss ein Gipskorsett angefertigt werden.

Beim thorakolumbalen und beim lumbalen Morbus Scheuermann kann ein lordosierendes 3-Punkte-Korsett angewendet werden. Da die Prognose bei dieser Form der Krankheit in Bezug auf spätere Rückenschmerzen schlecht ist, wenden wir eher ein Gipskorsett an, das im ventralen Durchhang angefertigt wird. Damit kann es im Wachstumsalter gelingen, die lumbale Kyphose wieder in eine Lordose aufzurichten (Abb. 9).

Tragedauer des Korsetts: Es besteht heute weitgehende Übereinstimmung unter den Experten, dass das Korsett bei Kyphosebehandlung bis zum Wachstumsabschluss getragen werden sollte (de Mauroy et al. 2010). Dies dauert in der Regel 2–3 Jahre.

Klinische und radiologische Kontrollen: Bei der Indikationsstellung zur Korsettbehandlung werden anterior-

Abb. 8 12-jähriger Patient mit thorakalem Morbus Scheuermann. **a** Vor Korsettbehandlung, **b** nach einem Jahr Korsetttherapie. Die Kyphose hat sich wieder bis in den Normbereich aufgerichtet

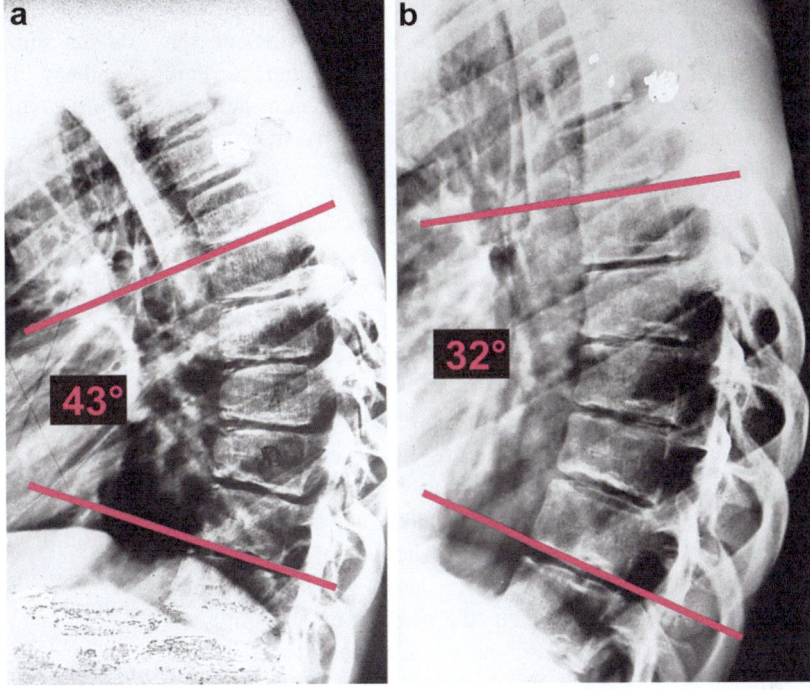

Abb. 9 Beispiel der Korrektur einer lumbalen Kyphose bei Morbus Scheuermann nach Aufrichtung mit einem im ventralen Durchhang angefertigten lordosierenden Gips. **a** Vor der Behandlung, **b** nach 6 Monaten Gipskorsett

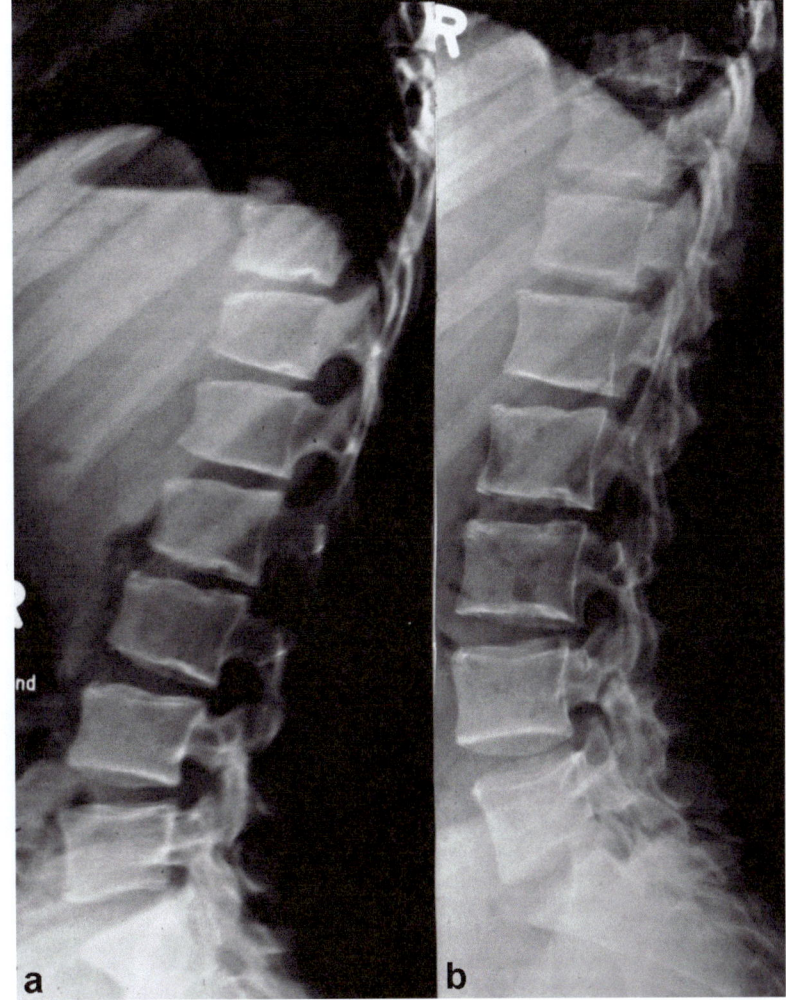

posteriore und seitliche Röntgenbilder der ganzen Wirbelsäule benötigt. Nach Fertigstellung des Korsetts muss dessen Wirkung radiologisch im seitlichen Bild kontrolliert werden. Anschließend folgen alle 3 Monate klinische Kontrollen und halbjährliche Röntgenbilder (nur seitlich) bis zur Korsettentwöhnung.

10.11.3 Operative Therapie

Diese ist beim Morbus Scheuermann nur selten notwendig. Erst wenn eine thorakale Kyphose 70° übersteigt, kann eine Operation in Erwägung gezogen werden. Bei thorakalen Kyphosen wird die Indikation häufig aus kosmetischen Gründen gestellt. Bei sehr starker Kyphose muss diese mit einer massiven Lordose der Halswirbelsäule kompensiert werden, damit der Patient noch geradeaus sehen kann, was zu chronischen Nackenproblemen führen kann. Auch bestehende Rückenbeschwerden können die Indikation beeinflussen (Polly et al. 2019). Die Prognose nach operativer Therapie bezüglich Beschwerden ist relativ gut. Auch das Selbstwertgefühl kann durch eine operative Aufrichtung verbessert werden (Toombs et al. 2018). Bei thorakolumbalen und lumbalen Kyphosen dagegen ist die Indikation eher medizinisch, da bei stärkeren lumbalen Kyphosen meist dauerhafte wesentliche Beschwerden bestehen. Operative Maßnahmen können von dorsal und von ventral durchgeführt werden. Während wir früher oft kombiniert von ventral und dorsal operierten, verwenden wir heute meist ein rein dorsales Verfahren, bei dem wir Keilosteotomien durchführen und auf diese Weise Platz für die dorsale Kompression schaffen. Diese Aufrichtung ist im Allgemeinen ausreichend (Abb. 10) (Horn et al. 2019; Poolman et al. 2002; Riouallon et al. 2018).

Vor der Operation ist eine MRT-Abklärung indiziert. In einer neueren Studie wurde festgestellt, dass in 5 % der Fälle der MRT-Befund einen Einfluss auf das operative Verfahren hatte (zum Beispiel wegen begleitender Diskushernie oder Spondylolyse) (Lonner et al. 2017).

Die Komplikationsmöglichkeiten bei der operativen Behandlung sind ähnlich wie bei der Skolioseoperation. Bei sehr schweren Kyphosen arbeitet die Schwerkraft gegen alle therapeutischen Bemühungen. So kann es nach Aufrichtung einer Kyphose zur Hyperkyphose im oberen oder untere nicht instrumentierten Bereich (kraniale oder kaudale Anschlusskyphose, „junctional kyphosis") kommen, weshalb die Instrumentierung, wenn möglich, nicht im kyphotischen Be-

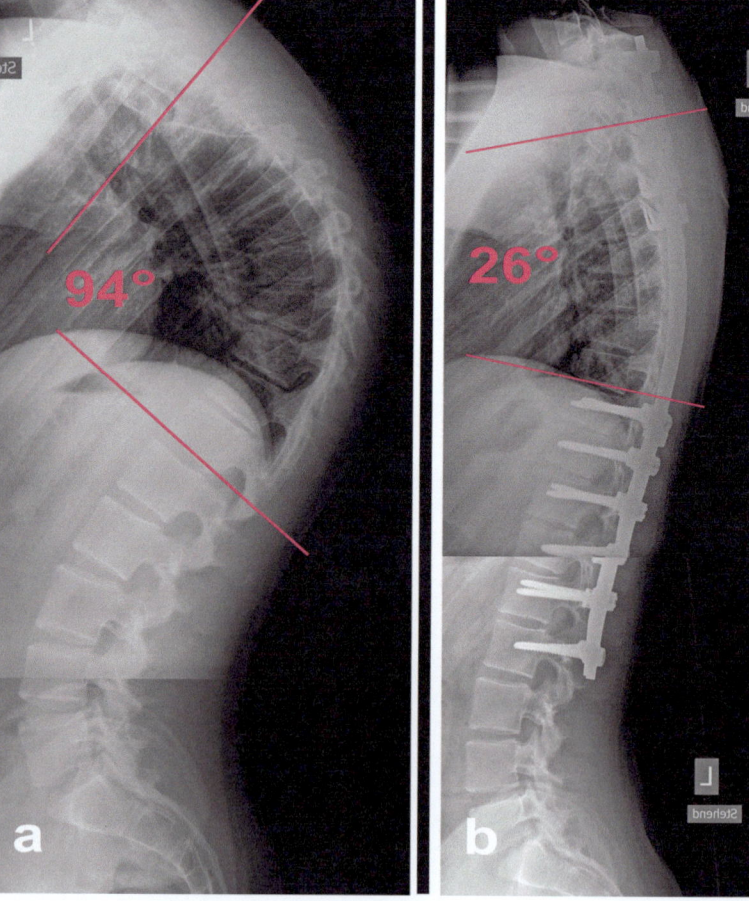

Abb. 10 Röntgenbilder vor (**a**) und ein Jahr nach (**b**) operativer Aufrichtung einer Kyphose bei einem 16-jährigen Jungen mit einem dorsalen Zuggurtungsverfahren. Am Apex der Kyphose wurde dorsal auf mehreren Höhen osteotomiert

Tab. 1 Therapieempfehlungen bei Morbus Scheuermann

Gesamtkyphosewinkel	Therapieempfehlung
<50°	Physiotherapie (nur bei fixierter Kyphose oder schwerer Haltungsinsuffizienz, sonst keine Therapie)
50–70°	Korsettbehandlung und Physiotherapie, sofern noch genügend Restwachstum
>70°	Evtl. Kyphoseoperation
Lumbaler und thorakolumbaler Morbus Scheuermann	Evtl. Gipskorsett, Operationsindikation bei starker, fixierter lumbaler Kyphose

reich aufhören, sondern bis in den Beginn der Lordose reichen sollte.

Über das Risiko von neurologischen Läsionen gibt es keine statistisch verwertbaren Zahlen; die Gefahr dürfte ähnlich groß oder gar größer sein als bei Skoliosen. Kyphosen sind gefährdeter für vaskuläre Rückenmarksschädigungen, andererseits wird nicht distrahiert, sondern komprimiert, das heißt verkürzt. Andere Komplikationsrisiken sind Infektionen, Pseudarthrosen, Stabbrüche und Korrekturverlust.

10.11.4 Zusammenfassung der Therapieempfehlungen

Eine Zusammenfassung der Therapieempfehlungen bei Morbus Scheuermann gibt Tab. 1.

Literatur

Aufdermauer M (1981) Juvenile kyphosis (Scheuermann's disease): radiography, histology, and pathogenesis. Clin Orthop 154:166–174

Damborg F, Engell V, Andersen M, Kyvik KO, Thomsen K (2006) Prevalence, concordance, and heritability of Scheuermann kyphosis based on a study of twins. J Bone Joint Surg Am 88(10):2133–2136

Fotiadis E, Elias F, Grigoriadou A, Anthi G, Kapetanos G, George K, Kenanidis E, Efstathios K, Pigadas A, Alkis P, Akritopoulos P, Panagiotis K, Samoladas E, Efthimios S (2008) The role of sternum in the etiopathogenesis of Scheuermann disease of the thoracic spine. Spine 33(1):E21–E24

Graat H, van Rhijn L, Schrander-Stumpel C, van Ooij A (2002) Classical Scheuermann disease in male monozygotic twins: further support for the genetic etiology hypothesis. Spine 27:E485–E487

Horn SR, Poorman GW, Tishelman JC, Bortz CA et al (2019) Trends in treatment of Scheuermann kyphosis: a study of 1,070 cases from 2003 to 2012. Spine Def 7(1):100–106

Horne J (1987) Spinal column damage from water ski jumping. Skelet Radiol 16:612–616

Lonner BS, Toombs CS, Mechlin M, Ciavarra G, Shah SA, Samdani AF, Sponseller P, Shufflebarger HL, Betz RR, Yaszay B, Newton PO (2017) MRI screening in operative Scheuermann kyphosis: is it necessary? Spine Deformity 5:124–133

Lowe TG, Line BG (2007) Evidence based medicine: analysis of Scheuermann kyphosis. Spine 32(19 Suppl):S115–S119

Mauroy JC de, Weiss HR, Aulisa AG, Aulisa L, et al (2010) 7th SOSORT consensus paper: conservative treatment of idiopathic & Scheuermann's kyphosis. Scoliosis 5:9. http://www.scoliosisjournal.com/content/5/1/9

Polly DW, Ledonio CGT, Diamond B, Labelle H, Sucato DJ, Hresko MT, Emans JB, Vitale MG, Erickson MA, Larson AN (2019) What are the indications for spinal fusion surgery in Scheuermann kyphosis? J Pediatr Orthop 39(5):217–221

Poolman R, Been H, Ubags L (2002) Clinical outcome and radiographic results after operative treatment of Scheuermann's disease. Eur Spine J 11:561–569

Rachbauer F, Sterzinger W, Eibl G (2001) Radiographic abnormalities in the thoracolumbar spine of young elite skiers. Am J Sports Med 29(4):446–449

Riouallon G, Morin C, Charles Y-P, Roussouly P, Kreichati G, Obeid I, Wolff S (2018) Posterior-only versus combined anterior/posterior fusion in Scheuermann disease: a large retrospective study. Eur Spine J 27:2322–2330

Ristolainen L, Kettunen JA, Heliovaara M, Kujala UM, Heinonen A, Schlenzka D (2012) Untreated Scheuermann's disease: a 37-year follow-up study. Eur Spine J 21(5):819–824

Ristolainen L, Kettunen JA, Kujala UM, Heinonen A, Schlenzka D (2017) Progression of untreated mild thoracic Scheuermann's kyphosis e Radiographic and functional assessment after mean follow-up of 46 years. J Orthop Sci 22:652–657

Scheuermann HW (1921) Kyphosis dorsalis juvenilis. Z Orthop Chir 41:305

Toombs C, Lonner B, Shah SS, Samdani A, Cahill P, Shufflebarger H, Yaszay B, Sponseller P, Newton P (2018) Quality of life improvement following surgery in adolescent spinal deformity patients: a comparison between Scheuermann kyphosis and adolescent idiopathic scoliosis. Spine Def 6(6):676–683

Tsirikos AI, Jain AK (2011) Scheuermann's kyphosis; current controversies. J Bone Joint Surg (Br) 93(7):857–864

Wenger D, Frick S (1999) Scheuermann kyphosis. Spine 24:2630–2639

Wojtys EM, Ashton-Miller JA, Huston LJ, Moga PJ (2000) The association between athletic training time and the sagittal curvature of the immature spine. Am J Sports Med 28(4):490–498

Morbus van Neck-Odelberg

Andreas Jendrissek

Inhalt

11.1	Definition	75
11.2	Entwicklung der kindlichen Beckenanteile und Ätiopathogenese	75
11.3	Klinik	76
11.4	Diagnostik	76
11.5	Differenzialdiagnose	77
11.6	Therapie	77
11.7	Prognose	77
	Literatur	77

11.1 Definition

Der Morbus van Neck-Odelberg (engl. Van Neck disease), oder auch Synchondrosis ischiopubica, wird klassischerweise zu den Osteochondrosen gezählt. Heute wird sie überwiegend als Ossifikationsstörung im Sinne einer Normvariante im Bereich der ischiopubischen Synchondrose verstanden. Bedeutung erlangt die Erkrankung durch ihre Differenzialdiagnose. Grundsätzlich handelt es sich um eine gutartige Ossifikationsstörung des kindlichen Skeletts, die zumeist einen radiologischen Zufallsbefund darstellt, sich jedoch auch durch unspezifische Leisten- oder Gesäßschmerzen äußern kann.

Die Erstbeschreibung erfolgte 1923 durch Odelberg und 1924 durch van Neck, der den Begriff Osteochondritis ischiopubica prägte und pathogenetisch Ähnlichkeiten zum Morbus Perthes vermutete (Odelberg 1924; van Neck 1924; Chaudhari et al. 2017).

11.2 Entwicklung der kindlichen Beckenanteile und Ätiopathogenese

Die ischiopubische Synchondrose ist die primär aus hyalinem Knorpel angelegte Verbindung zwischen Sitz- und Schambein. Diese verknöchert sekundär im Alter zwischen dem 4.–12. Lebensjahr, im Mittel im Alter von 9 Jahren (Niethard 2010). Die Verknöcherung kann mit einer erheblichen morphologischen Vielfalt stattfinden, sodass Tumoren vorgetäuscht werden können (Freyschmidt 2001). Ob und inwieweit Perfusionsstörungen, wie auch bei den Osteochondrosen an anderer Lokalisation, eine Rolle spielen, konnte bislang nicht gezeigt werden.

In etwa 70 % der Fälle zeigen sich kugelförmige knöcherne Auftreibungen mit gezackten Rändern, oft beidseits. Einseitige Befunde weisen auf Asymmetrien des Verschlusses der Synchondrose hin. Es handelt sich hier um durchaus physiologische Veränderungen im Sinne einer Normvariante. Einige Autoren postulieren, dass das van-Neck-Odelberg-Syndrom als im Grunde nicht existent (im pathologischen Sinne) angesehen werden sollte (Schaper und Kemperdick 2005).

A. Jendrissek (✉)
Abteilung für Orthopädische Rheumatologie, Friedrich-Alexander-Universität Erlangen-Nürnberg, Orthopädische Universitätsklinik, Erlangen, Deutschland

11.3 Klinik

Meistens ist der Befund klinisch stumm (Chaudhari et al. 2017; Stormacq et al. 2017). Von der Symptomatik betroffene Kinder klagen häufig über Spontan- oder Belastungsschmerzen in der Leisten- oder Gesäßregion. Gehäuft treten die Symptome auf, wenn das gegenseitige Bein entlastet werden muss oder sportliche Kinder/Jugendliche das dominante Bein vermehrt belasten (Niethard 2010; Herneth et al. 2004). Die klinische Untersuchung zeigt einen Leistendruckschmerz über dem unteren Schambeinast. Eine passive Dehnung der Adduktorenmuskeln kann ebenfalls Schmerzen auslösen.

11.4 Diagnostik

Bei entsprechender Beschwerdesymptomatik ist zunächst eine konventionelle Projektionsradiographie des Beckens das bildgebende Mittel der ersten Wahl. Die aus Strahlenschutzgründen verwendete Bleiabdeckung muss jedoch so angebracht werden, dass ein entsprechender Befund nicht verdeckt wird. Dies ist wohl die häufigste Fehlerquelle, die zur Nichterkennung des Befundes führt.

Es empfiehlt sich, eine Beckenübersicht durchzuführen, um einen beidseitigen Befund nicht zu übersehen. Bei entsprechendem Befund mit „osteolytischem Prozess" mit unregelmäßiger Verknöcherung und/oder wulstiger Verdickung der Synchondrose (siehe Abb. 1 und 2) ist die Diagnose eindeutig als Normvariante zu erkennen, die im Zweifel auch in Röntgenatlanten nachgeschlagen werden können.

Bei weiter unklarer Diagnose ist eine Kernspintomographie indiziert (Herneth et al. 2000; Wait et al. 2011). Das kindliche Becken zeigt dann in der Verknöcherungsphase der Synchondrose fokale hypointense Signale in der T1-Wichtung sowie Signalanhebungen in der T2-Wichtung, Fettsättigung oder STIR-Sequenzen. Gegebenenfalls manifestieren sich auch Signalanhebungen in den angrenzenden Adduktoren als Zeichen einer Ansatztendinose, vor allem, wenn die Untersuchung mit i.v. Kontrastmittel durchgeführt wurde. Diese Signalanhebungen sind auch bei einseitigem Vorkom-

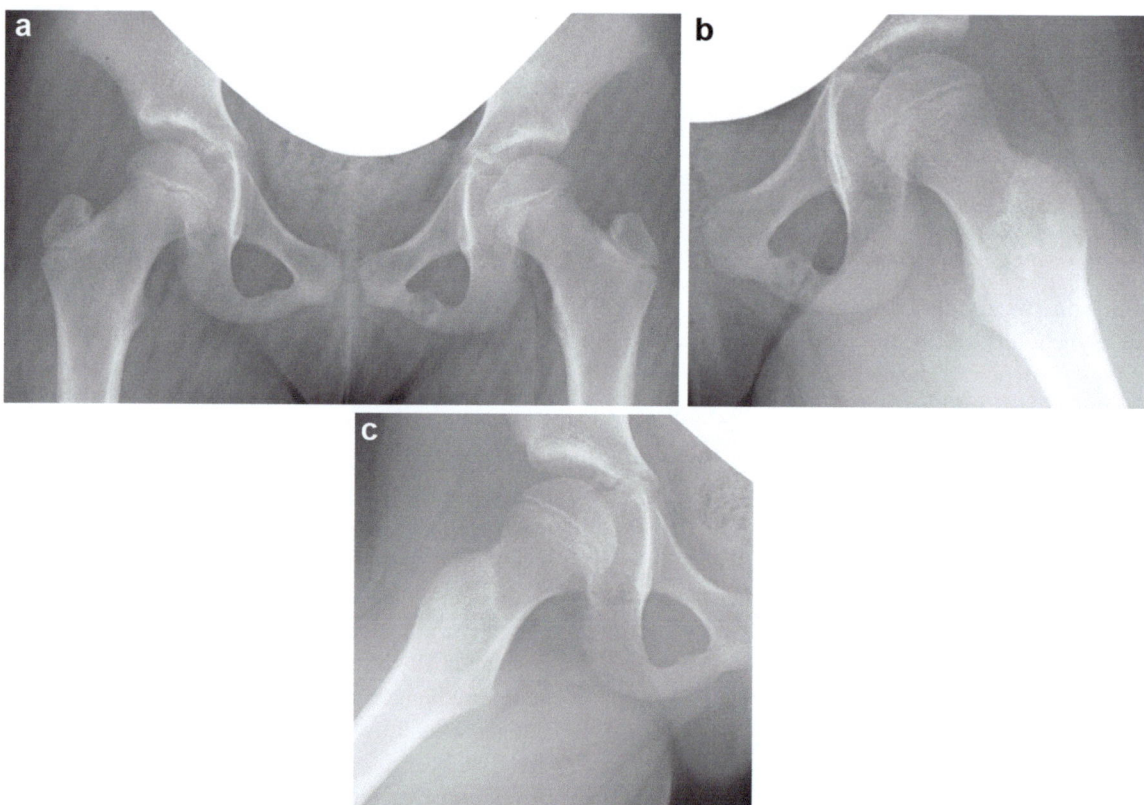

Abb. 1 Mädchen, 7 Jahre, mit spontanem Leistenschmerz links; Verdachtsdiagnose Beckentumor links zur Biopsie. Konventionelle Projektionsradiographie (Beckenübersichts- und die Lauenstein-Aufnahme links und rechts): kugelförmige knöcherne Auftreibung der Synchondrose zwischen Scham- und Sitzbein links mit aufgelockerter Binnentextur; rechts nur diskreter Befund mit spindelförmiger Verdickung der Synchondrose. Bei etwas anderer Röntgenprojektion wird der Befund deutlicher im Sinne einer kugelförmigen Auftreibung; klassische Blickdiagnose; bei Kenntnis der Bildbefunde keine Biopsie erforderlich

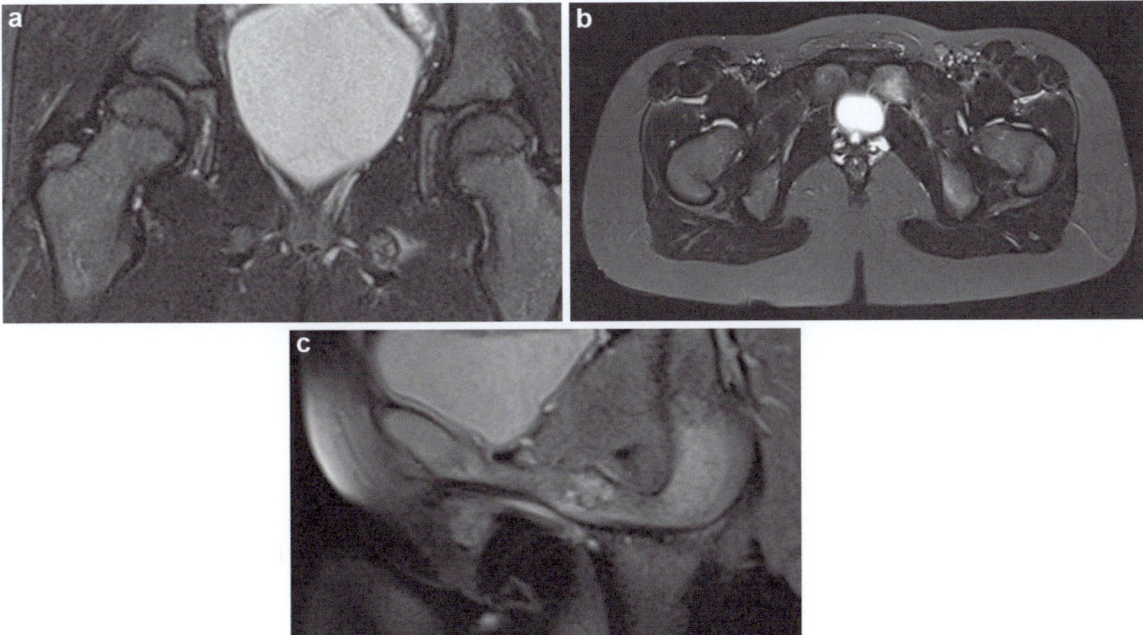

Abb. 2 Durchgeführtes MRT bei Diagnoseunsicherheit. Schwellung mit unregelmäßiger Ossifikation und Signalanhebungen im Bereich der Synchondrosis ischiopubica links, **a** T2 TIRM coronar, **b** T2 STIR transversal, **c** Pd tse fs sagittal

men nicht als pathologisch zu bewerten (Schaper und Kemperdick 2005; Stenzel et al. 2015). Kenntnisse über das radiologische Erscheinungsbild sind essenziell, um unnötige mit potenziellem Risiko einhergehende interventionell-diagnostische oder therapeutische Maßnahmen zu vermeiden.

11.5 Differenzialdiagnose

Erkrankungen des Hüftgelenks wie der Morbus Perthes, Epiphysenkopflösung, Tumoren des knöchernen Beckens oder des proximalen Femurs, Coxitis fugax, eitrige Coxitis oder Osteomyelitis, Stressfrakturen, Leistenhernien und die sogenannte weiche Leiste des sportlichen Kindes müssen ausgeschlossen und differenzialdiagnostisch abgeklärt werden.

11.6 Therapie

Eine symptomatische Therapie mit bedarfs- und körpergewichtsadaptierter Gabe von NSAR (z. B. Nurofen-Saft) wird empfohlen. Körperliche Schonung, Zurückhaltung bei Sport und Freizeitaktivitäten, zeitlich begrenzte Befreiung vom Schulsport sind indiziert. Eine ausführliche Aufklärung und Beratung der Eltern über die Therapiemöglichkeiten, aber auch über den prinzipiell gutartigen Verlauf der Erkrankung ist obligat.

11.7 Prognose

Die Erkrankung ist gutartig und die Symptome bessern sich unter Schonung rasch, oftmals sogar innerhalb von 1–2 Wochen. Der radiologische Befund heilt in der Regel innerhalb von einem bis wenigen Jahren zum Normalbefund aus. Häufig verbleibt radiologisch eine Hyperostose der ischiopubischen Synchondrose (Stenzel et al. 2015).

Literatur

Chaudhari AP, Shah G, Patil SS, Ghodke AB, Kelkar SB (2017) Van Neck- Odelberg disease: a rare case report. J Orthop Case Rep 7:24–27

Freyschmidt J (2001) Os pubis und Symphyse, Os ischii. In: Brossmann J, Czerny C, Freyschmidt's FJ (Hrsg) „Köhler/Zimmer" Grenzen des Normalen und Anfänge des Pathologischen in der Radiologie des kindlichen und erwachsenen Skeletts, 14. Aufl. Thieme, Stuttgart/New York, S 755–760

Herneth AM, Trattnig S, Bader TR, Ba-Ssalamah A, Ponhold W, Wandl-Vergesslich K, Steinbach LS (2000) MR imaging of the ischiopubic synchondrosis. Magn Reson Imaging 18:519–524

Herneth AM, Philipp MO, Pretterklieber ML, Balassy C, Winkelbauer FW, Beaulieu CF (2004) Asymmetric closure of ischiopubic synchondrosis in pediatric patients: correlation with foot dominance. AJR Am J Roentgenol 182:361–365

Niethard FU (2010) Hüftgelenk und Becken. In: Niethard FU (Hrsg) Kinderorthopädie, 2. Aufl. Thieme, Stuttgart/New York, S 140–141

Odelberg A (1924) Some cases of destruction in the ischium of doubtful etiology. Acta Chir Scand 56:223–284

Schaper J, Kemperdick H (2005) Körperstamm und Extremitäten. In: Referenzreihe B-BG (Hrsg) Kinderradiologie, 2. Aufl. Thieme, Stuttgart/New York, S 97

Stenzel M, Kentouche K, Mentzel HJ (2015) Osteochondrosis of ischiopubic Synchondrosis – Van Neck Disease (VND). Rofo 187(6):486–487

Stormacq S, Gauquier N, Gilliaux O (2017) Ischiopubic osteochondrosis is revealed by an atypical „acute transient synovitis of the hip": a case report. Arch Pediatr 24:111–1114

Van Neck M (1924) Osteochondrite du pubis. Archives franco-belges de Chirurgie 27:238–241

Wait A, Gaskill T, Sarwar Z, Busch M (2011) Van Neck disease: osteochondrosis of the ischiopubic synchondrosis. J Pediatr Orthop 31:520–524

Morbus Blount

Christian Nührenbörger und Theresa Lackner

Inhalt

12.1	Definition	79
12.2	Epidemiologie	80
12.3	Pathogenese und Ätiologie	80
12.4	Klinische Diagnostik	81
12.5	Radiologische Diagnostik	82
12.6	Differenzialdiagnosen	84
12.7	Klassifikationen	84
12.8	Therapie	85
12.9	Zusammenfassung	87
12.10	Kasuistik	88
12.10.1	Fallbeispiel 1: Infantiler Morbus Blount beidseitig mit lateraler Hemiepiphysiodese	88
12.10.2	Fallbeispiel 2: Infantiler Morbus Blount rechts mit Open-Wedge-Osteotomie der proximalen Tibia	88
12.10.3	Fallbeispiel 3: Infantiler Morbus Blount beidseitig mit Open-Wedge-Osteotomie der proximalen Tibia	88
12.10.4	Fallbeispiel 4: Adoleszenter Morbus Blount linksseitig mit Open-Wedge-Osteotomie der proximalen Tibia	89
	Literatur	93

12.1 Definition

Der Morbus Blount, auch Tibia vara genannt, stellt eine knöcherne Wachstumsstörung unklarer Ätiologie an dem posteromedialen Anteil der proximalen Epi- und Metaphyse der Tibia dar, die zu einer typischen progressiven O-Bein-Deformität (Genu varum) führt (Abb. 1).

Bereits 1922 erwähnt Philipp Erlacher aus Graz den Fall einer zunehmenden varischen Deformierung der Tibia durch Schädigungen an der medialen Epiphyse bei einem ansonsten gesunden zweieinhalbjährigem Mädchen (Erlacher 1922). Ausführlich wird die Tibia vara 1937 durch den Amerikaner Walter Putnam Blount beschrieben (Blount 1937). Er benutzt zunächst den Begriff Osteochondrosis deformans tibiae und teilt sie je nach Erscheinungsalter in eine infantile und adoleszente Form ein. Yves Catonné zeigt 1997 erstmalig die unterschiedlichen geografischen Verteilungen und Prognose des Morbus Blount auf (Catonné 1997).

C. Nührenbörger (✉)
Centre d'Orthopédie et de Médecine du Sport, Service de Médecine du Sport et de Prévention, Centre Hospitalier de Luxembourg, Luxembourg, Luxembourg
E-Mail: nuehrenboerger.christian@chl.lu

T. Lackner
Klinik für Kinderorthopädie und Kindertraumatolgie, Helios Klinikum Emil von Behring GmbH, Berlin, Deutschland
E-Mail: Theresa.Lackner@helios-gesundheit.de

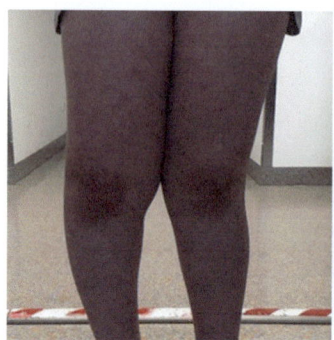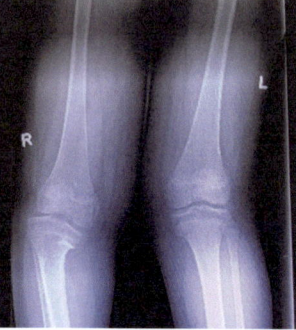

Abb. 1 Klinik und Röntgen bei adoleszentem Morbus Blount rechts

Tab. 1 Vergleich der infantilen und adoleszenten Form des Morbus Blount. (Adaptiert nach Catonné 1997)

Merkmal	Infantiler Morbus Blount	Adoleszenter Morbus Blount
Alter bei Erkrankungbeginn	1–3 Jahre	10 Jahre
Übergewicht	30–60 %	90 %
Überwiegende ethnische Gruppe	Dunkelhäutig	Dunkelhäutig
Beidseitiger Befall	50 %	10 %
Überwiegendes Geschlecht	Weiblich	Männlich
Varusausprägung	Oft >25 %	Selten >30 %
Epiphysäre Neigung (Slope)	Oft >30 %	Selten >30 %
Rezidiv nach Osteotomien	Regelmäßig	Selten

12.2 Epidemiologie

Als relativ seltenes Beschwerdebild bei Kindern und Jugendlichen im Wachstumsalter wird der Morbus Blount je nach Altersbeginn in eine frühe infantile Form (1–3 Jahre) und eine späte adoleszente Form (älter 10 Jahre) unterteilt. Zusätzlich ist noch eine juvenile Form der Altersgruppe von 4–10 Jahren beschrieben, wobei keine signifikanten klinischen, röntgenologischen und histologischen Unterschiede zur adoleszenten Form bestehen (Thompson und Carter 1990).

Die infantile Form des Morbus Blount betrifft Mädchen häufiger als Jungen. In ungefähr 50 % der Fälle und bei der infantilen Form bis zu viermal häufiger kommt ein beidseitiger Befall vor, wobei dieser nicht notwendigerweise symmetrisch ist (Blount 1937; Langenskiöld und Riska 1964; Richards et al. 1998; Sabharwal et al. 2007b; Shinohara et al. 2002; Rivero et al. 2015; Musikachart und Eamsobhana 2020). Die Prävalenz liegt in der Karibik bei 1/1200 Lebendgeburten (Catonné 1997).

Während die infantile Form das weibliche Geschlecht bevorzugt, betrifft die seltener vorkommende adoleszente Form mehr männliche Kinder und Jugendliche und zeigt häufiger einen einseitigen Befall sowie ein milderes Genu varum mit weniger ausgeprägter epiphysärer Deformität (Tab. 1). Es sind insbesondere übergewichtige dunkelhäutige Kinder afrokaribischen Ursprungs betroffen (Thompson und Carter 1990; Catonné 1997; Güven et al. 2014; Inaba et al. 2014; Rivero et al. 2015; De Pablos et al. 2018; Janoyer 2019).

12.3 Pathogenese und Ätiologie

Der Morbus Blount stellt die häufigste Ursache für ein pathologisches O-Bein dar, dessen Ätiologie und Pathogenese nicht ganz eindeutig sind. In der Vergangenheit nahm man an, dass es sich um die Folge einer primären Ossifikations- und Wachstumsstörung an der medialen proximalen Epi- und Metaphyse der Tibia handelt (Erlacher 1922; Blount 1937). Aktuellere Studien lassen dagegen vermuten, dass die pathologische Verbiegung sekundär durch eine mechanische Fehlbelastung des medialen tibiofemoralen Kompartiments mit Verzögerung des Wachstums der medialen Tibiaepiphyse verursacht wird. Wichtige Faktoren der mechanischen Überlastung sind das häufig präsente Übergewicht und ein Vitamin-D-Mangel, wobei keine eindeutige Evidenz besteht. An weiteren metabolischen Störungen finden sich ein Diabetes mellitus, erniedrigte Zinkwerte und erhöhte alkalische Phosphatasewerte sowie zum Teil auch eine gleichzeitige Epiphysiolysis capitis femoris (Giwa et al. 2004; Scott et al. 2007; Montgomery et al. 2010; Birch 2013; Sabharwal 2015; Lisenda et al. 2016; De Pablos et al. 2018; Janoyer 2019).

Physiologisch erscheint am knorpelig angelegten proximalen Tibiaende ein primäres Ossifikationszentrum um die Geburt bis zum 3. Lebensmonat. Ein sekundäres Zentrum entwickelt sich um das 12.–14. Lebensjahr an der anterioren proximalen Tibia und formt die Tuberositas-tibiae-Apophyse. Das primäre epiphysäre Ossifikationszentrum vergrößert sich langsam in Richtung des sekundären, um im Alter von 17–18 Jahren miteinander zu fusionieren. Das Wachstum an der proximalen tibialen Epiphysenfuge ist für etwa 55 % des Längenwachstums der Tibia und etwa 25 % der unteren Extremität verantwortlich.

Bei der infantilen Form scheinen prädisponierende Faktoren wie frühes Laufalter, große Statur, Übergewicht oder eine Kombination dieser Faktoren eine wichtige Rolle zu spielen, wobei vornehmlich für das Übergewicht ein Nachweis besteht (Güven et al. 2014; Birch 2013; Sabharwal 2015; De Pablos et al. 2018; Janoyer 2019). Auch die ethnische Herkunft zeigt eine Prädisposition unter lateinamerikanischen und afroamerikanischen Kindern.

Durch mechanische Fehlbelastung kommt es zu einer Wachstumsreduktion an der posteromedialen proximalen Epiphysenfuge der Tibia, sodass eine Varus-, Flexions- und Innenrotationsdeformität sowie eine mediale und posteriore Neigung (Slope) der Tibiaepiphyse resultiert. Bei einseitigem Befall ist dieses mit einer relativen Verkürzung der Tibia verbunden. Histologisch zeigt sich eine Unterbrechung der normalen Säulenstruktur der Epiphysenfuge, die durch fibröses Gewebe oder knöcherne Brückenbildungen zwischen der Epi- und Metaphyse ersetzt ist (Birch 2013).

Ebenso scheinen biomechanische Aspekte zur Stabilisation der Kniegelenke auf Kosten der Reduktion der Stoßkräfte eine Rolle zu spielen. Gerade bei übergewichtigen Kindern kommt es durch die erhöhten Kräfte auf den Stützapparat zu Veränderungen der Körpergeometrie. Damit verbunden sind Adaptionen der neuromuskulären Kontrolle mit größerer Muskelarbeit zur Stabilisation des Körpers. Die erhöhten medialen Kniekräfte bei übergewichtigen Kindern stellen somit eine mechanische Adaption zum Schutz der Kniestabilität dar. Vorbestehende Genua vara von 30° vor dem 4. Lebensjahr gehen mit 7-fach erhöhten Kompressionskräften an der medialen Tibiaepiphyse einher, und Genua vara von 20° im Alter von 2 Jahren erreichen Kräfte, die zu einer Wachstumshemmung führen können (Cook et al. 1983; Janoyer 2019).

Die Verteilung der adoleszenten Form des Morbus Blount scheint weniger durch bestimmte geografische Regionen gekennzeichnet zu sein als durch die weltweite Epidemie des Übergewichts. Ähnlich wie bei der infantilen Form bleibt die genaue Ursache der adoleszenten Form unbekannt. Sie scheint aber auch durch mechanische Überlastung der medialen tibialen Wachstumsfuge aufgrund exzessiven Übergewichts mit oder ohne vorbestehendem milden, physiologischem Genu varum bedingt zu sein (Birch 2013; Janoyer 2019). Das radiologische Hauptmerkmal ist die Aufweitung der medialen Tibiaepiphysenfuge als Zeichen einer verspäteten Ossifikation mit Verlust der histologischen Organisation (Wenger et al. 1984; Carter et al. 1988; Birch 2013). Die Deformitäten der medialen Tibiaepiphyse sind relativ moderat, die Verzögerung des proximalen Tibiawachstums betrifft den posteromedialen Bereich, und eine Epiphysiodese ist selten. Als erstes entwickelt sich eine Varusdeformität, gefolgt von einer proximalen tibialen Flexion (Procurvatum) und einer Innenrotation der Tibia, sodass am Ende eine dreidimensionale Deformität besteht. Dabei kann die Deformität unilateral, bilateral oder asymmetrisch auftreten.

Als begleitende Abnormalitäten zeigen sich in bis zu 30 % der unbehandelten Fälle ein femorales Varusmalalignment und ein adaptiver Valgus des Sprunggelenks (Gordon et al. 2005). In fortgeschrittenen Fällen resultieren laterale Bandlaxitäten mit Instabilitäten des Kniegelenks. Ohne Behandlung ist die Prognose schlecht, verbunden mit einem hohen frühzeitigen Arthroserisiko bereits im 3. Lebensjahrzehnt (Natoli et al. 2016; De Pablos et al. 2018).

Interessanterweise kommen eine gleichzeitige Epiphysiolysis capitis femoris und ein Diabetes mellitus bei der adoleszenten Form sehr selten vor. Diese Form betrifft besonders Jugendliche mit fortgeschrittenem Knochenalter und krankhaftem Übergewicht, welches mit therapeutischen Schwierigkeiten und erhöhten Komplikationsrisiken wie mechanischer Überlastung des implantierten Materials, Infektionen, Blutungen, Nervenverletzungen, Kompartmentsyndrom und Pseudarthrosen verbunden ist (Catonné 1997; Mueller und Farley 2003; Sabharwal et al. 2013; Cherkashin et al. 2015; Burghardt et al. 2018; Griggs et al. 2019; Janoyer 2019). Des Weiteren werden spezifische Komplikationen wie Schlafapnoe, Hypertonie, Diabetes und tiefe Venenthrombosen neben psychologischen und sozialen Schwierigkeiten beschrieben, aufgrund dessen eine Gewichtsreduktion wünschenswert, aber in der klinischen Realität selten zu erreichen ist (Gordon et al. 2006a; Sabharwal 2009; Taussig et al. 2016; Jardaly et al. 2020a).

Das Modell der mechanischen Überlastung kann nicht als alleinige Ursache des Morbus Blount angesehen werden und stellt keine zufriedenstellende Erklärung für das Auftreten auch schwerer Verläufe bei normalgewichtigen Kindern und Jugendlichen dar. Die Ursachen sind somit nicht eindeutig und scheinen multifaktoriell zu sein. Sie umfassen ausgeprägtes Übergewicht, metabolische Störungen und genetische Dispositionen.

12.4 Klinische Diagnostik

Die Diagnose des Morbus Blount basiert auf einer ausführlichen Anamnese, klinischen Untersuchung sowie radiologischer Bildgebung. Die Befragung der Eltern zur Anamnese beinhaltet insbesondere Angaben zum Laufbeginn (<1 Jahr), zur familiären Belastung, möglicher Stoffwechselerkrankungen (u. a. Vitamin-D-Mangel, Diabetes mellitus) und anderer Begleiterkrankungen wie Epiphysiolysis capitis femoris, Vorschädigungen durch Unfälle oder kongenitaler Pathologien. Die älteren Kinder und Jugendlichen können zudem zur Dauer, Lokalisation und Intensität von relativ selten auftretenden Schmerzen befragt werden.

Das klinische Erscheinungsbild des infantilen Morbus Blount zeigt eine variable Ausbildung der Varusdeformität der proximalen Tibia, eine vermehrte tibiale Innenrotation, eine palpable Prominenz der proximalen medialen Tibiaepi- und -metaphyse sowie in unilateralen Fällen eine Beinlängendifferenz zugunsten der gesunden Extremität. Die radiologisch häufig auftretende Flexionsdeformität ist klinisch oft nicht relevant.

Typischerweise bestehen bei der klinischen Untersuchung kein lokaler Druckschmerz, keine Gelenkschwellungen oder Ergüsse und keine Bewegungseinschränkungen. Jedoch kommen varusbedingte laterale Instabilitäten vor, die beim Gehen ein laterales Einknicken (Thrust) und eine Akzentuierung der Varusdeformität beim Einbeinstand aufweisen und in 4 Stadien eingeteilt werden (Catonné 1997). Zusätzlich können sich in fortgeschrittenen Fällen auch klinisch verschieden ausprägte Veränderungen der tibialen Rotation sowie der Deformitäten des Femur und des oberen Sprunggelenks zeigen.

Durch den Cover-Up-Test kann zwischen einem physiologischen Genu varum und einem infantilen Morbus Blount bei Kindern zwischen 1 und 3 Jahren unterschieden werden

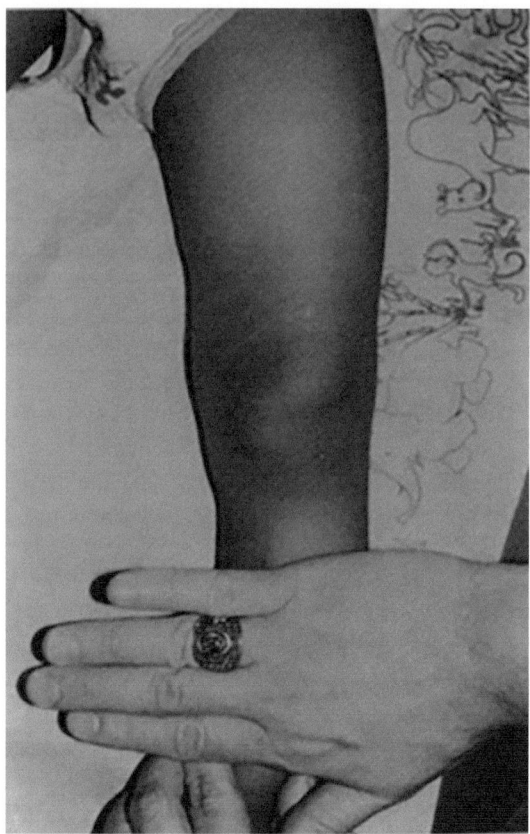

Abb. 2 Der Cover-Up-Test. (Aus Davids et al. 2000)

(Davids et al. 2000). Dabei werden in liegender Position mit vollständig gestreckten Beinen und den Kniescheiben nach oben die unteren zwei Drittel des betroffenen Beins mit den Untersucherhänden verdeckt (Abb. 2). Beim physiologischen Genu varum zeigt sich eine Valgusdeformität der proximalen Tibia, wohingegen beim infantilen Morbus Blount die proximale Tibia neutral oder varisch eingestellt ist.

Die Kinder und Jugendlichen mit adoleszentem Morbus Blount sind meistens übergewichtig und zeigen eine weniger ausgeprägte Varusdeformität verbunden mit oder ohne milden Schmerzen.

Laborchemisch sollte immer der Vitamin-D-Status mit bestimmt werden, da gerade bei einer sehr hohen Fallzahl von übergewichtigen Kindern mit massiven Vitamin-D-Mangel eine beträchtliche Anzahl von Morbus Blount beschrieben ist und dieser therapeutisch auch substituiert werden sollte (Montgomery et al. 2010).

12.5 Radiologische Diagnostik

Da es teilweise schwierig ist, zwischen einem physiologischen Genu varum und einer milden Form eines Morbus Blount zu unterscheiden, sowie zur Evaluation der Deformitäten ist eine radiologische Untersuchung der Tibia notwendig.

Dazu werden ab einem Lebensalter von etwa 2,5 Jahren Ganzbeinstandaufnahmen sowie anterior-posteriore (a.-p.) und laterale Standardröntgenbilder der Kniegelenke durchgeführt. Bei progressivem Verlauf sollen Folgeuntersuchungen ab dem 4.–5. Lebensjahr alle 6 Monate erfolgen und zur Reduktion der Strahlenbelastung dazu das biplanare EOS-Röntgen benutzt werden. Dabei kann auf der seitlichen Ganzbeinaufnahme auch das Ausmaß eines proximalen tibialen Procurvatum bestimmt werden. Bei den a.-p. Aufnahmen ist wegen der Innenrotation der Tibia darauf zu achten, dass die Patella nach vorne schaut.

Radiologisch finden sich bei der infantilen Form ein mediales Varusmalalignment der Tibiametaphyse, eine verspätete mediale Osssifikation des epiphysären Ossifikationszentrums, das verantwortlich für einen Anstieg der knöchernen epiphysären Neigung (Slope) ist, sowie eine Verbreiterung und Unregelmäßigkeiten der medialen Tibiametaphyse mit schnabelartiger Ausziehung und lateraler Subluxation der Tibia. Beim infantilen Morbus Blount zeigt sich gewöhnlich ein normal geformtes distales Femur, während bei der adoleszenten Form häufig auch eine Varusdeformität des distalen Femurs radiologisch vorliegt (Gordon et al. 2006b).

Viele verschiedene Winkel wurden beschrieben, von denen die Bestimmung des mechanischen tibiofemoralen Winkels für das Ausmaß der Varusdeformität, des Metaphysen-Diaphysen-Winkels der proximalen Tibia nach Levine und Drennan, des posterioren tibialen Neigungswinkels (Slope) sowie des medialen metaphysären Neigungswinkels der Tibia als Prädiktor eines Rezidivs am nützlichsten sind (Levine und Drennan 1983; Catonné 1997; Sabharwal 2009; Birch 2013; Janoyer 2019; Laoharojanaphand et al. 2019; Park et al. 2019; Musikachart und Eamsobhana 2020).

Der Metaphysen-Diaphysen-Winkel der Tibia nach Levine und Drennan ist der Winkel der metaphysären Aufweitung senkrecht zur longitudinalen Tibiaachse und erlaubt eine frühe Diagnose sowie Aussage zur Progression (Abb. 3). Auf der a.-p. Aufnahme wird hierfür eine Horizontale durch den breitesten Anteil der proximalen Tibiametaphyse sowie eine Tangente parallel zur lateralen Seitenkante der Tibia gezogen. Darauf wird auf der Horizontalen der Metaphysen das Lot im rechten Winkel zur Tangente aufgestellt. Der Winkel zwischen der Horizontalen und dem Lot entspricht dem Metaphysen-Diaphysen-Winkel. Werte über 16° sind pathologisch und Hinweis auf einen infantilen Morbus Blount mit 95 %iger Wahrscheinlichkeit einer Progression. Ein Winkel unter 10° gilt als physiologisch, wohingegen Werte zwischen 10° und 16° engmaschige Kontrollen erfordern, um ein mögliches fortschreitendes Genu varum frühzeitig zu erkennen. Es besteht eine relativ gute Inter- und Intrareliabilität bei der Messung des Metaphysen-Diaphysen-Winkels.

Zur Erkennung eines Rezidivs nach operativer Korrektur eines infantilen Morbus Blount Stadium II nach Langenskiöld dient der mediale metaphysäre Neigungswinkel der

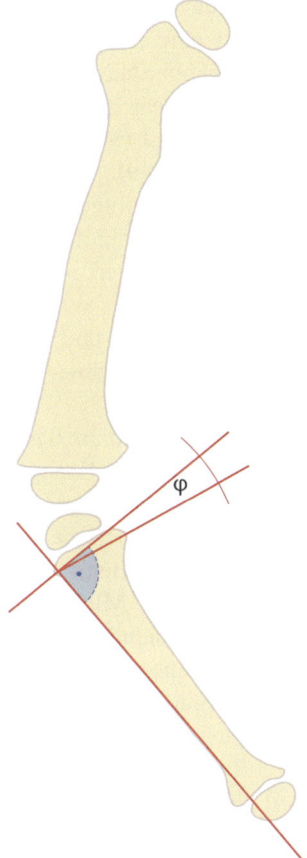

Abb. 3 Der Metaphysen-Diaphysen-Winkel der proximalen Tibia nach Levine und Drennan. (Adaptiert nach Birch 2013)

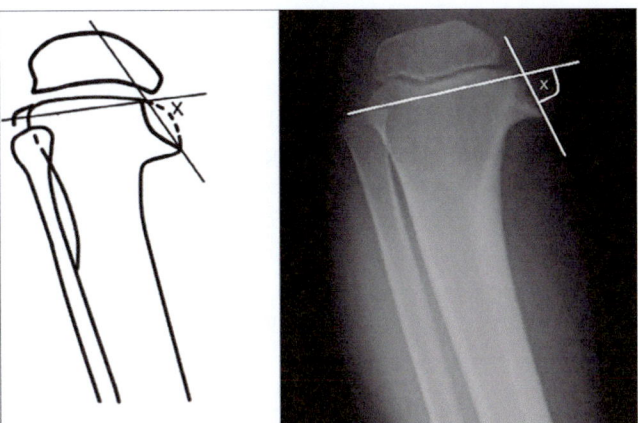

Abb. 4 Der mediale metaphysäre Neigungswinkel der proximalen Tibia. (Aus Laoharojanaphand et al. 2019)

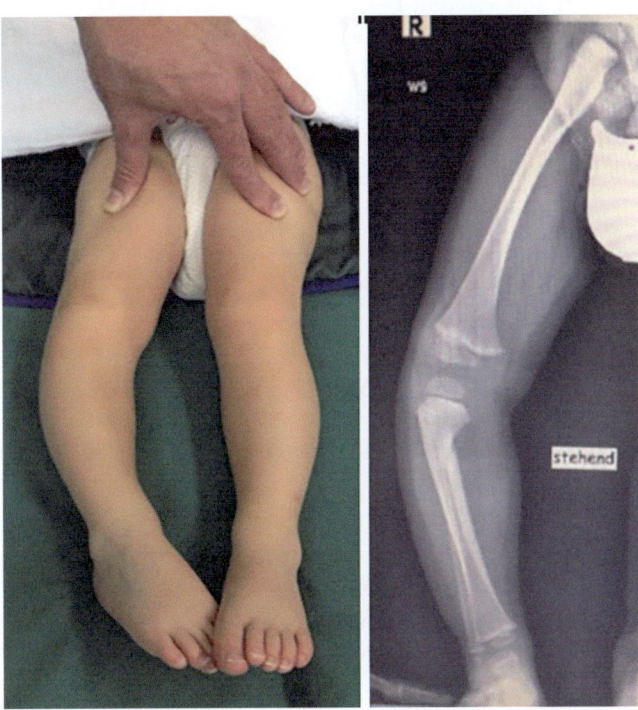

Abb. 5 Klinik und Röntgen bei infantilem Morbus Blount rechts

proximalen Tibia (Abb. 4). Werte von über 62° im 24-monatigen Follow-up sind mit einem Rezidiv der Varusdeformität verbunden (Laoharojanaphand et al. 2019).

Des Weiteren wird zur Aufdeckung struktureller Veränderungen der proximalen Tibia sowie zur Differenzierung zu einem physiologischen Genu varum die Magnetresonanztomografie (MRT) eingesetzt (Janoyer et al. 2007; Sabharwal 2009; Sabharwal et al. 2007a, b; 2012; Ho-Fung et al. 2013; Janoyer 2019). Sie gibt Informationen über den Knorpel, die Menisken, den Kapselbandapparat sowie über Veränderungen der Vaskularisation der Epiphysenfugen. Auch erlaubt die MRT die Messung der kartilaginären tibialen Neigung (Slope), die einen genaueren Parameter als die röntgenologische knöcherne Neigung darstellt. Zudem können beginnende Verknöcherungen der Epiphysenfugen früher erkannt werden. Die Menisken weisen verschiedene Veränderungen auf, wobei der mediale Meniskus Ödeme, eine Hypertrophie sowie strukturelle Unregelmäßigkeiten zeigt und der laterale Meniskus hypermobil erscheint. Besonders am hinteren Kreuzband und dem lateralen Kollateralband können sich Signalveränderungen, Aufdehnungen und Ansatzalterationen finden. Ebenso sollte auf Abnormalitäten der distalen femoralen Epiphysenfugen geachtet werden.

Gerade bei zweifelhaften Fällen kann die MRT-Untersuchung frühe Veränderungen aufzeigen, wobei dessen genauer prognostischer Wert noch nicht vollständig evaluiert ist (Janoyer 2019). Als problematisch können dabei die Kosten und die in vielen Fällen notwendige Sedation bzw. Anästhesie der Kinder sein.

Eine Computertomografie ist mit einer hohen Strahlenbelastung verbunden und wird vornehmlich nur zur besseren präoperativen dreidimensionalen Planung ausgeprägter Deformitäten eingesetzt (Janoyer 2019) (Abb. 5).

12.6 Differenzialdiagnosen

In den meisten Fällen ist die Diagnose des infantilen und adoleszenten Morbus Blount durch die erhobenen Befunde relativ klar zu stellen. Ein physiologisches Genu varum ist bei Kindern unter 2 Jahren normal. Es verändert sich ab etwa dem 14. Lebensmonat in eine neutrale Form, um sich dann um das 3. Lebensjahr zu einem stark ausgeprägten Genu valgum zu entwickeln. Dieses bildet sich um das 7. Lebensjahr wieder zurück zu einem physiologischen milden Genu valgum von 7° (Hefti et al. 2015).

An Differenzialdiagnosen zum Morbus Blount kommen ein persistierendes physiologisches Genu varum (symmetrisch, <10°), proximale Tibiaepiphysenschädigungen durch Trauma, Infektion oder Bestrahlung, Knochenstoffwechselstörungen wie renale Osteodystrophie, Vitamin-D-Mangel und Vitamin-D-resistente Rachitis (Hypophosphatämie), Osteogenesis imperfecta, fokale fibrokartilaginäre Defekte der proximalen Tibiametaphyse und skelettale Dysplasien wie metaphysäre Dysostosis, Mukopolysaccharosen und Thrombozytopenie-Radiusaplasie-Syndrom (TAR) vor (De Pablos et al. 2018; Janoyer 2019).

12.7 Klassifikationen

Den Wendepunkt des Morbus Blount stellt die Ausbildung einer permanenten Epiphysiodese dar, sodass Klassifikationen zu dessen Erkennung aufgestellt wurden.

Die bekannteste ist die röntgenologische Klassifikation von Langenskiöld (Abb. 6) zur Prognose des infantilen Morbus Blount, die 6 progressive Stadien unterscheidet (Langenskiöld 1952).

Dabei besteht von Stadium I zu VI eine Zunahme der medialen metaphysären Ausziehung und Neigung sowie in den Stadien V und VI eine knöcherne Verbindung zwischen der Epi- und Metaphyse. Langenskiöld beschreibt eine relativ häufige Spontankorrektur im Stadium II und eine mögliche im Stadium IV. Für diese viel benutzte Klassifikation wurde zunächst eine relativ große Untersuchervariabilität für die intermediären Stadien II–V beschrieben, wobei eine aktuelle Studie eine sehr gute Inter- und Intrareliabilität der Untersucher aufweist (Stricker et al. 1994; Shinohara et al. 2002; Erkus et al. 2019).

Catonné und folgend Laville modifizierten die Klassifikation von Langenskiöld, um die klinische und radiologische Korrelation zu verbessern (Catonné 1997; Laville et al. 2010). Sie wurde als Fort-de-France-(FDF-)Klassifikation weiter entwickelt und basiert anstelle von Röntgen- auf MRT-Untersuchungen (Abb. 7) (Janoyer et al. 2007; Janoyer 2019).

Beim FDF-Stadium 0 ist die Diagnose unklar, und statt der MRT kann auch die Sonografie angewendet werden. Mit dem Stadium 1 ist die Diagnose Morbus Blount bestätigt, und im FDF-Stadium 2 besteht eine abnormale Vaskularisation der Epiphysenfuge. Beim Stadium FDF 3 zeigen sich radiologisch und im MRT die Epiphysiodese und im Stadium FDF 4 die residualen Abnormalitäten nach dem skelettalen Wachstumsabschluss.

Eine weitere Modifikation der traditionellen Klassifikation nach Langenskiöld für den infantilen Morbus Blount teilt in die 3 Typen A, B, und C ein (LaMont et al. 2019; Jardaly et al. 2020b). Diese Klassifikation nach LaMont basiert auf der röntgenologischen Morphologie der meta- und epiphysären Neigung der proximalen Tibia, die besser mit den Behandlungsergebnissen korrelieren soll (Abb. 8).

Bei Typ A besteht ein teilweise durchsichtiger medialer metaphysärer Defekt mit oder ohne Ausziehung. Die Deformität bei Typ B zeigt eine nach unten verlaufende Verkrümmung des lateralen und inferioren Randes des vollständig durchsichtigen metaphysären Defekts mit dann wieder nach lateral verlaufendem Anstieg der medialen Kante ohne Abneigung der Epiphyse. Typ C weist eine vertikal abneigende Deformität der Epi- und Metaphyse auf, ohne ansteigende Verkrümmung mit nach unten verlaufender Neigung der Epiphyse in den metaphysären Defekt.

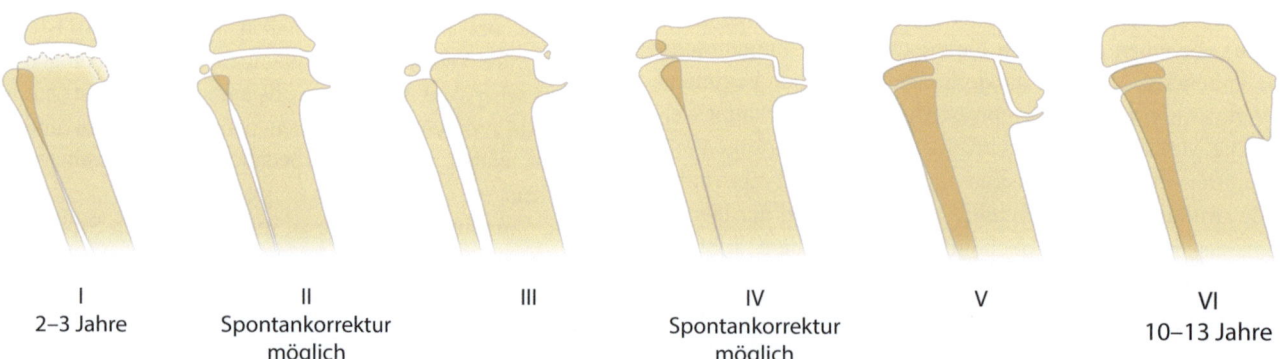

Abb. 6 Darstellung der röntgenologischen Klassifikation nach Langenskiöld. (Adaptiert nach Birch 2013)

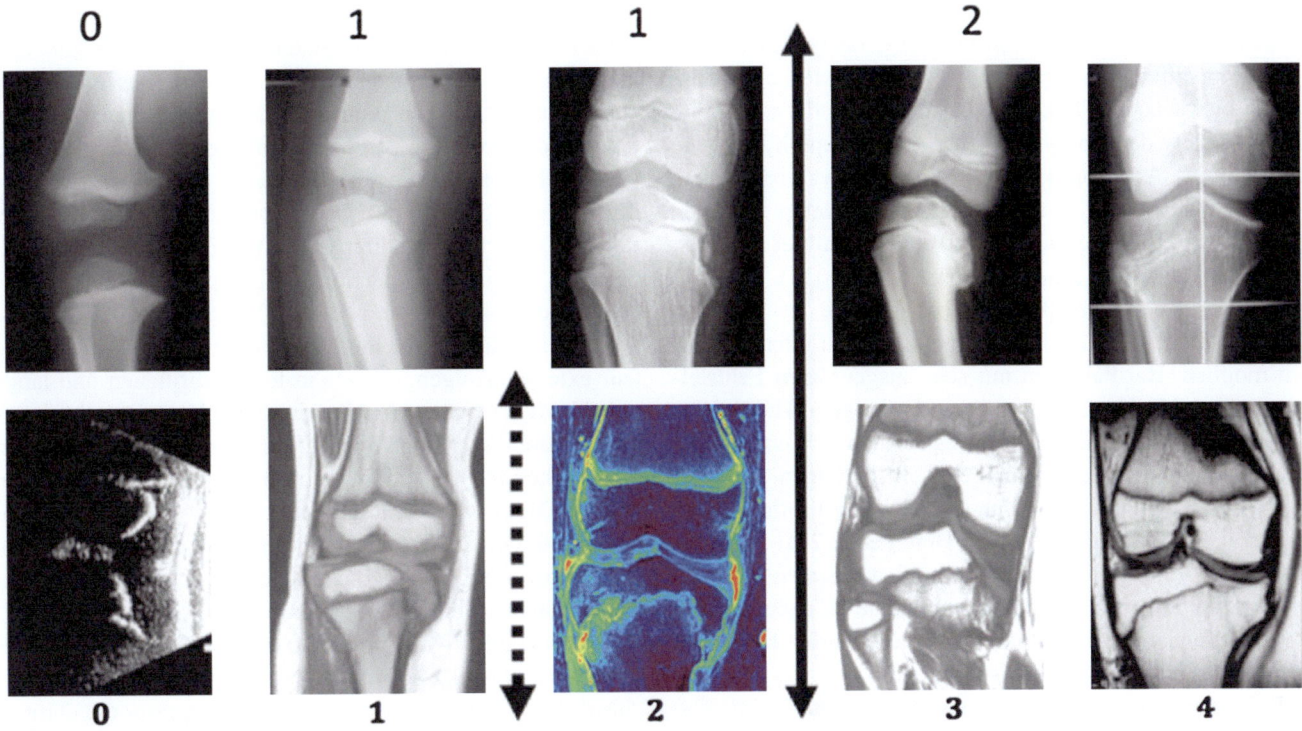

Abb. 7 Die Laville-Klassifikation (**oben**) und Fort-de-France-(FDF-)Klassifikation (**unten**) des Morbus Blount. (Aus Janoyer 2019, mit freundlicher Genehmigung von Elsevier)

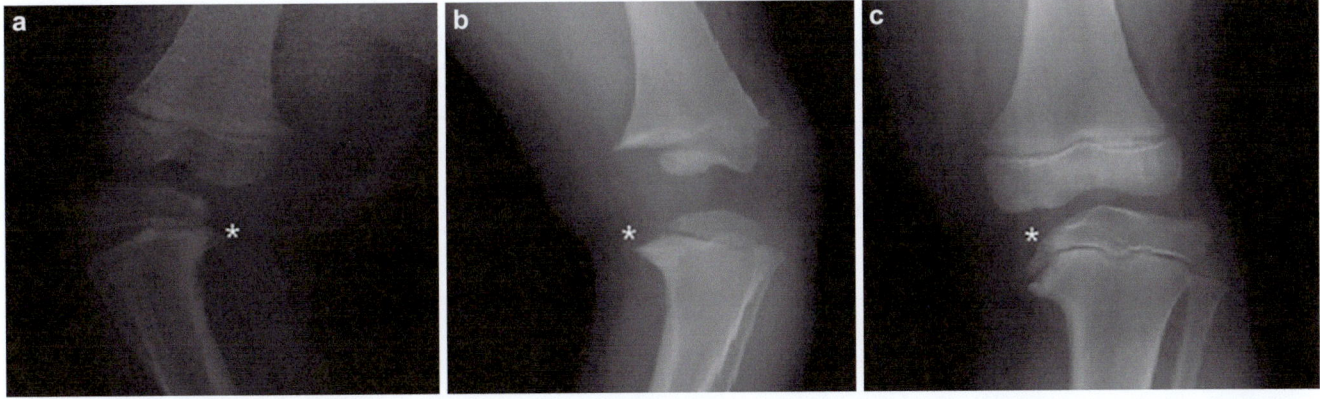

Abb. 8 Röntgenbilder (a.-p.) der Typen A, B und C der Klassifikation des infantilen Morbus Blount nach LaMont. (Aus Jardaly et al. 2020b)

Die Schweregrade der Klassifikation korrelieren mit den verschiedenen Winkelmessungen und der Varusreversibiliät. Sie scheint reproduzierbar und valide zu sein, um ein Rezidiv vorherzusagen und kann bei der Entscheidung zur richtigen Therapie helfen.

12.8 Therapie

Da der Morbus Blount klinisch mit einer progressiven Varusdeformität, vermehrten tibialen Innenrotation, Gangstörungen sowie möglicher Beinlängendifferenzen einhergeht und eine Präarthrose darstellt, sind frühzeitige therapeutische Maßnahmen dringend indiziert.

Therapeutisch ist bei der **infantilen Form** eine konservative Behandlung mittels valgisierender Knie-Sprunggelenk-Orthese (KAFO, „knee-ankle-foot orthosis") anwendbar. Eine Verbesserung der Gangkinematik und mögliche Effektivität besteht bei Unilateralität und nicht übergewichtigen Kindern vor einem Alter von 3 Jahren im Stadium I und II nach Langenskiöld, sofern die Orthese über 1–2 Jahre getragen wird (Richards et al. 1998; Birch 2013; Alsancak und Guner 2015; Alsancak et al. 2020). Aufgrund geringer Evidenz gegenüber einer Spontankorrektur in den genannten

Stadien wird diese Therapieform jedoch nicht generell angewendet (Sabharwal und Sabharwal 2017; Janoyer 2019).

Die operativen Therapien des infantilen Morbus Blount umfassen wachstumslenkende Verfahren wie die temporäre Epiphysiodese der proximalen lateralen Tibiaepiphyse sowie die definitive Achskorrektur im Sinne einer valgisierenden, mehrdimensionalen Umstellungsosteotomie der proximalen Tibia (Birch 2013; Heflin et al. 2016; Burghardt et al. 2018; Abraham et al. 2019; Janoyer 2019; Souder 2020).

Eine laterale Hemiepiphysiodese ist wie bei anderen Achsfehlstellungen mittels Klammern, Platten oder Schrauben möglich. Bei Patienten mit sehr ausgeprägten Fehlstellungen über 15° Varus, Adipositas oder jungem Alter ist das Risiko eines Therapieversagens jedoch deutlich erhöht, sodass diese nur bei geringgradigen Fehlstellungen und normalgewichtigen Patienten durchgeführt werden sollte (McIntosh et al. 2009; Funk et al. 2016; Heflin et al. 2016; Janoyer 2019). Aufgrund relativ hoher Komplikationsraten und fehlender Korrektur der Rotationskomponente ist nach initialer Hemiepiphysiodese im weiteren Verlauf häufig zusätzlich noch eine Korrekturosteotomie notwendig.

Bei progressivem infantilem Morbus Blount wird eine operative Achskorrektur vor dem 4. Lebensjahr mittels tibiofibularer Osteotomie empfohlen (Janoyer 2019). Damit soll die Belastung des medialen Kniegelenks reduziert und somit ein normales Wachstum ermöglicht werden. Die Osteotomie zielt auf eine Korrektur von 5–10° Valgus, lateraler Translation des distalen Fragments und 10–15° lateraler Derotation, wobei die Form der Osteotomie und der Fixation keinen Einfluss auf die Ergebnisse zu haben scheint (Musikachart und Eamsobhana 2020).

Die Rezidivrate nach einer Osteotomie ist bei Kindern nach dem 4. Lebensjahr sowie beginnenden epiphysären Knochenbrücken deutlich erhöht. Eine bestehende Knochenbrücke auf Höhe der Wachstumsfuge im Stadium V und VI nach Langenskiöld soll daher im Rahmen einer Osteotomie reseziert werden. An möglichen Komplikationen werden Schädigungen von Gefäßen und Nerven (N. peroneus), Infektionen, verzögerte oder fehlende Knochenheilung, Implantatversagen und eine Rezidivdeformität aufgeführt. Daneben besteht die Gefahr eines anterioren Kompartmentsyndroms, aufgrund dessen eine gleichzeitige prophylaktische anteriore Logenspaltung von einigen Autoren durchgeführt wird (Birch 2013; Souder 2020).

Grundsätzlich kann eine Achskorrektur auch mittels Fixateur externe erfolgen. Gerade in fortgeschrittenen und lange unbehandelten Fällen werden diese zur Korrektur der komplexen dreidimensionalen Deformitäten angewendet, um unter Schonung der proximalen tibialen Wachstumsfuge ein ausreichendes Valgusrealignment, eine posteromediale Anhebung des medialen Tibiaplateaus sowie eine Derotation und Beinverlängerung zu erreichen (Birch 2013; Janoyer 2019; Mayer et al. 2019; Souder 2020).

Die Behandlung des **juvenilen und adoleszenten Morbus Blount** ist immer operativ (Abb. 9). Dabei stehen entsprechend der infantilen Form verschiedene Operationstechniken wie eine laterale Hemiepiphysiodese, mediale Hemichondrodiastasis und unterschiedliche Osteotomieformen zur Verfügung, um die Funktion zu verbessern, ein Rezidiv zu verhindern und das Arthroserisiko zu verringern (Catonné 1997; Park et al. 2005; Sabharwal 2009; Birch 2013; Heflin et al. 2016; Terjesen und Anticevic 2018; De Pablos et al. 2018; Mayer et al. 2019; Janoyer 2019; Jain et al. 2020).

Die laterale Hemiepiphysiodese ist einfach und sicher durchzuführen, zeigt aber relativ widersprüchliche Ergebnisse. Sie sollte nur bei Jugendlichen mit einem BMI unter 40 kg/m^2, einem Körpergewicht unter 100 kg und weniger

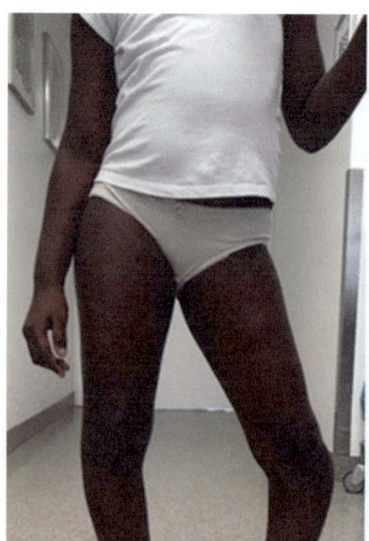
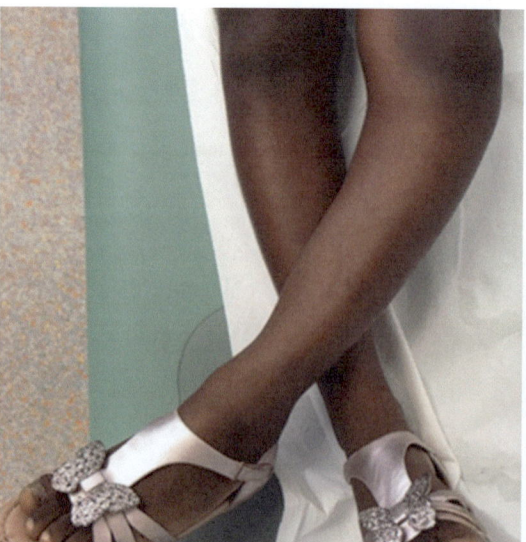
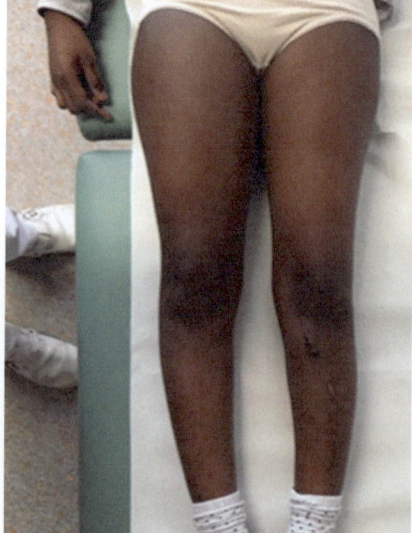

Abb. 9 Klinische Bilder bei adoleszentem Morbus Blount links vor und nach operativer Korrektur

Tab. 2 Zusammenfassung infantiler und adoleszenter Morbus Blount. (Adaptiert nach Souder 2020)

	Infantiler Morbus Blount	Adoleszenter Morbus Blount
Alter	2–5 Jahre	>10 Jahre
Beidseitiger Befall	50 % beidseitig	Gewöhnlich einseitig
Risiken	Früher Laufbeginn, große Statur, Übergewicht	Übergewicht
Radiologische Klassifikation	Langenskiöld	Keine
Schweregrad	Mehr schwere Wachstumsfugenstörungen	Weniger schwere Wachstumsfugenstörungen
Knochenbeteiligung	Proximale mediale tibiale Wachstumsfuge mit Ausbildung von Genu varum, Flexion, Innenrotation und möglichem kompensatorischem femoralen Valgus	Proximale tibiale Wachstumsfuge mit möglichem distalen femoralen Varus und distalen tibialen Valgus
Natürlicher Verlauf	Selbstlimitierend, im Stadium II und IV Spontankorrektur möglich	Progressiv, keine Spontankorrekturen (daher Orthesen erfolglos)
Behandlungsoptionen	Orthesen und Operation	Nur Operation

als 15° Varusfehlstellung angewendet werden (Bushnell et al. 2009; McIntosh et al. 2009; Funk et al. 2016; Fan et al. 2020; Murphy et al. 2020).

Eine mediale Hemichondrodiastasis wird bei Jugendlichen mit moderater Varusdeformität (<20°), die nahe der knöchernen Ausreifung sind, eingesetzt. Damit lässt sich mittels monoplanarem Fixateur externe sowohl die Varusfehlstellung als auch eine Beinlängendifferenz korrigieren.

Eine Osteotomie ist bei komplexen Deformitäten mit einem Varus von über 20° und einem Metaphysen-Diaphysen-Winkel nach Levine und Drennan von über 20° indiziert. Bei der einzeitigen Korrekturosteotomie sind verschiedene Techniken (öffnend, schließend, schräg, kuppelförmig etc.) und Fixationen (interne Platten oder externe Fixateure) beschrieben, wobei eine zusätzliche Fibulaosteotomie bei medial öffnender Osteotomie nicht unbedingt nötig ist.

Zur graduellen Korrektur von Varus, Procurvatum und medialer Rotation kommen zirkuläre hexagonale Fixateure (Ilizarov, „Taylor spatial frame") zum Einsatz (Birch 2013; Sachs et al. 2015; Cherkashin et al. 2015; Tsibidakis et al. 2018; De Pablos et al. 2018; Saw et al. 2019). Diese scheinen in schweren Fällen ein besseres Korrekturresultat sowie weniger Komplikationen als akute Osteotomien aufzuweisen. Gleichzeitig bestehende distale femorale Varus- und distale tibiale Valgusfehlstellungen müssen in seltenen Fällen chirurgisch mit korrigiert werden.

In jedem Fall sind für die richtige Therapieentscheidung eine sorgfältige individuelle Evaluation der Gesamtsituation mit Schweregrad der Deformität zum Zeitpunkt der Intervention, psychosozialer Faktoren, chirurgischer Erfahrung sowie möglicher Risikofaktoren wie Übergewicht und Stoffwechselerkrankungen (insbesondere Vitamin-D-Mangel) unabdingbar (Burghardt et al. 2018; Vasiliadis et al. 2020). Des Weiteren müssen bei der Planung einer Operation die Bestimmung des Skelettalters und der Wachstumsprogredienz berücksichtigt werden, da das Skelettalter bei Patienten mit Morbus Blount akzeleriert sein kann (Sabharwal und Sabharwal 2017). Zur frühzeitigen Erkennung von Komplikationen und ungewollten Fehl- oder Überkorrekturen sind regelmäßige klinische und radiologische Nachkontrollen bis zum Wachstumsabschluss notwendig (Tab. 2).

Bei Ausbildung einer frühzeitigen Arthrose im weiteren Lebensverlauf kann die Implantation einer totalen Knieendoprothese erforderlich werden (Natoli et al. 2016; Janoyer 2019).

12.9 Zusammenfassung

Der M. Blount ist eine knöcherne Wachstumsstörung im Kindes- und Jugendalter am posteromedialen Anteil der proximalen Epi- und Metaphyse der Tibia, die zu einer typischen progressiven O-Bein-Deformität (Genu varum) führt (siehe Tab. 2). Es wird zwischen einer infantilen, juvenilen und adoleszenten Form unterschieden. Betroffen sind insbesondere übergewichtige dunkelhäutige Kinder afro-karibischen Ursprungs. Bei nicht eindeutiger Ätiologie scheint die pathologische Verbiegung sekundär durch eine mechanische Fehlbelastung des medialen Kompartimentes mit Verzögerung des Wachstums der medialen Tibiaepiphyse verursacht zu werden. Wichtige Faktoren der mechanischen Überlastung sind das häufig präsente Übergewicht und ein Vitamin D-Mangel. Klinisch zeigt sich eine variable Ausbildung der Varusdeformität der proximalen Tibia, eine vermehrte tibiale Innenrotation, Gangstörungen sowie in unilateralen Fällen eine Beinlängendifferenz. Typische radiologische Veränderungen werden in diversen Klassifikationen beschrieben. Therapeutisch kann konservativ mittels Orthese nur bei der milden infantilen Form behandelt werden. Sonst ist die Therapie immer operativ, wobei je nach Alter und Ausprägung verschiedene Verfahren zur Anwendung kommen.

Abb. 10 Röntgen-Ganzbeinstandaufnahme a.-p. **a** Im Alter von 2,5 Jahren mit deutlicher Medialisierung der Mikulicz-Linie und Varuswinkel rechts von 29°, links von 26,4°, **b** 1 Jahr postoperativ nach temporärer Epiphysiodese der proximalen lateralen Tibia mittels 8-Plates im Alter von 3 Jahren mit Varuswinkel rechts von 13° und links von 4°

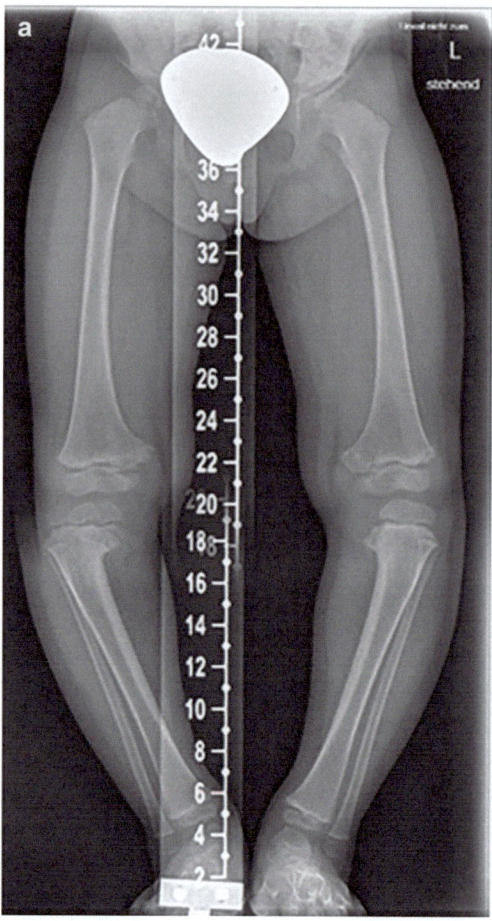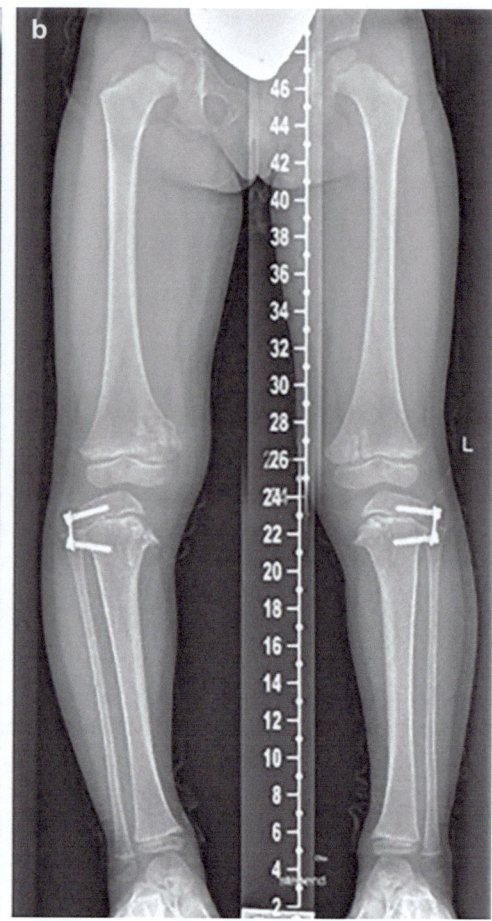

12.10 Kasuistik

12.10.1 Fallbeispiel 1: Infantiler Morbus Blount beidseitig mit lateraler Hemiepiphysiodese

Erstvorstellung im Alter von 21 Monaten bei klinischen O-Beinen beidseitig, weiblich, Laufbeginn mit 12 Monaten (Abb. 10 und 11).

12.10.2 Fallbeispiel 2: Infantiler Morbus Blount rechts mit Open-Wedge-Osteotomie der proximalen Tibia

Vorstellung bei einseitigem progressivem O-Bein rechts, weiblich, typische Läsion im Bereich der proximalen medialen Tibiaepiphysenfuge, Entscheidung zur Operation im Alter von 3 Jahren im Sinne einer 30°-Open-Wedge-Korrekturosteotomie, Auffüllung des Osteotomiespalts mittels Knochenersatzgranulat, postoperative Anlage eines Oberschenkelgipses, Mobilisierung für 2 Wochen unter Entlastung im Liegebuggy, nach 2 Wochen Beginn mit Teilbelastung, nach 4 Wochen schmerzfreies Gehen mit Vollbelastung (Abb. 12 und 13).

12.10.3 Fallbeispiel 3: Infantiler Morbus Blount beidseitig mit Open-Wedge-Osteotomie der proximalen Tibia

Vorstellung im Alter von 3,5 Jahren bei ausgeprägten O-Beinen beidseitig, weiblich, aus Ägypten, Entscheidung zur Operation mittels biplanarer Open-Wedge-Osteotomie der proximalen Tibia, postoperativ Anlage eines Oberschenkelgipses, Mobilisierung mittels Rollstuhl, zweizeitige Operation der Gegenseite im Abstand von 1 Woche (Abb. 14, 15 und 16).

Abb. 11 Röntgen-Ganzbeinstandaufnahme a.-p. **a** 2,5 Jahre postoperativ mit Varuswinkel rechts von 3° und Valguswinkel links von 4°, **b** nach Implantatentfernung links im Alter von 6,5 Jahren in Überkorrektur mit Valguswinkel von 8° und Varuswinkel rechts von 4° mit späterer zweizeitiger Implantatentfernung

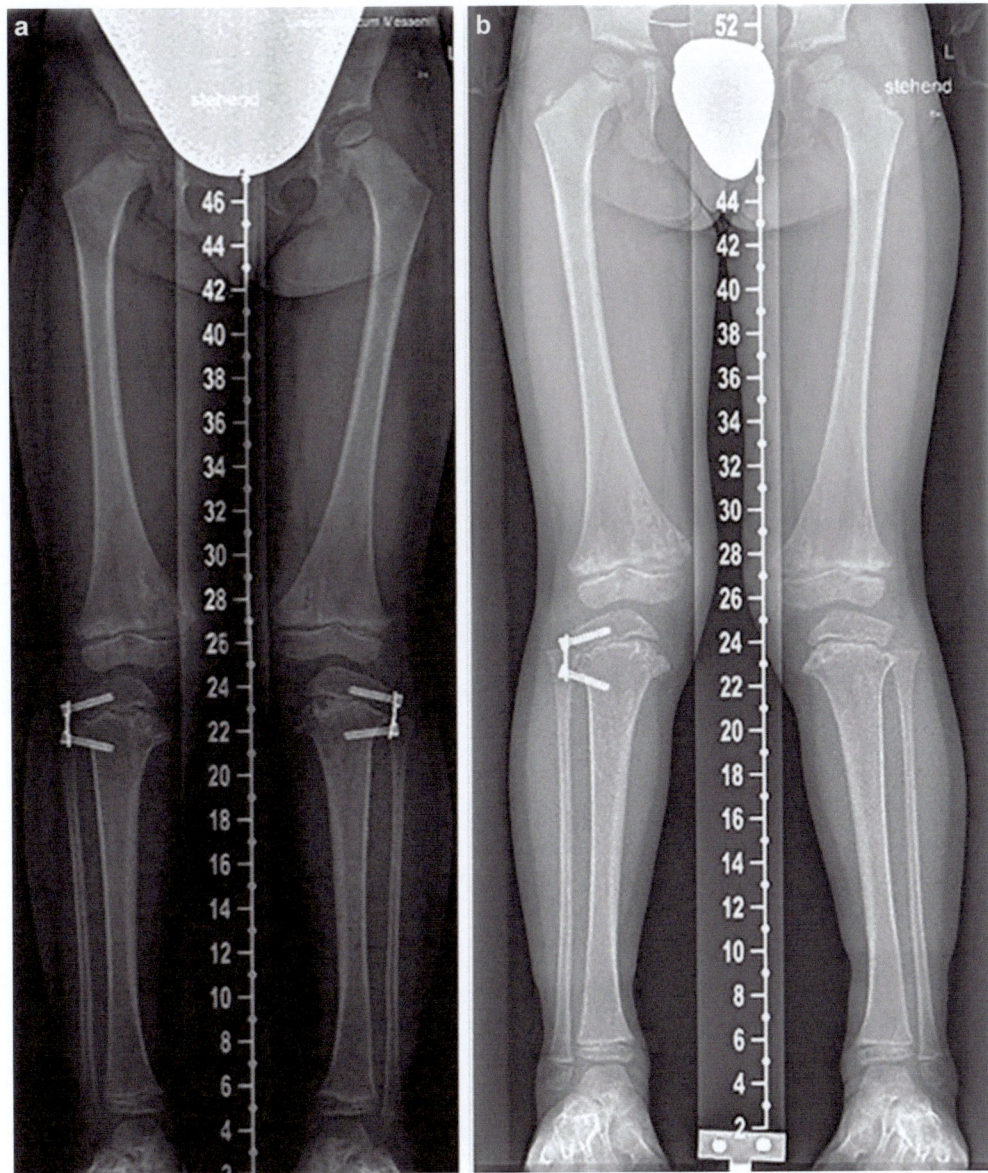

12.10.4 Fallbeispiel 4: Adoleszenter Morbus Blount linksseitig mit Open-Wedge-Osteotomie der proximalen Tibia

Vorstellung 13-jähriger Junge aufgrund eines progressiven O-Beins linksseitig mit Schmerzen im Bereich des medialen Kniekompartiments beim Fußballspielen, röntgenologisch typische Varisierung des medialen Tibiakopfes mit konsekutiver Achsabweichung von 8° Varus und leicht erhöhter Valgisierung des distalen Femurs (mechanischer lateraler distaler Femurwinkel von 85,5° und medialer proximaler Tibiawinkel von 77°), Indikationsstellung zur biplanaren Open-Wedge-Osteotomie bei noch deutlich offenen Wachstumsfugen und geplanter Überkorrektur von etwa 4° (Abb. 17 und 18).

Abb. 12 Röntgen-Ganzbeinstandaufnahme a.-p. **a** Im Alter von 20 Monaten, **b** im Alter von 3 Jahren mit Varuswinkel rechts von 33°

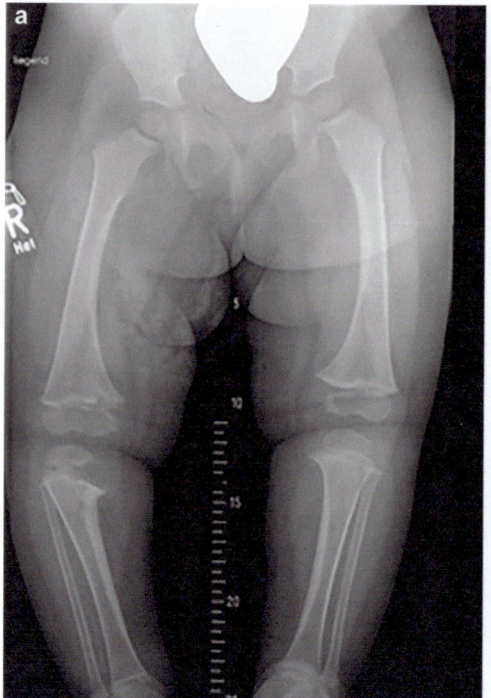
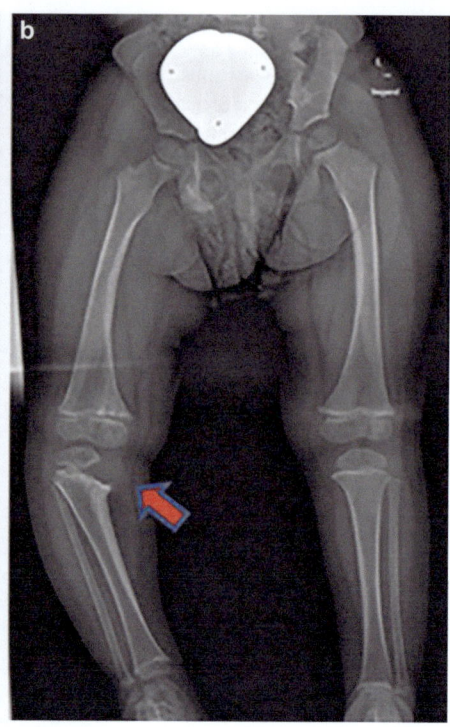

Abb. 13 Röntgen-Ganzbeinstandaufnahme a.-p.: 1 Jahr postoperativ (**a**) und 3 Jahre postoperativ (**b**). **b** Vor Implantatentfernung mit Remodeling der medialen proximalen Tibiaepi- und -metaphyse

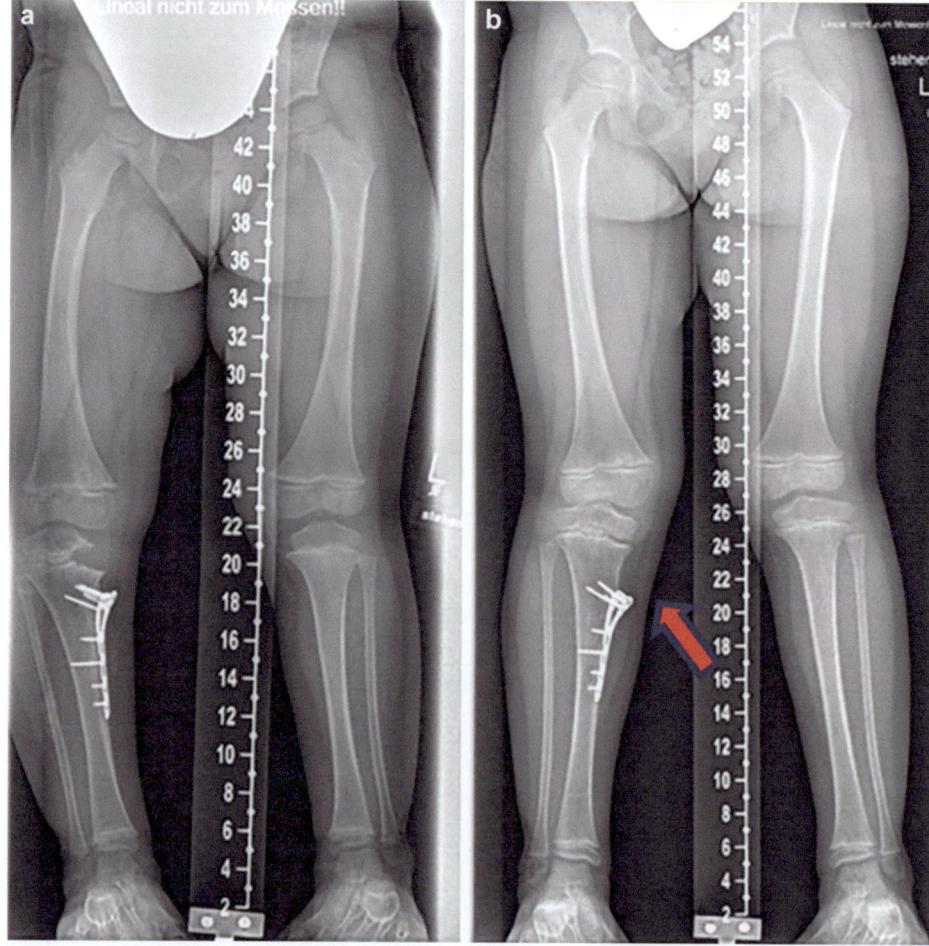

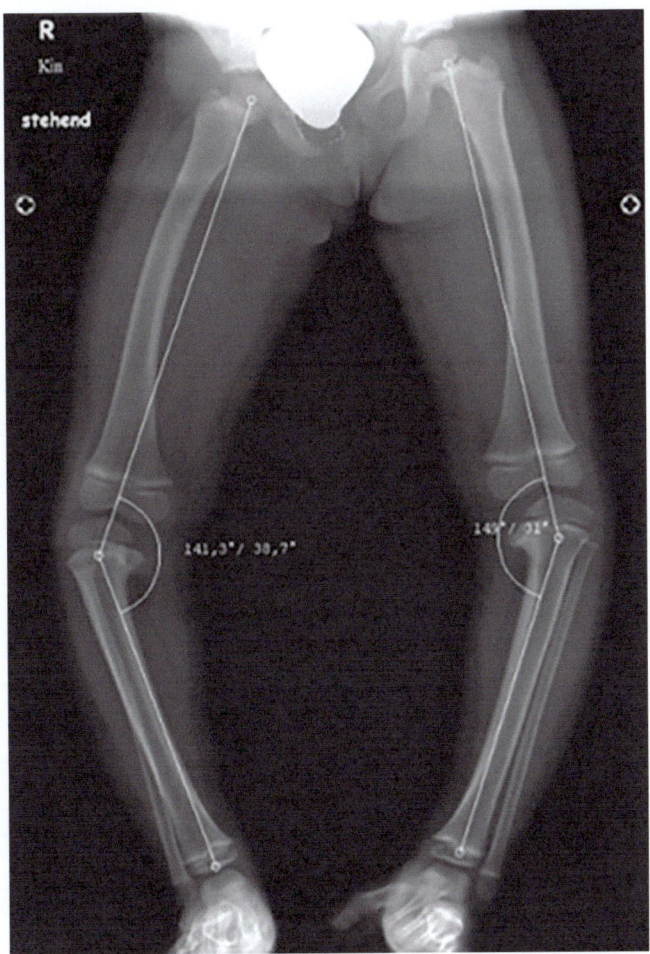

Abb. 14 Röntgen-Ganzbeinstandaufnahme a.-p. im Alter von 3,5 Jahren mit Varuswinkel rechts von 39° und links von 31°

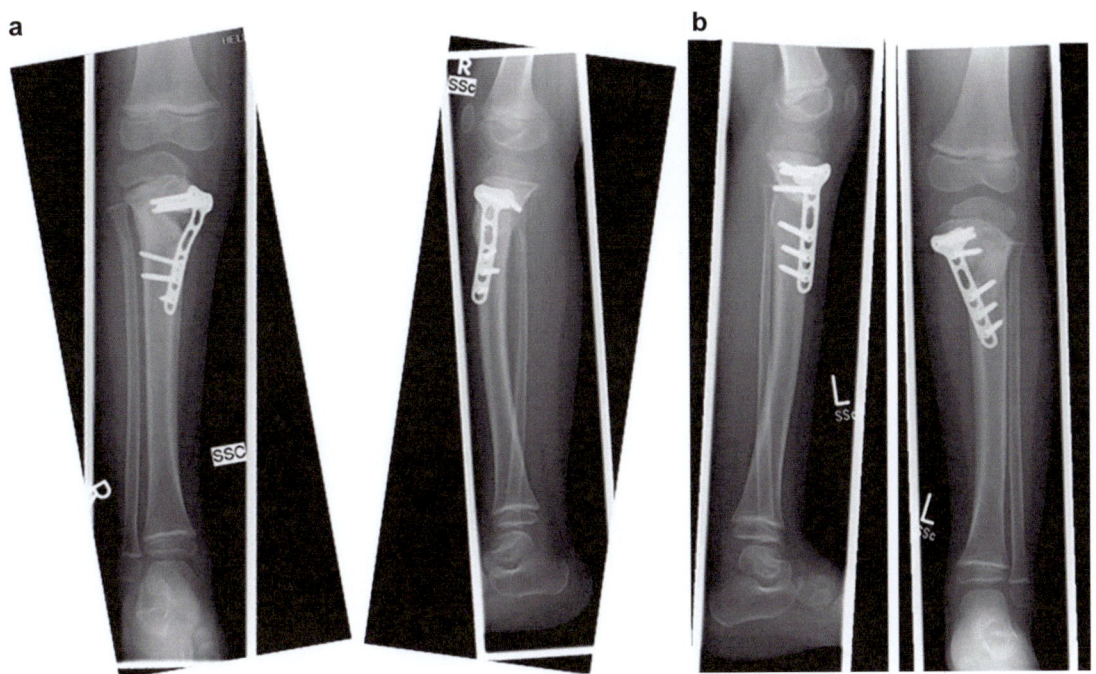

Abb. 15 Röntgen-Kniegelenkaufnahmen a.-p. und seitlich. **a** Rechtsseitig 6 Wochen postoperativ, **b** linksseitig 7 Wochen postoperativ

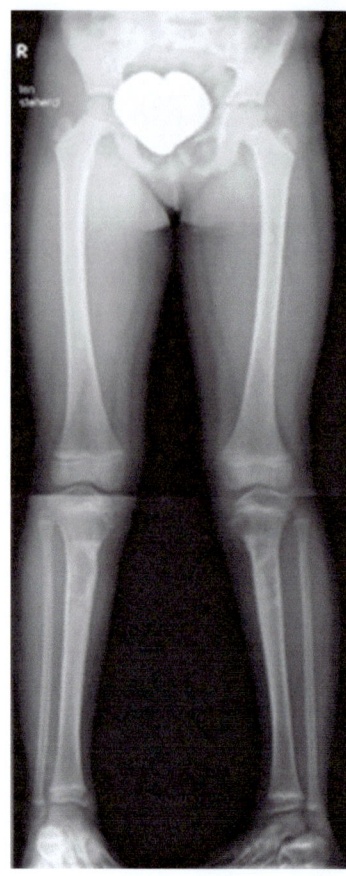

Abb. 16 Röntgen-Ganzbeinstandaufnahme a.-p. 2 Jahre postoperativ nach der Osteotomie und ca. 1 Jahr nach Metallentfernung in Ägypten mit Valguswinkel links von 3° und gerader Beinachse rechts

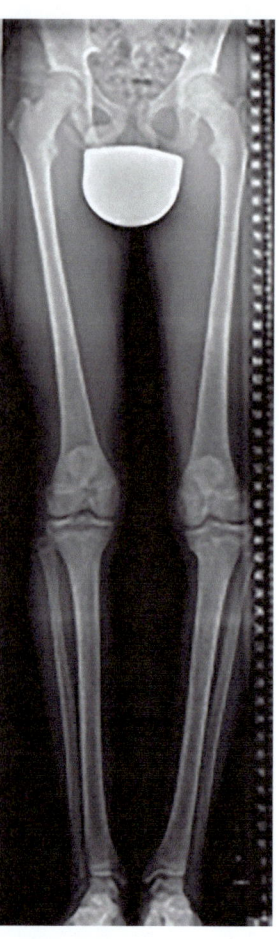

Abb. 17 Röntgen-Ganzbeinstandaufnahme a.-p. mit Varuswinkel von 8° linksseitig

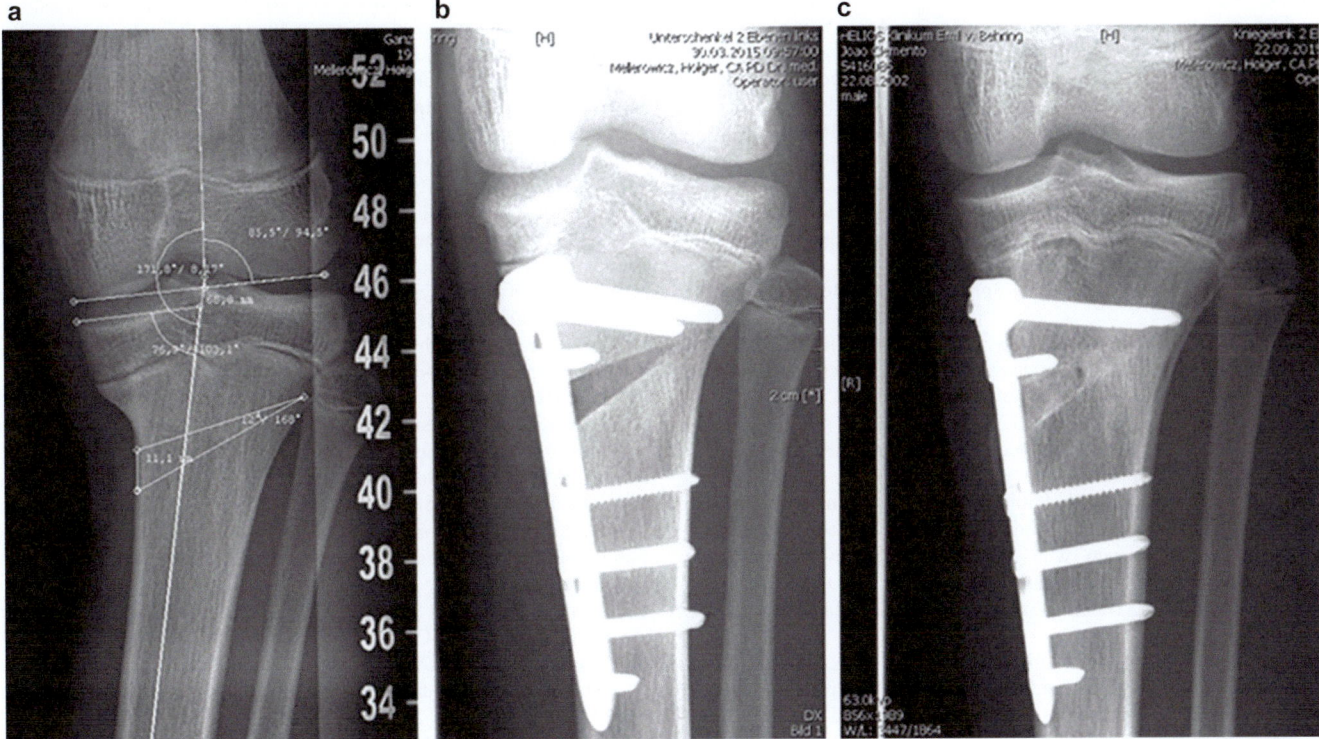

Abb. 18 Röntgenaufnahmen linkes Kniegelenk a.-p. **a** Präoperative Planung, **b** postoperative Kontrolle, **c** knöcherne Konsolidierung 9 Monate postoperativ

Literatur

Abraham E, Toby D, Welborn M, Helder CW, Murphy A (2019) New single-stage double osteotomy for late-presenting infantile tibia vara: a comprehensive approach. J Pediatr Orthop 39(5):247–256

Alsancak S, Guner S (2015) Orthosis effects on the gait of a child with infantile tibia vara. Case Rep Pediatr 2015:406359

Alsancak S, Guner S, Kınık H (2020) Improved gait parameters after orthotic treatment in children with infantile tibia vara. Sci Rep 10(1):3187

Birch JG (2013) Blount disease. J Am Acad Orthop Surg 21(7):408–418

Blount WP (1937) Tibia vara. Osteochondrosis deformans tibiae. J Bone Joint Surg Am 19:1–29

Burghardt RD, Herzenberg JE, Strahl A, Bernius P, Kazim MA (2018) Treatment failures and complications in patients with Blount disease treated with temporary hemiepiphysiodesis: a critical systematic literature review. J Pediatr Orthop B 27(6):522–529

Bushnell BD, May R, Campion ER, Schmale GA, Henderson RC (2009) Hemiepiphysiodesis for late-onset tibia vara. J Pediatr Orthop 29(3):285–289

Carter JR, Leeson MC, Thompson GH, Kalamchi A, Kelly CM, Makley JT (1988) Late onset tibia vara: a histopathologic analysis. A comparative evaluation with infantile tibia vara and slipped capital femoral epiphysis. J Pediatr Orthop 8(2):187–195

Catonné Y (1997) La maladie de Blount. Cahiers d'enseignement de la Société française d'orthopédie et traumatologie. Expansion Scientifique Française, Paris, S 147–163

Cherkashin AM, Samchukov ML, Birch JG, Da Cunha AL (2015) Evaluation of complications of treatment of severe Blount's disease by circular external fixation using a novel classification scheme. J Pediatr Orthop B 24(2):123–130

Cook SD, Lavernia CJ, Burke SW, Skinner HB, Haddad RJ Jr (1983) A biomechanical analysis of the etiology of tibia vara. J Pediatr Orthop 3(4):449–454

Davids JR, Blackhurst DW, Allen BL Jr (2000) Clinical evaluation of bowed legs in children. J Pediatr Orthop B 9(4):278–284

De Pablos J, Arbeloa-Gutierrez L, Arenas-Miquelez A (2018) Update on treatment of adolescent Blount disease. Curr Opin Pediatr 30(1):71–77

Erkus S, Turgut A, Kalenderer O (2019) Langenskiöld classification for Blount disease: is it reliable? Indian J Orthop 53(5):662–664

Erlacher P (1922) Deformierende Prozesse der Epiphysengegend bei Kindern. Arch Orthop Unfallchir 20:81

Fan B, Zhao C, Sabharwal S (2020) Risk factors for failure of temporary hemiepiphysiodesis in Blount disease: a systematic review. J Pediatr Orthop B 29:65–72

Funk SS, Mignemi ME, Schoenecker JG, Lovejoy SA, Mencio GA, Martus JE (2016) Hemiepiphysiodesis implants for late-onset tibia vara: a comparison of cost, surgical success and implant failure. J Pediatr Orthop 36:29–35

Giwa OG, Anetor JI, Alonge TO, Agbedana EO (2004) Biochemical observations in Blount's disease (infantile tibia vara). J Natl Med Assoc 96(9):1203–1207

Gordon JE, Heidenreich FP, Carpenter CJ et al (2005) Comprehensive treatment of late-onset tibia vara. J Bone Joint Surg Am 87:1561–1570

Gordon JE, Hughes MS, Shepherd K, Szymanski DA, Schoenecker PL, Parker L, Uong EC (2006a) Obstructive sleep apnoea syndrome in morbidly obese children with tibia vara. J Bone Joint Surg Br 88(1):100–103

Gordon JE, King DJ, Luhmann SJ, Dobbs MB, Schoenecker PL (2006b) Femoral deformity in tibia vara. J Bone Joint Surg Am 88(2):380–386

Griggs CL, Perez NP, Chan MC, Pratt JS (2019) Slipped capital femoral epiphysis and Blount disease as indicators for early metabolic surgical intervention. Surg Obes Relat Dis 15(10):1836–1841

Güven A, Hancılı S, Kuru Lİ (2014) Obesity and increasing rate of infantile Blount disease. Clin Pediatr (Phila) 53(6):539–543

Heflin JA, Ford S, Stevens P (2016) Guided growth for tibia vara (Blount' s disease). Medicine (Baltimore) 95:e4951

Hefti F, Hasler C, Krieg A (2015) Achsen und Längen. In: Kinderorthopädie in der Praxis, 3. Aufl. Springer-Verlag, Berlin/Heidelberg, S 634–645

Ho-Fung V, Jaimes C, Delgado J, Davidson RS, Jaramillo D (2013) MRI evaluation of the knee in children with infantile Blount disease: tibial and extra-tibial findings. Pediatr Radiol 43:1316–1326

Inaba Y, Saito T, Takamura K (2014) Multicenter study of Blount disease in Japan by the Japanese Pediatric Orthopaedic Association. J Orthop Sci 19(1):132–140

Jain JM, Inneh IA, Zhu H, Phillips WA (2020) Tension band plate (TBP)-guided hemiepiphysiodesis in Blount disease: 10-year single-center experience with a systematic review of literature. J Pediatr Orthop 40:e138–e143

Janoyer M (2019) Blount disease. Orthop Traumatol Surg Res 105(1S):111–121

Janoyer M, Jabbari H, Rouvillain JL, Sommier J, Py G, Catonné Y et al (2007) Infantile Blount's disease treated by hemiplateau elevation and epiphyseal distraction using a specific external fixator: preliminary report. J Pediatr Orthop B 16:273–280

Jardaly A, McGwin G Jr, Gilbert SR (2020a) Blount disease and obstructive sleep apnea: an under-recognized association? J Pediatr Orthop 40(10):604–607

Jardaly AH, Conklin M, Strom SF, Wall KC, Gilbert S (2020b) Prognostic reliability of a new classification system for Blount's disease. Cureus 12(5):e8353

LaMont LE, McIntosh AL, Jo CH, Birch JG, Johnston CE (2019) Recurrence after surgical intervention for infantile tibia vara: assessment of a new modified classification. J Pediatr Orthop 39:65–70

Langenskiöld A (1952) Tibia vara; osteochondrosis deformans tibiae; a survey of 23 cases. Acta Chir Scand 103(1):1–22

Langenskiöld A, Riska EB (1964) Tibia vara (osteochondrosis deformans tibiae): a survey of seventy-one cases. J Bone Joint Surg Am 46:1405–1420

Laoharojanaphand T, Ariyawatkul T, Kaewpornsawan K, Chotigavanichaya C, Wongcharoenwatana J, Eamsobhana P (2019) Medial metaphyseal slope as a predictor of recurrence in Blount disease. Orthop Surg 11(3):474–480

Laville JM, Wiart Y, Salmeron F (2010) Can Blount's disease heal spontaneously? Orthop Traumatol Surg Res 96:531–535

Levine AM, Drennan JC (1983) Physiological bowing and tibia vara. J Bone Joint Surg (A) 64:1158–1163

Lisenda L, Simmons D, Firth GB, Ramguthy Y, Kebashni T, Robertson AJ (2016) Vitamin D status in Blount disease. J Pediatr Orthop 36(5):e59–e62

Mayer SW, Hubbard EW, Sun D, Lark RK, Fitch RD (2019) Gradual deformity correction in Blount disease. J Pediatr Orthop 39:257–262

McIntosh AL, Hansen CL, Rathjen KE (2009) Treatment of adolescent tibia vara with hemiepiohysiodes: risk factors for failure. J Bone Joint Surg Am 91(12):2873–2879

Montgomery CO, Young KL, Austen M, Jo CH, Blasier RD, Ilyas M (2010) Increased risk of Blount disease in obese children and adolescents with vitamin D deficiency. J Pediatr Orthop 30(8):879–882

Mueller KL, Farley FA (2003) Superficial and deep posterior compartment syndrome following high tibial osteotomy for tibia vara in a child. Orthopedics 26(5):513–514

Murphy RF, Pacult MA, Barfield WR, Mooney JF (2020) Hemiepiphyseodesis for juvenile and adolescent tibia vara utilizing percutaneous transphyseal screws. J Pediatr Orthop 40:17–22

Musikachart P, Eamsobhana P (2020) Do different tibial osteotomy techniques affect sagittal alignment in children with Blount disease? Orthop Surg 12:770–775

Natoli RM, Nypaver CM, Schiff AP, Hopkinson WJ, Rees HW (2016) Total knee arthroplasty in patients with Blount disease or Blount-like deformity. J Arthroplast 31(1):124–127

Park BK, Park KB, Kwak YH, Jin S, Kim HW, Park H (2019) A comparative evaluation of tibial metaphyseal-diaphyseal angle changes between physiologic bowing and Blount disease. Medicine (Baltimore) 98(17):e15349

Park SS, Gordon JE, Luhmann SJ et al (2005) Outcome of hemiepiphyseal stapling for late-onset tibia vara. J Bone Joint Surg Am 87(10):2259–2266

Richards BS, Katz DE, Sims JB (1998) Effectiveness of brace treatment in early infantile Blount's disease. J Pediatr Orthop 18(3):374–380

Rivero SM, Zhao C, Sabharwal S (2015) Are patient demographics different for early-onset and late-onset Blount disease? Results based on meta-analysis. J Pediatr Orthop B 24(6):515–520

Sabharwal S (2015) Blount disease: an update. Orthop Clin North Am 46(1):37–47

Sabharwal S, Sabharwal S (2017) Treatment of infantile Blount disease: an update. J Pediatr Orthop 37(Suppl 2):26–31

Sabharwal S, Lee J Jr, Zhao CJ (2007a) Multiplanar deformity analysis of untreated Blount disease. J Pediatr Orthop 27:260–265. [Erratum in: J Pediatr Orthop. 2007;27:483]

Sabharwal S, Zhao C, McClemens E (2007b) Correlation of body mass index and radiographic deformities in children with Blount disease. J Bone Joint Surg Am 89(6):1275–1283

Sabharwal S, Wenokor C, Mehta A, Zhao CJ (2012) Intra-articular morphology of the knee joint in children with Blount disease: a case-control study using MRI. J Bone Joint Surg (A) 94:883–890

Sabharwal S, Sakamoto SM, Zhao C (2013) Advanced bone age in children with Blount disease. A case-control study. J Pediatr Orthop 33(5):551–557

Sabharwal SJ (2009) Blount disease. Bone Joint Surg (A) 91:1758–1776

Sachs O, Katzman A, Abu-Johar E, Eidelman M (2015) Treatment of adolescent Blount disease using Taylor spatial frame with and without fibular osteotomy: is there any difference? J Pediatr Orthop 35(5):501–506

Saw A, Phang ZH, Alrasheed MK, Gunalan R, Albaker MZ, Shanmugam R (2019) Gradual correction of proximal tibia deformity for Blount disease in adolescent and young adults. J Orthop Surg 27(3):1–8

Scott AC, Kelly CH, Sullivan E (2007) Body mass index as a prognostic factor in development of infantile Blount disease. J Pediatr Orthop 27(8):921–925

Shinohara Y, Kamegaya M, Kuniyoshi K, Moriya H (2002) Natural history of infantile tibia vara. J Bone Joint Surg Br 84(2):263–268

Souder C (2020) Infantile Blount's disease (tibia vara). OrthoBullets. https://www.orthobullets.com/pediatrics/4050/infantile-blounts-disease-tibia-vara. Zugegriffen am 29.03.2020

Stricker SJ, Edwards PM, Tidwell MA (1994) Langenskiöld classification of tibia vara: an assessment of interobserver variability. J Pediatr Orthop 14(2):152–155

Taussig MD, Powell KP, Cole HA, Nwosu SK, Hunley T, Romine SE, Iwinski H Jr, Talwalkar V, Warhoover T, Lovejoy SA, Mencio GA, Martus JE, Walker J, Milbrandt T, Schoenecker JG (2016) Prevalence of hypertension in pediatric tibia vara and slipped capital femoral epiphysis. J Pediatr Orthop 36(8):877–883

Terjesen T, Anticevic D (2018) Blount's disease successfully treated with intraepiphyseal osteotomy with elevation of the medial plateau of the tibia – a case report with 65 years' follow-up. Acta Orthop 89(6):699–701

Thompson GH, Carter JR (1990) Late-onset tibia vara (Blount's disease). Current concepts. Clin Orthop Relat Res (255):24–35

Tsibidakis H, Panou A, Angoules A, Sakellariou VI, Portinaro NM, Krumov J, Kanellopoulos AD (2018) The role of Taylor spatial frame in the treatment of Blount disease. Folia Med (Plovdiv) 60(2):208–215

Vasiliadis AV, Maris A, Gadikoppula S (2020) Tibia vara or Blount's disease: why an early diagnosis and treatment are important? Clin Pract 10:1222

Wenger DR, Mickelson M, Maynard JA (1984) The evolution and histopathology of adolescent tibia vara. J Pediatr Orthop 4(1):78–88

Teil III

Epiphysäre Osteochondrosen und Ossifikationsstörungen

Osteochondrosis dissecans

Kolja Gelse

Inhalt

13.1	**Besonderheiten**	99
13.1.1	Kniegelenk	100
13.1.2	Sprunggelenk	101
13.1.3	Ellenbogengelenk	101
13.2	**Diagnostik**	101
13.3	**Therapie**	101
13.3.1	Primärbehandlung	101
13.3.2	Konservative Therapie	101
13.3.3	Operative Therapie	102
13.4	**Komplikationen**	104
13.5	**Nachkontrollen**	105
13.6	**Nachbehandlung**	105
	Literatur	105

13.1 Besonderheiten

Die Osteochondrose (Osteochondrosis dissecans, OCD, OD) ist eine umschriebene Erkrankung des subchondralen Knochens, bei der es im Endstadium zu einer Ablösung des Knorpel-Knochen-Fragments mit Bildung von freien Gelenkkörpern kommen kann. Die OCD kann theoretisch alle Gelenke betreffen, sie tritt aber am häufigsten im Bereich der Femurkondylen des Kniegelenks (70 %), im Bereich der medialen Talusrolle und im Capitulum humeri des Ellbogengelenks auf. Die Erkrankung tritt insgesamt beim männlichen Geschlecht 2- bis 3-mal häufiger auf. Die Prävalenz beträgt etwa 20–30 pro 100.000 Einwohner.

Die Schwierigkeit in der Erforschung der Pathogenese der OCD besteht darin, dass die Erkrankung erst in fortgeschrittenen Stadien symptomatisch wird und damit frühe, asymptomatische Stadien schwer zu erfassen sind. Früher postulierte inflammatorische Mechanismen und genetische Faktoren konnten bislang nicht bestätigt werden. Stattdessen wird eine mechanisch-traumatische Genese mit repetitiven Impulsbelastungen in den Vordergrund gestellt, wobei insbesondere die gehäufte Inzidenz bei sportlich-aktiven Jugendlichen diese These unterstützt. Da die OCD vorzugsweise im Bereich von konvexen Gelenkstrukturen mit kritischer Vaskularisation auftritt, wird eine subchondrale Vaskularisationsstörung mit konsekutiver knöcherner Strukturstörung unterhalb des Gelenkknorpels als führender Pathomechanismus angenommen. Für das Verständnis der Pathogenese ist ein Einblick in die Skelettentwicklung notwendig. Während das Längenwachstum vor allem im Bereich der Wachstumsfugen stattfindet, erfolgt das „Dickenwachstum" im Bereich der gelenkbildenden Epiphysen appositionell ausgehend vom gelenkbildenden Knorpel. Dieser sog. AECC („articular-epiphyseal cartilage complex") (Abb. 1), umhüllt den knöchernen Epiphysenkern. Dieser gelenkbildende Knorpel wird von

K. Gelse (✉)
Unfallchirurgische Abteilung, Universitätsklinikum Erlangen, Erlangen, Deutschland
E-Mail: Kolja.Gelse@uk-erlangen.de

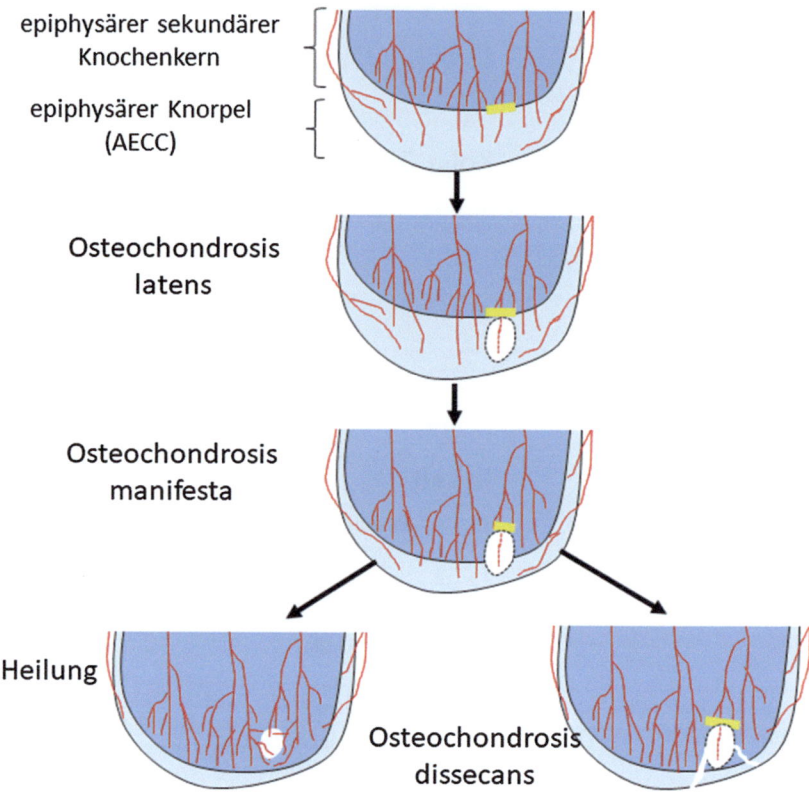

Abb. 1 Schema der Pathogenese der (juvenilen) OCD

der Knochenseite (Epiphysenkern) her durchblutet, und die Gefäße sind bei mechanischen Einwirkungen, insbesondere bei Scherbelastungen, gefährdet. Repetitive Mikro- oder Makrotraumen können dann zu Gefäßläsionen und Gefäßabbrüchen in der kritischen Knochen-Knorpel-Übergangszone der juvenilen Epiphyse führen (Abb. 1). Da es sich in bestimmten Gelenkanteilen um Endarterien ohne nennenswerte Kollateralverbindungen handelt, kann es zu einer lokal begrenzten, gestörten vaskulären Versorgung des Knorpels und später im Rahmen des enchondralen Ossifikationsprozesses auch des subchondralen Knochens kommen (McCoy et al. 2013; Olstad et al. 2013). Das heißt, aus der Minderperfusion resultiert zunächst eine „Stoffwechselstörung" (ggf. Nekrose) im epiphysären Knorpel („OD latens") mit konsekutiver, lokal gestörter enchondraler Ossifikation („OD manifesta") und dem Endstadium einer Knochennekrose (Abb. 1) (McCoy et al. 2013; Olstad et al. 2013). Dieses Areal kann im günstigen Fall wieder revaskularisiert werden, was nach „Remodelling" wieder zu einer Heilung führen kann. Aufgrund einer großen Dunkelziffer an solchen klinisch stummen OCD-Herden, werden Heilungsraten von 50 % geschätzt. Bleibt jedoch die notwendige Revaskularisierung aus, können Traumata bzw. hohe sportliche repetitive Belastungen die Bildung von Fissuren fördern, die sich vom nekrotischen subchondralen Areal bis zur Gelenkoberfläche erstrecken können. Als Folge kann sich im Endstadium daraus ein freier Gelenkkörper entwickeln (Osteochondrosis dissecans) (McCoy et al. 2013; Olstad et al. 2013). Ist ein solches Dissektat (Gelenkmaus) einmal gelöst, heilt es analog zu Pseudarthrosen unter mechanischer Beanspruchung in der Regel nicht wieder ein. Allerdings ist eine Nekrose zum Zeitpunkt der histologischen Untersuchung nicht immer nachzuweisen, sodass grundsätzlich eine multifaktorielle Genese mit unterschiedlicher Wichtung von Trauma, Ischämie und anderen Faktoren anzunehmen ist (Shea et al. 2013).

13.1.1 Kniegelenk

Die Prävalenz der Osteochondrosis dissecans im Bereich des Kniegelenks liegt bei Kindern (6–11 Jahre) bei 9/100.000 und bei Jugendlichen (12–19 Jahre) bei 22/100.000. Die Inzidenz wird im Kollektiv von 6–19 Jahren mit 9,5/100.000 angegeben (Kessler et al. 2014). Die OCD tritt insbesondere an konvexen Gelenkflächen auf, die durch einen langen intraossären Verlauf der Vasa nutricia charakterisiert sind. Daher ist im Kniegelenk der Prädilektionsort der OCD der laterale Bereich der medialen Femurkondyle nahe der Notchregion. Die den medialen Femurkondylus versorgenden Gefäße treten im Bereich der medialen Fläche der medialen Femurcondyle in das Foramen nutritium ein und verlaufen als Endarterien ohne relevante Anastomosen bis zur subchondralen Zone, somit handelt es sich hier um eine Zone kritischer Vaskularisation (Lankes et al. 2000).

13.1.2 Sprunggelenk

Die OCD im Bereich des Sprunggelenks tritt mit einer Inzidenz von 0,09 % und einer Prävalenz von 0,002 % zumeist im Bereich der medialen Talusschulter auf (Preiss et al. 2012). Sie ist im Bereich der medialen Talusschulter 4-mal häufiger als im Bereich der lateralen anzutreffen (Letts et al. 2003). Die OCD im Bereich des Talus entsteht meist im zweiten Lebensjahrzehnt, kann aber lange Zeit asymptomatisch bleiben und somit erst zu späteren Zeitpunkten diagnostiziert werden.

Der Talus hat keine muskulären oder sehnigen Ansätze, und die vaskuläre Versorgung ist dementsprechend kritisch. Der Talushals wird von Ästen der A. dorsalis pedis und der A. peronealis versorgt. Zudem werden die medialen Anteile des Taluskorpus von der A. tarsalis canalis versorgt, die der A. tibialis posterior entspringt. Das heißt, die Blutversorgung des tarsalen Doms erfolgt in einem retrograden Fluss und ist damit grundsätzlich kritisch und anfällig.

Von der OCD der medialen Talusschulter sind Knorpel-Knochen-Läsionen („flake fractures") abzugrenzen, die oft auch im Bereich der lateralen Talusschulter auftreten und ganz überwiegend akut traumatischer Genese oder Folge wiederholter Distorsionstraumata sind. Da bei akuten osteochondralen „flake fractures" im Gegensatz zur OCD die Vitalität des Knochens intakt ist, ergeben sich zum Teil andere therapeutische Optionen, die an anderer Stelle abgehandelt werden.

13.1.3 Ellenbogengelenk

Die OCD im Ellenbogenbereich ist insgesamt deutlich seltener als im Knie- oder Sprunggelenk und wird vor allem im Bereich des Capitulum humeri beobachtet. In der normalen Bevölkerung liegt die Prävalenz bei 0,02 %, kann bei aktiven Baseballspielern aber bis zu 3,4 % betragen (Kida et al. 2014). Die Erkrankung tritt zumeist bei sportlich aktiven Jugendlichen (10–17 Jahre) auf, die mit einer erhöhten (zumeist sportlichen) Belastung der oberen Extremität konfrontiert sind. Manche Autoren unterscheiden die OCD strikt von der avaskulären Nekrose des Capitulum humeri (Morbus Panner), die bei jüngeren Patienten auftritt (7–10 Jahre) und analog zur Legg-Calve-Perthes-Erkrankung des Hüftkopfes die gesamte Epiphyse des Kapitulums befällt (Krijnen et al. 2003). Bei beiden Entitäten wird für die Pathogenese eine mechanisch-traumatische Komponente diskutiert. Eine erhöhte Prävalenz wird bei intensiver Durchführung von Sportarten wie Baseball, Tennis oder Turnen beschrieben, die mit erhöhtem Valgusstress und damit erhöhten Kompressions- und Scherkräften im Ellenbogengelenk einhergehen.

13.2 Diagnostik

Die Symptomatik einer OCD kann sehr vielfältig und unspezifisch sein, wie belastungsabhängige Schmerzen, Gelenkerguss und Blockadegefühl im Gelenk. Daher erlaubt erst die Bildgebung die eindeutige Diagnosestellung einer OCD.

Bei frühen meist noch asymptomatischen Stadien der juvenilen Osteochondrose (<10. Lebensjahr) handelt es sich um rein kartilaginäre nekrotische Läsionen im Bereich der knorpeligen Epiphyse („OC latens"). Diagnostisch lassen sich diese frühen Läsionen nur kernspintomografisch durch eine Signalerhöhung im $T2^*$-Mapping darstellen. Später zeigt sich röntgenologisch und kernspintomografisch ein sklerotischer Randsaum („OC manifesta"). In der Folge kann entweder eine knöcherne Brückenbildung bis hin zur Spontanheilung oder eine progrediente Spaltbildung mit noch anheftendem Sequester oder losem Dissektat („OC dissecans") beobachtet werden.

In der Literatur sind zahlreiche Klassifikationen zur OCD beschrieben. Die meisten Klassifikationen orientieren sich hierbei an den bildgebenden diagnostischen Mitteln, wobei diese auch mit arthroskopischen und histologischen Befunden in Einklang zu bringen sind (Tab. 1). Die Einteilung in 4 Stadien hat sich für die meisten Gelenke durchgesetzt, wobei es sich in der Regel bei den Stadien I und II um stabile Läsionen und bei den Stadien III und IV um instabile Läsionen handelt.

13.3 Therapie

13.3.1 Primärbehandlung

Eine kausale Therapie ist bislang nicht bekannt. Die Primärtherapie ist zunächst rein symptomatisch und umfasst Schonung, Entlastung, Ruhigstellung, Kühlen und entsprechende Schmerztherapie. Nach erfolgter bildgebender Diagnostik ist dann eine spezifische Therapie indiziert. Diese richtet sich nach dem Alter des Patienten, dem Stadium der Erkrankung und der Lokalisation. Grundsätzlich ist die Therapie der juvenilen OCD primär konservativ, da meist eine stabile Läsion vorliegt (Stadien I und II). Eine operative Therapie ist bei Instabilität der Läsion bzw. bei freien Dissektaten notwendig.

13.3.2 Konservative Therapie

Kniegelenk
Die empfohlenen Therapieoptionen der OCD hängen ganz entscheidend vom Manifestationsalter und vom jeweiligen Stadium und letztlich von der Stabilität des OD-Herdes

Tab. 1 Stadieneinteilung der Osteochondrosis dissecans

OCD-Stadium	Röntgen (Bruns 1997)	MRT (Dipaola et al. 1991)	Arthroskopie (Dipaola et al. 1991; Brittberg und Winalski 2003)	Histologie
I	Normal	Intakter Knorpel; Knochenmarködem	Stabile Läsion mit Kontinuitätserhalt des Knorpels, jedoch Erweichung	
II	Sklerosesaum subchondral	Signalreiche Linie (Riss) im Gelenkknorpel; Demarkierung des Dissektats zum umliegenden Knochen	Partielle Diskontinuität mit Rissbildung im Gelenkknorpel, jedoch stabile Läsion	Subchondrale Sklerose mit Osteonekrose
III	Dissektat in situ, Sklerose, evtl. teilweise Dislokation erkennbar	Signalreiche Umrandung des Osteochondralen Fragments; Dissektat in situ, evtl. teilweise umspült von Gelenkflüssigkeit	Komplette Diskontinuität des Gelenkknorpels um die Läsion herum; Dissektat noch in situ (teilweise fixiert)	Dissektat mit Knorpelschicht; Osteonekrose im subchondralen Knochen; Sklerose des Dissektatbetts
IV	Dissektatbett leer, Dissektat disloziert, evtl. bereits Arthrosezeichen	Freies Dissektat (signalarm oder gemischt) disloziert als freier Gelenkkörper, Erguss, Synovitis	Dissektat komplett disloziert mit leerem Dissektatbett oder frei flottierendes Fragment	Wie bei Stadium III; fibröses Gewebe im Dissektatbett

ab. Ein prognostisch wichtiges Kriterium für den Übergang in eine instabile Läsion ist im MRT in der T2-Wichtung eine die OCD-Läsion umgebende signalreiche Linie. Bei subklinischen Stadien im juvenilen Gelenk („OC latens" und „OC manifesta") ist eine primäre konservative Therapie Methode der Wahl, denn für die juvenile OCD werden Spontanheilungsraten von 50–94 % beschrieben. Auch bei der adulten OCD kann ein konservativer Therapieversuch erfolgen, sofern es sich um eine stabile Läsion (Stadien I und II) handelt. Grundsätzlich wird eine Entlastung empfohlen mit dem Ziel einer Revaskularisation des OD-Herdes. Manche Autoren propagieren eine komplette Ruhigstellung in Gips. Allerdings muss die daraus resultierende Mangelernährung des Knorpels bedacht werden. Aus gelenkphysiologischer Sicht wird daher eine Entlastung mit freier Beweglichkeit, z. B. mittels Motorschiene, empfohlen (Bruns 1997). Ein konservativer Therapieversuch ist in gegebenen Fällen für 3–9 Monate vertretbar, bevor bei Beschwerdepersistenz operative Maßnahmen durchgeführt werden sollten (Karim et al. 2015).

Sprunggelenk
OCD kann ein Leben lang asymptomatisch bleiben, oder sie wird symptomatisch infolge eines Traumas. Als Zufallsbefund erkannte asymptomatische Fälle werden nicht therapiert. Bei den Stadien I und II steht die konservative Therapie im Vordergrund. Die Belastungsreduktion mit Unterarmgehstützen stellt hier die wichtigste Maßnahme dar (Zanon et al. 2014). Eine komplette Entlastung sollte aber nur kurzfristig erfolgen, da Gelenkknorpel eine gewisse axiale Druckbelastung zur Aufrechterhaltung seiner Homöostase benötigt (Hinterwimmer et al. 2004). Aus demselben Grund sollte die komplette Ruhigstellung in Gips nicht erfolgen. Stattdessen sollten physiotherapeutische Behandlungen begleitend erfolgen, um die Beweglichkeit und Propriozeption zu verbessern. Bei Kindern unter 12 Jahren sollte die konservative Therapie zumindest für 1 Jahr durchgeführt werden, bevor operative Methoden angewendet werden.

Ellenbogengelenk
Während beim Morbus Panner die konservative Therapie mit Belastungseinschränkung durch Verzicht von Sportarten mit erhöhter (insbesondere valgischer) Ellenbogenbelastung im Vordergrund steht, ist bei der OCD im Ellenbogen nur dann eine konservative Therapie indiziert, solange die Läsion stabil ist, freie Gelenkkörper ausgeschlossen werden können und das Ellenbogengelenk frei beweglich ist. Wie beim Morbus Panner sollte eine Karenz für Sportarten eingehalten werden, die mit einer valgischen Belastung des Ellenbogen einhergehen, wie Tennis, Baseball oder Turnen.

13.3.3 Operative Therapie

Kniegelenk
Im Stadium II kann bei Beschwerdesymptomatik eine antero- oder retrograde Anbohrung durchgeführt werden. Das Ziel besteht hierbei darin, durch das Anbohren vitale Zellen in das Defektareal zu leiten und neue Gefäßkanäle zu generieren. Die anterograde Anbohrung kann unter arthroskopisch-visueller Kontrolle erfolgen, führt aber zu Perforationen des Gelenkknorpels. Mittels retrograder Bohrung wird der Gelenkknorpel zwar intakt belassen, erfordert aber eine gewissenhafte röntgenologische Kontrolle, um den OD-Herd korrekt zu treffen. Beim jugendlichen Patienten sollte die Epiphysenfuge streng geschont werden. Letztlich zeigten anterogrades und retrogrades Vorgehen ähnliche Ergebnisse (Karim et al. 2015; Pennock et al. 2013).

In den Stadien III und IV kann ein Refixationsversuch nach zuvorigem Debridement unternommen werden (Abb. 2). Das Debridement sollte gewissenhaft durchgeführt werden, um die sklerosierte Randschicht komplett zu entfernen. Je nach Größe und Tiefe des subchondralen Knochendefekts ist ggf. auch zusätzlich eine Spongiosaplastik notwendig, um nach ausgiebigem Debridement das Niveau der Gelenkfläche wiederherzustellen. Spongiosa kann entweder aus dem Tibiakopf oder Beckenkamm entnommen werden.

Im Stadium IV müssen für eine Refixation die Qualität und Vitalität des Knorpels und des Knochens kritisch evaluiert werden. Bei nekrotischem Knochen oder fragmentiertem Knorpel ist eine Refixation kaum noch sinnvoll. Ein alleiniges Debridement wird im Kniegelenk allerdings nicht empfohlen.

In diesen Fällen bietet sich bei kleineren umschriebenen Defekten (2–6 cm^2) die osteochondrale Autografttransplantation (OATS) an. Aus biomechanisch wenig belasteten Randbereichen des Gelenks (Kondylen oder Trochlea) werden ein oder mehrere osteochondrale Transplantate unter Verwendung spezieller Stanzen gewonnen. Da die Defektareale mit Stanzen vorbereitet werden, die einen minimal geringeren Durchmesser aufweisen, kann eine stabile Press-Fit-Verankerung erzielt werden. Da die Kontur und das Niveau der Gelenkoberfläche exakt rekonstruiert werden müssen, handelt es sich um ein sehr anspruchsvolles Verfahren.

Bei größeren Defekten (>4 cm^2) kann zur Deckung der Spongiosaplastik auch die autologe Chondrozytentransplantation (ACT) als Sandwich-Technik angewendet werden. Dieses aufwendige zweizeitige Verfahren mit Vermehrung der Knorpelzellen ex vivo zählt bei traumatischen Knorpeldefekten mittlerweile zu einem etablierten Verfahren (Niemeyer et al. 2016). Meist werden aufgrund der besseren Handhabbarkeit die Chondrozyten gebunden in einer Biomatrix („matrix-associated chondrocyte transplantation", MACT) appliziert.

Bei großen und sehr tiefen Knochendefekten sowie in konvexen Gelenkarealen sollten kortikospongiöse Grafts appliziert werden, um die biomechanischen Eigenschaften (Steifigkeit) der subchondralen Knochenlamelle wieder herzustellen (Zellner et al. 2017). Durch eine präoperativ gewissenhafte Planung lassen sich aus dem Beckenkamm Transplantate gewinnen, die aufgrund ihrer Formgebung eine Rekonstruktion von konvexen und konkaven Konturen ermöglichen.

Statt der aufwendigen autologen Chondrozytentransplantation werden zunehmend einzeitige Verfahren propagiert, die auf dem Einwandern von mesenchymalen Stammzellen („mesenchymal stem cells", MSCs) (z. B. aus dem Knochenmark) basieren. Diese sog. *Matrix-augmentierte Knochenmarkstimulation* basiert auf der Applikation von Scaffolds, die den einwandernden MSCs Halt bieten und die Möglichkeit der Ausbildung von Knorpelreparaturgewebe gewährleisten (Niemeyer et al. 2018).

Grundsätzlich sollten auch Begleitpathologien im Therapieregime berücksichtigt werden, wobei insbesondere ligamentäre Insuffizienzen behoben werden sollten. Auch bei Achsfehlstellungen sollte zudem großzügig die Indikation zur Korrekturosteotomie gestellt werden, um das physiologische Alignement oder sogar eine leichte Überkorrektur zu realisieren.

Sprunggelenk

Bei erhaltenem Knorpelüberzug (Stadien I und II) kann bei Versagen der konservativen Therapie eine retrograde Anbohrung erfolgen, die unter fluoroskopischer und arthroskopischer Kontrolle durchgeführt wird (Abb. 3). Wenn möglich sollte der aufgebohrte Defekt mit autologer Spongiosa über die Bohrkanäle aufgefüllt werden (Zengerink et al. 2010).

Beim Stadium III ist bei vitalem Fragment die Refixation des Dissektats anzustreben, wobei die Verankerung mit bioresorbierbaren Pins oder unter Niveau versenkten Schrauben

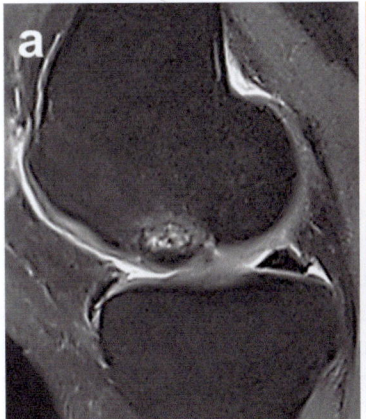 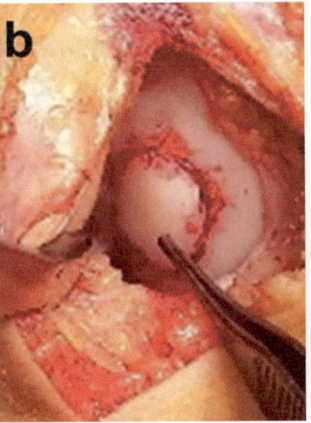 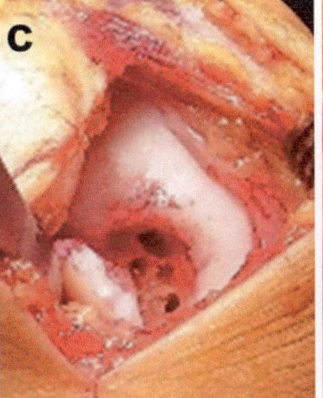 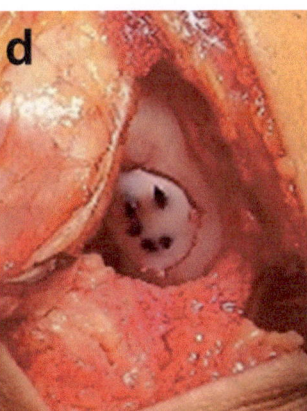

Abb. 2 OCD der medialen Femorkondyle im Stadium III. **a** MRT (TR: 4080 ms, TE: 32 ms); **b** Dissektat in situ; **c** Debridement, Anfrischen der Sklerose; **d** Refixation des osteochondralen Fragments (inkl. Spongiosaplastik)

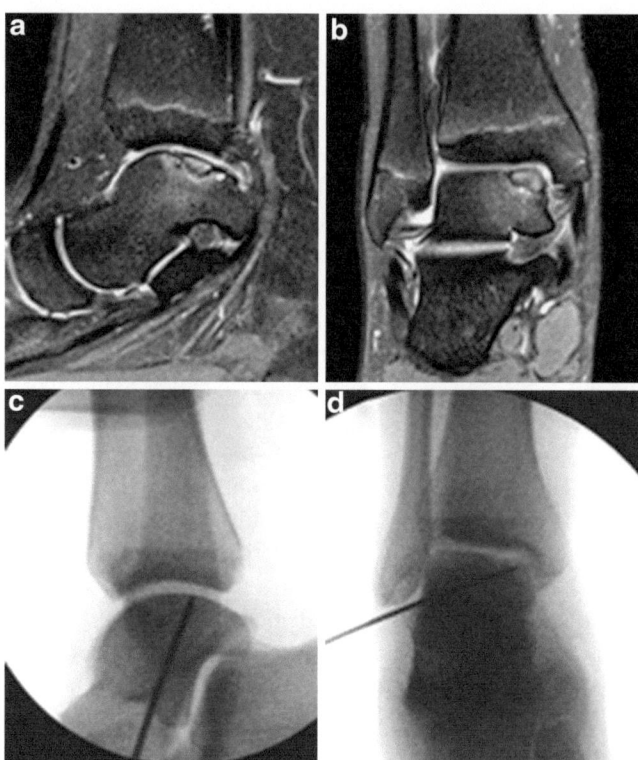

Abb. 3 OCD im Stadium III bei einer 13 Jahre alten Patientin: MRT (TR: 3000; TE: 38) sagital (**a**) und coronar (**b**); intraoperative Bildwanderaufnahmen seitlich (**c**) und a.p. (**d**) bei retrograder Anbohrung unter arthroskopischer Kontrolle

erfolgt. Bei chronischen Läsionen muss auf ein gewissenhaftes Debridement des Dissektatbetts geachtet werden, die ggf. mit Applikation von Spongiosa aus dem Beckenkamm oder Tibiakopf kombiniert werden sollte.

Bei geschädigtem Gelenkknorpel im Stadium III oder IV ist oft ein Debridement von nekrotischem Knochengewebe, Entfernung des nekrotischen Fragments und antegrade Knochenmarkstimulation (MFX, Drilling) indiziert. Wichtig ist hierbei die sklerosierte, subchondrale, kalzifizierte Schicht zu durchbrechen oder zu entfernen, um pluripotenten Stammzellen das Einwachsen zu ermöglichen. Diese Technik kann mit der Applikation eines azellulären Scaffolds kombiniert werden. Hierbei kann z. B. die Applikation von flüssigen Kollagenimplantaten (ChondroFiller Liquid®) rein arthroskopisch erfolgen, wohingegen die Abdeckung mit einer Kollagenmembran (AMIC®) meist offen erfolgt.

Bei größeren Defekten zeigt auch die Knorpelzelltransplantation in Verbindung mit Spongiosaplastik (Sandwich-Technik) sehr gute Ergebnisse (Niemeyer et al. 2012). Es kommen im Sprunggelenk meist die Scaffold-assoziierte Technik („matrix-associated chondrocyte transplantation"; MACT) zum Einsatz. Nachteil sind die hohen Kosten und eine erforderliche zweizeitige Operation.

Bei sehr tiefen Defekten kann durch Transplantation einer osteochondralen Autografttransplantation (OATS) oder mehrerer Zylinder (Mosaikarthroplastik) die Gelenkflächenkontinuität mit hyalinem Knorpel wieder hergestellt werden. Meist werden die Zylinder aus dem Kniegelenk gewonnen und in Press-Fit-Technik appliziert. Bei richtiger Anwendung dieses anspruchsvollen Verfahrens können kurz- und mittelfristig sehr gute klinische Ergebnisse erzielt werden (Imhoff et al. 2011). Allerdings muss hierbei jedoch genau die Kongruenz der Gelenkoberfläche mit Krümmungsradius und Knorpeldicke berücksichtigt werden. Weiterhin tragen eine notwendige Innenknöchelosteotomie/Arthrotomie sowie der nicht unerhebliche Entnahmedefekt zur insgesamt strengen Indikationsstellung dieses Verfahrens bei.

Ellenbogengelenk

Die OCD des Capitulum humeri sollte dann operativ behandelt werden, sobald es sich um eine instabile Läsion handelt (Stadium III) oder bereits freie Gelenkkörper vorliegen (Stadium IV). Sofern möglich, sollte das Dissektat mit resorbierbaren Pins oder transossären Nahttechniken refixiert werden. Andernfalls stehen neben der Entfernung freier Gelenkkörper und dem Debridement auch die Mikrofrakturierung oder anterograde Anbohrung des Defekts als einfache arthroskopisch durchführbare Maßnahmen zur Verfügung, die letztlich auch aufgrund der meist kleinen Defektgröße mit guten klinischen Ergebnissen einhergehen (Imhoff et al. 2011; Bexkens et al. 2017). Mitunter wird bei großen (>1 cm) und instabilen OCD-Läsionen auch der osteochondrale Zylindertransfer beschrieben. Dieses anspruchsvolle Verfahren wird allerdings erst nach Schluss der Wachstumsfuge empfohlen (Kirsch et al. 2016). Auch beim Ellenbogen sind jedoch im Rahmen der operativen Therapie Bandinsuffizienzen zu berücksichtigen. Hier sollte besonders auf eine Insuffizienz des ulnaren Bandkomplexes geachtet werden, der dann operativ rekonstruiert und/oder augmentiert werden sollte.

13.4 Komplikationen

Die häufigste Komplikation der konservativen Therapie stellt die Progredienz der Läsion dar, die mit dem Übergang vom stabilen zum instabilen Dissektat mit Gelenkblockaden einhergeht. Das Resultat ist letztlich die progrediente Gelenkknorpelschädigung bis hin zur Arthrose mit progredienter Bewegungseinschränkung des gesamten betroffenen Gelenks.

Die Komplikationen der operativen Therapie sind vielfältig. Aufgrund der kritischen Knochendurchblutung ist die fehlende Einheilung/Integration der applizierten Grafts oder Spongiosa im Sinne einer Pseudarthrose nicht selten zu beobachten. Auf der Ebene des Gelenkknorpels verbleibt oft eine

Spaltbildung, oder der Reparaturknorpel erreicht nicht die Qualität von hyalinem Gelenkknorpel. Grundsätzlich ist das langfristige Risiko der lokalen Knorpeldegeneration und einer entstehenden Arthrose des gesamten Gelenks auch im Falle einer erfolgreichen Rekonstruktion erhöht, wobei die Refixation des osteochondralen Fragments und Defektrekonstruktionen eine deutlich bessere Prognose haben als das alleinige Debridement.

13.5 Nachkontrollen

Eine dradiologische Kontrolle sollte zumindest vor Belastungsaufnahme (6 Wochen) und vor Freigabe von sportlicher Belastung (12 Wochen) erfolgen. Kernspintomografische Aufnahmen zeigen in den ersten Monaten nach operativer Versorgung meist noch ein ausgeprägtes Knochenmarksödem, sodass eine dezidierte Beurteilung des Heilungsvorgangs durch MRT-Diagnostik zumindest nach 6 und 12 Monaten erfolgen sollte.

13.6 Nachbehandlung

Die Nachbehandlung richtet sich nach der Art der Therapie und der Lokalisation im Gelenk. Die Dauer der Entlastung bei konservativen Therapieversuchen bei Frühstadien der OCD sollte mindestens 6 Wochen umfassen. Auch nach durchgeführter operativer Therapie zur Integration refixierter Fragmente bzw. Ausreifung des Regeneratgewebes sind 6 Wochen Entlastung oder Teilbelastung indiziert.

Die Wiederaufnahme sportlicher Tätigkeit hängt vom Typ der Läsion, der Lokalisation, der Behandlung und letztlich natürlich auch von der geplanten sportlichen Belastung ab. Grundsätzlich ist ein „Return-to-Sports" erst nach biologischer Heilung zu empfehlen. Im Falle refixierter osteochondraler Fragmente oder nach Knorpelzelltransplantation kann das Zeitintervall bis zur Freigabe von hochbelasteten Sportarten 3–6 Monate und länger betragen.

Literatur

Bexkens R, van den Ende KIM, Ogink PT, van Bergen CJA, van den Bekerom MPJ, Eygendaal D (2017) Clinical outcome after arthroscopic debridement and microfracture for osteochondritis dissecans of the capitellum. Am J Sports Med 45:2312–2318

Brittberg M, Winalski CS (2003) Evaluation of cartilage injuries and repair. J Bone Joint Surg Am 85-A(Suppl 2):58–69

Bruns J (1997) Osteochondrosis dissecans. Orthopade 26:573–584

Dipaola JD, Nelson DW, Colville MR (1991) Characterizing osteochondral lesions by magnetic resonance imaging. Arthroscopy 7:101–104

Hinterwimmer S, Krammer M, Krotz M, Glaser C, Baumgart R, Reiser M, Eckstein F (2004) Cartilage atrophy in the knees of patients after seven weeks of partial load bearing. Arthritis Rheum 50:2516–2520

Imhoff AB, Paul J, Ottinger B, Wortler K, Lammle L, Spang J, Hinterwimmer S (2011) Osteochondral transplantation of the talus: long-term clinical and magnetic resonance imaging evaluation. Am J Sports Med 39:1487–1493

Karim AR, Cherian JJ, Jauregui JJ, Pierce T, Mont MA (2015) Osteonecrosis of the knee: review. Ann Transl Med 3:6

Kessler JI, Nikizad H, Shea KG, Jacobs JC Jr, Bebchuk JD, Weiss JM (2014) The demographics and epidemiology of osteochondritis dissecans of the knee in children and adolescents. Am J Sports Med 42:320–326

Kida Y, Morihara T, Kotoura Y, Hojo T, Tachiiri H, Sukenari T, Iwata Y, Furukawa R, Oda R, Arai Y, Fujiwara H, Kubo T (2014) Prevalence and clinical characteristics of osteochondritis dissecans of the humeral capitellum among adolescent baseball players. Am J Sports Med 42:1963–1971

Kirsch JM, Thomas J, Bedi A, Lawton JN (2016) Current concepts: osteochondritis dissecans of the capitellum and the role of osteochondral autograft transplantation. Hand (N Y) 11:396–402

Krijnen MR, Lim L, Willems WJ (2003) Arthroscopic treatment of osteochondritis dissecans of the capitellum: report of 5 female athletes. Arthroscopy 19:210–214

Lankes M, Petersen W, Hassenpflug J (2000) Arterial supply of the femoral condyles. Z Orthop Ihre Grenzgeb 138:174–180

Letts M, Davidson D, Ahmer A (2003) Osteochondritis dissecans of the talus in children. J Pediatr Orthop 23:617–625

McCoy AM, Toth F, Dolvik NI, Ekman S, Ellermann J, Olstad K, Ytrehus B, Carlson CS (2013) Articular osteochondrosis: a comparison of naturally-occurring human and animal disease. Osteoarthr Cartil 21:1638–1647

Niemeyer P, Salzmann G, Schmal H, Mayr H, Sudkamp NP (2012) Autologous chondrocyte implantation for the treatment of chondral and osteochondral defects of the talus: a meta-analysis of available evidence. Knee Surg Sports Traumatol Arthrosc 20:1696–1703

Niemeyer P, Albrecht D, Andereya S, Angele P, Ateschrang A, Aurich M, Baumann M, Bosch U, Erggelet C, Fickert S, Gebhard H, Gelse K, Gunther D, Hoburg A, Kasten P, Kolombe T, Madry H, Marlovits S, Meenen NM, Muller PE, Noth U, Petersen JP, Pietschmann M, Richter W, Rolauffs B, Rhunau K, Schewe B, Steinert A, Steinwachs MR, Welsch GH, Zinser W, Fritz J (2016) Autologous chondrocyte implantation (ACI) for cartilage defects of the knee: a guideline by the working group „Clinical Tissue Regeneration" of the German Society of Orthopaedics and Trauma (DGOU). Knee 23:426

Niemeyer P, Becher C, Buhs M, Fickert S, Gelse K, Gunther D, Kaelin R, Kreuz P, Lutzner J, Nehrer S, Madry H, Marlovits S, Mehl J, Ott H, Pietschmann M, Spahn G, Tischer T, Volz M, Walther M, Welsch G, Zellner J, Zinser W, Angele P (2018) Significance of matrix-augmented bone marrow stimulation for treatment of cartilage defects of the knee: a consensus statement of the DGOU working group on tissue regeneration. Z Orthop Unfall 156:513

Olstad K, Hendrickson EH, Carlson CS, Ekman S, Dolvik NI (2013) Transection of vessels in epiphyseal cartilage canals leads to osteochondrosis and osteochondrosis dissecans in the femoropatellar joint of foals; a potential model of juvenile osteochondritis dissecans. Osteoarthr Cartil 21:730–738

Pennock AT, Bomar JD, Chambers HG (2013) Extra-articular, intraepiphyseal drilling for osteochondritis dissecans of the knee. Arthrosc Tech 2:e231–e235

Preiss A, Heitmann M, Frosch KH (2012) Osteochondritis dissecans of the talus. Diagnosis and treatment. Unfallchirurg 115:1099–1108; quiz 1109–1110

Shea KG, Jacobs JC Jr, Carey JL, Anderson AF, Oxford JT (2013) Osteochondritis dissecans knee histology studies have variable findings and theories of etiology. Clin Orthop Relat Res 471:1127–1136

Zanon G, Di Vico G, Marullo M (2014) Osteochondritis dissecans of the talus. Joints 2:115–123

Zellner J, Grechenig S, Pfeifer CG, Krutsch W, Koch M, Welsch G, Scherl M, Seitz J, Zeman F, Nerlich M, Angele P (2017) Clinical and radiological regeneration of large and deep osteochondral defects of the knee by bone augmentation combined with matrix-guided autologous chondrocyte transplantation. Am J Sports Med 45:3069–3080

Zengerink M, Struijs PA, Tol JL, van Dijk CN (2010) Treatment of osteochondral lesions of the talus: a systematic review. Knee Surg Sports Traumatol Arthrosc 18:238–246

Osteochondrosis dissecans am Ellenbogengelenk

Stephan Vogt

Inhalt

14.1	Einleitung	107
14.2	Ätiologie	107
14.2.1	Osteochondritis dissecans	107
14.2.2	Morbus Panner	108
14.3	Klinik der osteochondralen Läsion und des M. Panner	108
14.4	Untersuchung	108
14.5	Bildgebung und Klassifikation	108
14.6	Therapie	109
14.6.1	Osteochondrale Läsion	109
14.6.2	Morbus Panner	111
14.7	Fazit für die Praxis	112
	Literatur	112

14.1 Einleitung

Aufgrund mehrerer, z. T. auch multifaktorieller Pathomechanismen ist die Osteochondrosis (Osteochondritis) dissecans (OD) eine nicht klar definierte Erkrankung. Deshalb sollten diese Erkrankungen besser als osteochondrale Läsionen (OCL) bezeichnet werden. Eine osteochondrale Läsion des Ellenbogengelenks tritt meist im Bereich des Capitulum humeri auf (Vogt et al. 2011; Ruchelsman et al. 2010). Betroffene sind meist Jugendliche, die intensiv Turnen, Wurf- und Überkopfsportarten ausüben. Die OCL des Ellenbogens wird vor allem in amerikanischen und japanischen Publikationen bei jungen Baseballspielern beschrieben (Mihara et al. 2009, 2010; Takeda et al. 2002; Yamamoto et al. 2006). Sehr wahrscheinlich basiert in diesen Fällen die Erkrankung auf einer mikrotraumatischen Genese.

Abzugrenzen von der OCL ist der Morbus Panner. Hierbei handelt es sich um eine juvenile Osteonekrose des gesamten Capitulum humeri, deren Äquivalent an der Hüfte der Morbus Perthes ist (Panner 1929). Er tritt hauptsächlich bei Jungen unter 10 Jahren auf und hat einen benignen Krankheitsverlauf (Kobayashi et al. 2004).

14.2 Ätiologie

14.2.1 Osteochondritis dissecans

Der deutsche Chirurg Franz König war 1888 der Erstbeschreiber einer Osteochondrosis dissecans (OD) (König 1888). Aus seiner Sicht war die Ursache ein subchondraler Entzündungsprozess mit Ausbildung freier Gelenkkörper. Die genaue Ätiopathogenese der OD ist bis heute nicht geklärt (Ruchelsman et al. 2010; Edmonds und Polousky 2013). Neben einer entzündlichen Genese werden (mikro)traumatische, vaskuläre sowie genetische Faktoren diskutiert (Bradley und Petrie 2001; Kusumi et al. 2006; Schenck et al. 1994;

Yadao et al. 2004). Aufgrund der nicht klaren Ätiologie ist daher, wie oben beschrieben, besser von osteochondralen Läsionen (OCL) zu sprechen.

Im Bereich des Capitulum humeri wird angenommen, dass im Wesentlichen repetitive Traumata an der Ausbildung der osteochondralen Läsion beteiligt sind (Kobayashi et al. 2004; Schenck et al. 1994; Yadao et al. 2004; Klingele und Kocher 2002).

Es werden vor allem starke Scher- und Druckkräfte, die während der Beschleunigungs- und Abbremsphase von Wurfsportarten auf das Humeroradialgelenk wirken, verantwortlich gemacht (Klingele und Kocher 2002). Kommt es bei Wurfsportlern aufgrund der hohen repetitiven Belastungen zu einer Ermüdung der medial stabilisierenden Muskulatur, ist die Folge eine unphysiologische Mehrbelastung der sekundären Valgus-Stabilisatoren, so auch des radiocapitulären Gelenkanteils (Ruchelsman et al. 2010). Gestützt wird diese Hypothese durch das vermehrte Auftreten der Erkrankung an der dominanten Extremität des Sportlers.

Schenk und Mitautoren konnten in einer Kadaverstudie weiterhin eine signifikant höhere Steifigkeit des zentralen Anteils des Capitulums im Verhältnis zum lateralen Anteil erkennen und machen dieses Missverhältnis der Gelenkanteile für die Ausbildung der osteochondralen Läsion an typischer Stelle verantwortlich (Schenck et al. 1994).

Von dieser Erkrankung sind in der Regel beide Geschlechter betroffen. Ausnahmen bezüglich der Geschlechterdisposition sind Länder wie Japan und die USA, da dort besonders viele Jungen Baseball spielen.

14.2.2 Morbus Panner

Auch für den M. Panner, eine juvenile Osteonekrose des Capitulum humeri (Panner 1929), wird unter anderem eine traumatische Genese diskutiert (Panner 1929; Kobayashi et al. 2004; Ruch et al. 1998).

Typisch für diese Erkrankung ist jedoch die Manifestation in der ersten Lebensdekade kurz nach Auftreten der Epiphysenkerne. Zu dieser Zeit besteht eine erhöhte Vulnerabilität gegenüber traumatischen, vaskulären und hormonellen Einflüssen (Duthie und Houghton 1981). Das Auftreten bei nahezu ausschließlich Jungen wird mit der verzögerten Bildung und Reifung der sekundären Ossifikationszentren sowie der höheren Exposition von Jungen gegenüber Verletzungen erklärt (Duthie und Houghton 1981). Es werden auch eine genetische Komponente (Wynne-Davies und Gormley 1978), Störungen der Wachstumsfuge (Ponseti et al. 1983) und Durchblutungsstörungen (Haraldsson 1959) diskutiert. Die Ausbildung von freien, rezidivierend blockierenden Gelenkkörpern ist seltener. Ein Bewegungsdefizit kann jedoch vorliegen.

14.3 Klinik der osteochondralen Läsion und des M. Panner

Die Patienten klagen typischerweise über belastungsabhängige laterale Ellenbogenschmerzen. Betroffen ist zumeist die dominante Extremität mit Schmerzzunahme bei Belastung und Besserung der Schmerzen in Ruhe (Yadao et al. 2004; Ansah et al. 2007). Ein einzelnes (Makro)Trauma ist für gewöhnlich nicht erinnerlich. Mechanische Symptome mit rezidivierenden Blockierungen (Fragmentdislokation) sind in fortgeschrittenen Stadien häufig zu beobachten (Kobayashi et al. 2004).

Beim M. Panner besteht nicht dieser enge Sportbezug, und die Patienten sind jünger. Die Beschwerden sind denen der OCL ähnlich, freie Gelenkkörper sind aber weniger typisch.

14.4 Untersuchung

In der klinischen Untersuchung lassen sich neben einem druckdolenten Capitulum humeri zumeist ein Krepitus sowie laterale Gelenkschmerzen bei forcierten Pro- und Supinationsbewegungen unter axialer Stauchung erkennen (Kobayashi et al. 2004; Yadao et al. 2004). Zusätzlich können auch ein endgradiges Extensionsdefizit und ein leichter Gelenkerguss bestehen (Bradley und Petrie 2001; Ruch et al. 1998; Ansah et al. 2007).

Neben dem Erfassen der Bewegungsumfänge sollte immer eine Evaluation der medialen und (postero)lateralen Stabilität erfolgen (Ruchelsman et al. 2010).

14.5 Bildgebung und Klassifikation

Grundlage ist die konventionelle Röntgendiagnostik im anteroposterioren (a.p.) und seitlichen Strahlengang. Diese sollte durch eine zusätzliche a.p. Darstellung in 45°-Flexion (tangential) zur besseren Einsicht in das Humeroradialgelenk ergänzt werden (Ruchelsman et al. 2010; Takahara et al. 2007).

Während die Röntgendiagnostik in den Frühstadien der osteochondralen Läsion zumeist unauffällig ist, kann in späteren Stadien eine unregelmäßige Darstellung des Capitulums mit Sklerosezone um die Läsion erkannt werden. Bei Fragmentdislokation sind im Röntgen freie Gelenkkörper und Knochendefekte zu erkennen (Ruchelsman et al. 2010).

Die Röntgendiagnostik wird durch eine MRT-Bildgebung zur besseren Beurteilung von Ausdehnung, Stabilität und Vitalität des Fragmentes ergänzt. Für letztgenanntes bietet sich die vorherige Applikation eines intravenösen Kontrastmittels an.

Entgegen der Röntgendiagnostik erlaubt die Magnetresonanztomografie (MRT) zusätzlich die Diagnosestellung

Tab. 1 Klassifikationssystem der osteochondralen Läsion im MRT nach Nelson und Dipaola. (Takeda et al. 2002)

Grad	Charakteristika im MRT
I	Knorpel verdickt, jedoch intakt
II	Gelenkknorpel aufgebrochen mit signalarmem Defektrand als Zeichen einer fibrösen Bindung
III	Gelenkknorpel aufgebrochen mit hoher Signalintensität um das Fragment im T2-Bild als Zeichen eines Flüssigkeitssaums um das Fragment
IV	Fragmentdissektion mit Defekt der Gelenkfläche

bereits in der Frühphase der Erkrankung sowie eine genaue Klassifizierung der Läsion entsprechend der Einteilung nach Nelson und Dipaola (Dipaola et al. 1991; Nelson et al. 1990) (Tab. 1).

Dieses Klassifizierungssystem wurde initial zur Einteilung der osteochondralen Läsionen im Bereich des Kniegelenks genutzt, findet jedoch zunehmend auch in der Klassifikation von osteochondralen Läsionen des Ellenbogens Anwendung (Vogt et al. 2011; Yamamoto et al. 2006; Ansah et al. 2007; Nelson et al. 1990).

Takahara et al. schlugen ein weiter vereinfachtes und praxisnahes System zur Klassifikation der osteochondralen Läsion des Ellenbogens vor. Sie unterteilten in stabile und instabile Läsionen (Takahara et al. 2007). Hiernach heilen stabile Läsionen meist komplett unter Entlastung ab und sind charakterisiert durch offene Wachstumsfugen, eine umschriebene capituläre Abflachung mit vermehrter Röntgendurchlässigkeit sowie eine freie Gelenkbeweglichkeit. Eine instabile Läsion besteht hingegen definitionsgemäß bei Vorliegen einer der folgenden Charakteristika: geschlossene Wachstumsfugen, Fragmentation der Läsion sowie Bewegungsdefizit von mehr als 20°. In diesen Fällen zeigt die operative Versorgung signifikant bessere Ergebnisse.

Die Röntgeneinstellung beim M. Panner ist die gleiche wie bei der OCL. Der M. Panner durchläuft jedoch die typischen radiologischen Stadien der aseptischen Osteonekrose mit meist unauffälligem Initialstadium und folgender Kondensation, Fragmentation und Reparation mit möglicher kongruenter, aber auch inkongruenter Ausheilung (Kobayashi et al. 2004). Freie Gelenkkörper sind selten zu beobachten. Auch für den M. Panner wird eine erweiterte Diagnostik mittels MRT-Bildgebung empfohlen. Hierbei zeigt sich typischerweise eine hohe Signalintensität des gesamten Capitulums.

14.6 Therapie

14.6.1 Osteochondrale Läsion

Die Entscheidung bezüglich einer operativen oder nicht operativen Behandlung hängt von der Stabilität der Läsion und der Weite der Wachstumsfugen ab. Stabile osteochondrale Läsionen (kein loses Dissekat, Wachstumsfugen geöffnet) werden gewöhnlich konservativ behandelt, wohingegen instabile Läsionen (freies Dissekat, geschlossene Wachstumsfugen) eher einer operativen Therapie bedürfen (Mihara et al. 2009, 2010; Bradley und Petrie 2001; Yadao et al. 2004; Takahara et al. 2007).

Entgegen der osteochondralen Läsion des Kniegelenks ist im Bereich des Ellenbogens die Datenlage zum Einfluss des Epiphysenfugenstatus auf das Heilungspotenzial der Läsion jedoch nicht einheitlich. So konnten einige Autoren bessere Ergebnisse der konservativen Therapie bei Patienten mit offenen Epiphysenfugen aufzeigen (Mihara et al. 2009; Takahara et al. 2007), während in anderen Arbeiten kein Zusammenhang zu erkennen war (Ruch et al. 1998; Takahara et al. 1999).

Die konservative Therapie beinhaltet vor allem eine Belastungsmodifikation mit strikter Meidung von schmerzprovozierenden Aktivitäten und ggf. eine physiotherapeutische Beübung bei Vorliegen von Bewegungseinschränkungen.

Langzeitergebnisse in der konservativen Therapie der osteochondralen Läsion des Ellenbogens zeigen häufig Restbeschwerden, sekundäre Fragmentdislokationen und eine Gelenkdegeneration (Takahara et al. 2007; Mitsunaga et al. 1982). Eine Publikation von Mihara et al. unterstützt die konservative Therapie bei niedriggradigen Läsionen (Mihara et al. 2009). Die Autoren fanden bei 39 Baseballspielern mit einem Durchschnittsalter von 12,8 Jahren (Nachuntersuchungszeitraum 14,4 Monate) eine Ausheilung bei 25 von 30 Patienten bei niedriggradiger Läsion, aber bei lediglich 1 von 9 Patienten bei höhergradiger Läsion. Auch die Ergebnisse von Takahara et al. unterstützen das konservative Vorgehen bei strenger Indikationsstellung und unterstreichen die Bedeutung der konsequenten Schonung des Ellenbogens und das Heilungspotenzial bei offenen Wachstumsfugen (Takahara et al. 2007). Patienten in dieser Studie, die angaben, den Ellenbogen geschont zu haben, zeigten eine Heilung der Läsion in 7 von 10 Fällen bei offenen und in 1 von 11 Fällen bei bereits geschlossenen Wachstumsfugen.

Hingegen ließen Patienten, die weiterhin den Ellenbogen belasteten, auch bei offenen Epiphysenfugen schlechtere Ergebnisse bezüglich Schmerz, Röntgenmorphologie und Geweberegeneration erkennen.

Die operativen Behandlungsoptionen sind zahlreich und reichen vom arthroskopischen Debridement, Mikrofrakturierung und retrograder Anbohrung über eine Refixation des Fragmentes oder einen osteochondralen Transfer bis zu entlastenden Osteotomien (Vogt et al. 2011; Yamamoto et al. 2006; Bradley und Petrie 2001; Yadao et al. 2004; Ruch et al. 1998; Ansah et al. 2007; Takahara et al. 2007; Brownlow et al. 2006; Rahusen et al. 2006; Schoch und Wolf 2010; Shimada et al. 2005; Weigelt et al. 2015).

Zahlreiche Studien wurden in den letzten Jahren zu den kurz- und mittelfristigen Ergebnissen nach arthroskopischer Fragmentresektion und Defektdebridement publiziert mit meist guten Resultaten hinsichtlich Schmerzreduktion, Rückkehr zum Sport und Verbesserung der Ellenbogenmobilität (Ruch et al. 1998; Brownlow et al. 2006; Rahusen et al. 2006; Schoch und Wolf 2010).

Nach Anlage der Standardportale zur Ellenbogengelenksarthroskopie wird die osteochondrale Läsion aufgesucht. Bei Vorliegen eines instabilen Fragments, was durch die Tasthakenprobe evaluiert wird, wird dieses entfernt. Anschließend kann das Defektbett mittels Shaver und Kürette debridiert werden. Alternativ kann eine subchondrale Knocheneröffnung (Mikrofrakturierung) durchgeführt werden. Hierzu werden mit einer Ahle Löcher in das Defektbett angelegt, sodass eine postoperative Einblutung gewährleistet ist.

Brownlow et al. konnten in ihrem Kollektiv aus 29 Patienten (arthroskopisches Debridement) nach durchschnittlich 77 Monaten eine Schmerzfreiheit in 12 Patienten erkennen. 14 Patienten beklagten leichte Restschmerzen, 3 Patienten moderate Schmerzen. 81 % ihres Kollektivs konnten postoperativ in ihren angestammten Sport zurückkehren. Jedoch zeigten im Verlauf 38 % röntgenologische Arthrosezeichen oder freie Gelenkkörper (Brownlow et al. 2006).

Langzeitergebnisse hingegen existieren lediglich zum offenen Debridement. Hier zeigen sich insbesondere im Verlauf hohe Arthroseraten mit erneuter Zunahme der klinischen Symptome und die Notwendigkeit von operativen Revisionen (Takahara et al. 2007; Bauer et al. 1992).

So konnten Bauer und Kollegen durchschnittlich 23 Jahre nach offener Fragmentresektion und Debridement in etwa der Hälfte der Fälle Restbeschwerden, vor allem Schmerzen und Bewegungseinschränkungen, und in über 60 % eine radiologische Arthroseentwicklung beobachten (Bauer et al. 1992).

Auch für die arthroskopische Refixation des osteochondralen Fragments sind in verschiedenen Studien gute Ergebnisse hinsichtlich Fragmentintegration, Schmerz, Gelenkmobilität und Rückkehr in den Sport bei unterschiedlichen Refixationstechniken beschrieben (Takeda et al. 2002; Yadao et al. 2004; Takahara et al. 2007). Bei ausreichender Fragmentgröße und intaktem subchondralen Knochen am gelösten Fragment kann diese Technik mit guter Sicherheit durchgeführt werden. Hierzu wird das Fragment zunächst reponiert und temporär transfixiert (K-Draht). Danach erfolgt die definitive Refixation z. B. mittels Schrauben. Diese müssen unbedingt komplett im Knorpel versenkt werden und dürfen keinerlei Kontakt zur korrespondierenden Gelenksfläche haben. Takahara et al. konnten bei 12 Patienten mit Fragmentrefixation eine signifikante Abnahme der Schmerzen zeigen (Takahara et al. 2007).

Der autologe osteochondrale Transfer hat in den letzten Jahren zunehmend an Popularität in der Therapie der osteochondralen Läsion des Ellenbogens gewonnen (Vogt et al. 2011; Yamamoto et al. 2006; Ansah et al. 2007; Shimada et al. 2005). Das Prinzip dieses Therapieverfahrens ist der Ersatz des erkrankten Knorpel-Knochen-Gewebes durch einen autologen osteochondralen Zylinder, der zumeist aus einem wenig lasttragenden Bereich des Kniegelenks gewonnen wird. Der Vorteil dieser Technik gegenüber dem Debridement und der Mikrofrakturierung ist die Rekonstruktion sowohl der Gelenkfläche als auch des subchondralen Knochens. Jedoch tritt bei manchen Patienten eine persistierende Entnahmemorbidität am Kniegelenk auf. Dieses muss dem Patienten vor der Operation aufgezeigt werden. In zahlreichen Studien konnten gute bis sehr gute Ergebnisse hinsichtlich klinischer Scores, Schmerzen, Ellenbogenmobilität und Rückkehr in den Sport gezeigt werden (Vogt et al. 2011; Yamamoto et al. 2006; Ansah et al. 2007; Shimada et al. 2005; Weigelt et al. 2015).

Die Darstellung des Capitulum humeri erfolgt für gewöhnlich über einen lateralen Zugang (Abb. 1).

Die Faszie wird zwischen M. anconeus und M. extensor carpi ulnaris inzidiert. Die Gelenkkapsel wird dargestellt und

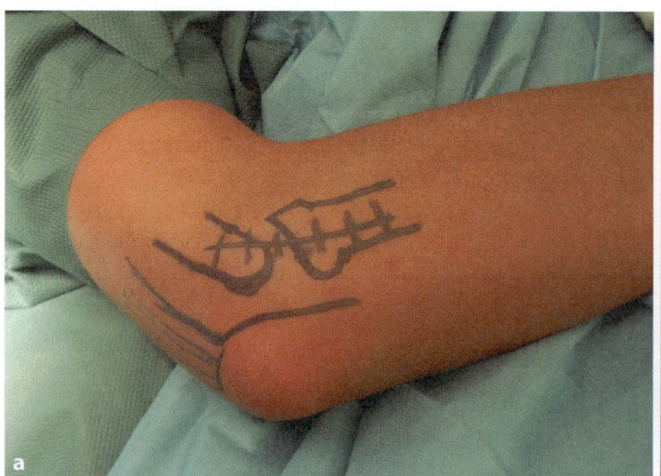
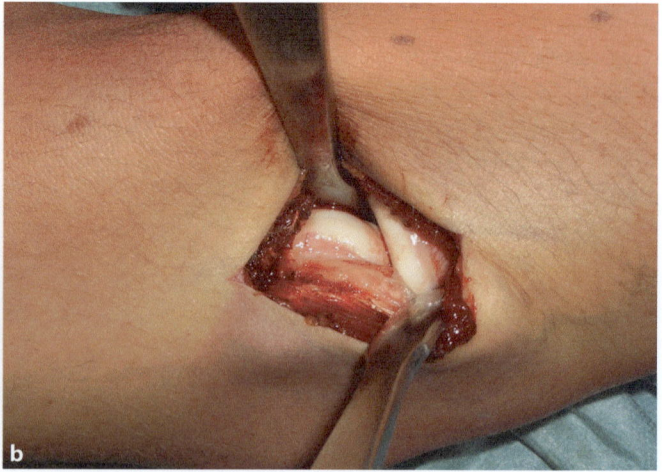

Abb. 1 Lateraler Zugang zum Capitulum humeri. **a** Leicht bogenförmige Inzision vom Epicondylus humeri lateralis in Richtung Radiusköpfchen; **b** Operationssitus nach Eröffnung der Kapsel zwischen M. anconeus und M. extensor carpi ulnaris. (Imhoff und Feucht 2017)

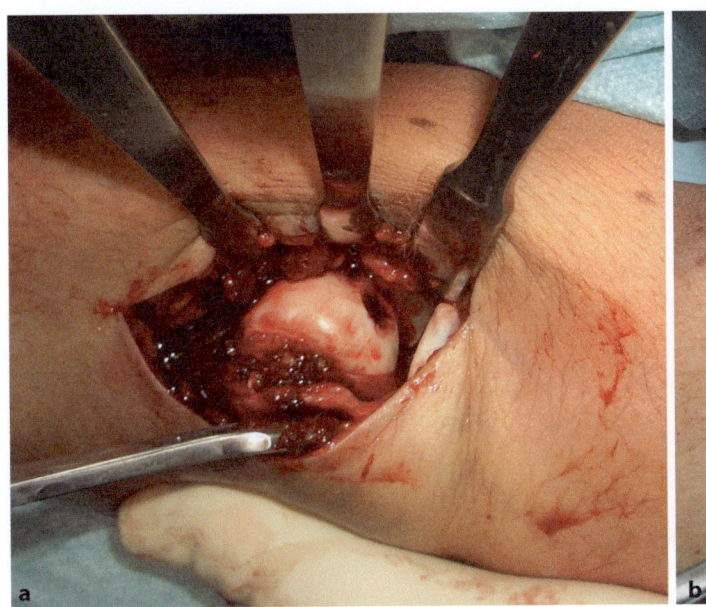
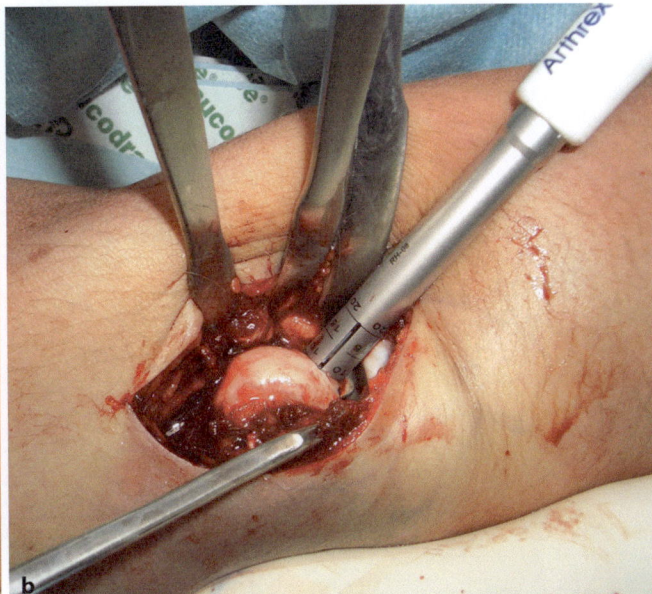

Abb. 2 Ausstanzen des Defekts am Capitulum humeri mit einem Hohlmeißel. **a** Osteochondrale Läsion am Capitulum humeri; **b** Einschlagen des Hohlmeißels über der Defektzone. (Imhoff und Feucht 2017)

auf Höhe des Radiusköpchens eröffnet. Das Lig. anulare muss hierbei erhalten werden. Nach dem Lokalisieren der Läsion wird die Defektgröße bestimmt und der Defekt mittels eines speziellen Hohlmeißels (z. B. OATS-System, Fa. Arthrex, Naples, Florida) ausgestanzt (Abb. 2).

Hierfür erfolgt das Einschlagen des Empfänger-OATS-Meißels bis zur notwendigen Tiefe (vorher im MRT ermitteln), das Lösen des Zylinders durch schnelle Rotation und das Entfernen des Zylinders mit leichten wechselnden Drehbewegungen. Der entnommene Zylinder sollte auf der gesamten Zirkumferenz gesunden Knochen aufweisen, um eine vollständige Entnahme der Osteonekrose zu erreichen. Beim Verbleib von sklerosierten Arealen müssen diese zusätzlich entfernt werden. Über eine parapatellare laterale Miniarthrotomie wird die proximolaterale Trochlea dargestellt und ein für die Empfängerregion korrespondierender Spenderzylinder entnommen. Danach erfolgt das Einbringen des Spenderzylinders in den Ellenbogendefekt in „Press-fit"-Technik (Abb. 3). Hierbei ist insbesondere ein Überstehen des Zylinders, aber auch eine sichtbare Spaltbildung zwischen Zylinder und korrespondierender Gelenkfläche zu vermeiden.

Langzeituntersuchungen (8–14 Jahre postoperativ) zeigten sehr gute klinische Ergebnisse (Broberg/Morrey 96,4 +/ −2,4) bei vollem Bewegungsumfang. In der Röntgenbildgebung konnten bei 2 Patienten leichte Arthrosezeichen (Kellgren and Lawrence Grad I) beobachtet werden, während im MRT bei allen Patienten eine regelhafte Integration eines vitalen Zylinders zu erkennen war. Bei einem Patienten zeigte sich die Knorpeloberfläche 10 Jahre postoperativ leicht inkongruent. Dieses war aber ohne Auswirkung auf das klinische Ergebnis. Weiterhin klagten 3 von 7 Patienten über gelegentlich leichte Schmerzen im Bereich der Entnahmestelle (Vogt et al. 2011).

14.6.2 Morbus Panner

Die Therapie des M. Panner ist konservativ. Bei starker Symptomatik kann eine temporäre Immobilisierung in einer Ellenbogenorthese oder Gipsschiene sowie die Einnahme von nicht steroidalen Antirheumatika (NSAR) verordnet werden. Auch wenn Symptome mehrere Monate persistieren können, zeigt die Erkrankung gewöhnlich einen benignen Verlauf (Panner 1929; Smith 1964).

Gezielte Krankengymnastik mit Verbesserung der Beweglichkeit und Stabilisierung des Gelenks erhöhen das spätere Containment des radiohumeralen Gelenks. Spitzenbelastung und sportliche Aktivität sollten in der Zeit bis zur Reparation unterbleiben. Bei mangelnder Compliance besteht jedoch prinzipiell die Gefahr von einer Ausheilung in Deformität (Kobayashi et al. 2004).

Lediglich bei therapieresistenten Bewegungsstörungen, insbesondere aufgrund freier Gelenkkörper, kann eine operative Therapie indiziert sein. Unterbleiben sollte die früher übliche Methode der Narkosemobilisation. Diese führt eher zu einer Verschlimmerung der Situation mit zum Teil gravierenden Komplikationen (Fraktur, Nervenschaden). Die operative Methode der Wahl ist in diesen Fällen die arthroskopische Operation mit Kapsulotomie und ggf. Debridement.

Abb. 3 Einbringen des Spenderzylinders in die ausgestanzte Defektzone am Capitulum humeri (**a**) und Endresultat (**b**). (Imhoff und Feucht 2017)

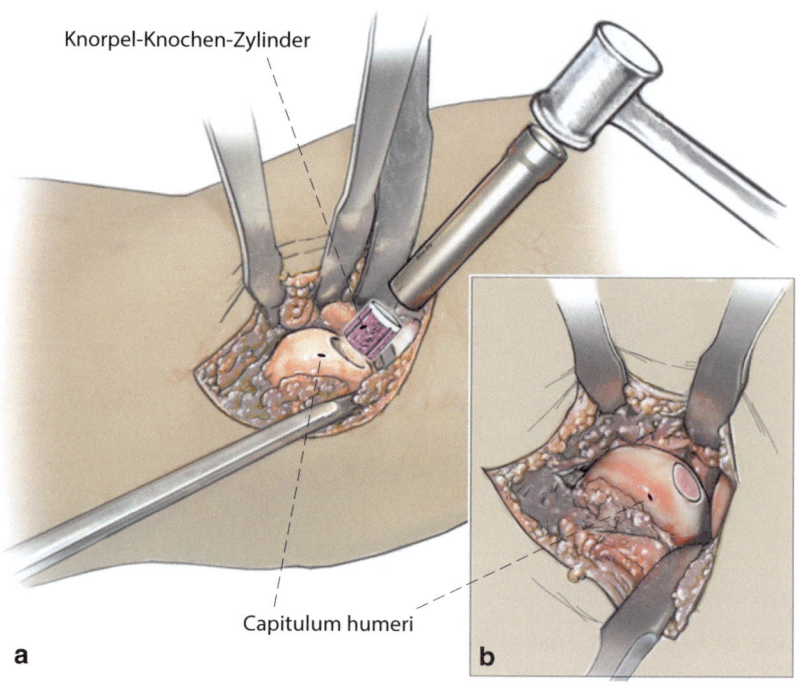

14.7 Fazit für die Praxis

Die osteochondrale Läsion des Capitulum humeri betrifft überwiegend Jugendliche, die Wurfsportarten oder auch den Turnsport ausüben. Der M. Panner hingegen gehört zur Gruppe der juvenilen Osteonekrosen und betrifft überwiegend Jungen bis zum 10. Lebensjahr. Er hat eine gute Langzeitprognose unter konservativer Therapie. Wichtig für eine erfolgreiche Behandlung ist die genaue Differenzierung der beiden Krankheitsbilder.

Die Ätiologie der osteochondralen Läsion ist vermutlich multifaktoriell und im Bereich des Ellenbogens eng mit repetitiven Mikrotraumata assoziiert. Bei stabilen Läsionen und offenen Wachstumsfugen sollte ein konservativer Therapieversuch unternommen werden. Bei instabilen Läsionen, insbesondere nach Wachstumsabschluss, besteht die Indikation zum operativen Vorgehen. Zahlreiche operative Verfahren finden in der Therapie der osteochondralen Läsion Anwendung. Der Transfer eines (autologen) Knorpel-Knochen-Zylinders ist mit Ausnahme der Refixation die einzige Technik, die die osteochondrale Natur des Defekts berücksichtigt und sowohl den geschädigten Knorpel (hyaliner Ersatz) als auch Knochen ersetzt.

Die Langzeituntersuchungen nach osteochondralem Transfer zeigen hierbei überlegene klinische als auch radiologische Ergebnisse gegenüber den immer noch am häufigsten durchgeführten Debridement-Operationen.

Literatur

Ansah P et al (2007) Osteochondral transplantation to treat osteochondral lesions in the elbow. J Bone Joint Surg Am 89(10):2188–2194

Bauer M et al (1992) Osteochondritis dissecans of the elbow. A long-term follow-up study. Clin Orthop Relat Res (284):156–160

Bradley JP, Petrie RS (2001) Osteochondritis dissecans of the humeral capitellum. Diagnosis and treatment. Clin Sports Med 20(3):565–590

Brownlow HC, O'Connor-Read LM, Perko M (2006) Arthroscopic treatment of osteochondritis dissecans of the capitellum. Knee Surg Sports Traumatol Arthrosc 14(2):198–202

Dipaola JD, Nelson DW, Colville MR (1991) Characterizing osteochondral lesions by magnetic resonance imaging. Arthroscopy 7(1):101–104

Duthie RB, Houghton GR (1981) Constitutional aspects of the osteochondroses. Clin Orthop Relat Res (158):19–27

Edmonds EW, Polousky J (2013) A review of knowledge in osteochondritis dissecans: 123 years of minimal evolution from Konig to the ROCK study group. Clin Orthop Relat Res 471(4):1118–1126

Haraldsson S (1959) On osteochondrosis deformas juvenilis capituli humeri including investigation of intra-osseous vasculature in distal humerus. Acta Orthop Scand Suppl 38:1–232

Imhoff AF, Feucht MJ (2017) Atlas sportorthopädisch-sporttraumatologische Operationen, 2. Aufl. Springer, Berlin/Heidelberg

Klingele KE, Kocher MS (2002) Little league elbow: valgus overload injury in the paediatric athlete. Sports Med 32(15):1005–1015

Kobayashi K et al (2004) Lateral compression injuries in the pediatric elbow: Panner's disease and osteochondritis dissecans of the capitellum. J Am Acad Orthop Surg 12(4):246–254

König F (1888) Über freie Körper in den Gelenken. Dtsch Z Chir 27:90–109

Kusumi T et al (2006) Osteochondritis dissecans of the elbow: histopathological assessment of the articular cartilage and subchondral bone with emphasis on their damage and repair. Pathol Int 56(10):604–612

Mihara K et al (2009) Nonoperative treatment for osteochondritis dissecans of the capitellum. Am J Sports Med 37(2):298–304

Mihara K et al (2010) Surgical treatment for osteochondritis dissecans of the humeral capitellum. J Shoulder Elb Surg 19(1):31–37

Mitsunaga MM, Adishian DA, Bianco AJ Jr (1982) Osteochondritis dissecans of the capitellum. J Trauma 22(1):53–55

Nelson DW et al (1990) Osteochondritis dissecans of the talus and knee: prospective comparison of MR and arthroscopic classifications. J Comput Assist Tomogr 14(5):804–808

Panner H (1929) An affection of the capitulum humeri resembling Calvé-Perthes' disease of the hip. Acta Radiol 10(3):234–242

Ponseti IV et al (1983) Legg-Calve-Perthes disease. Histochemical and ultrastructural observations of the epiphyseal cartilage and physis. J Bone Joint Surg Am 65(6):797–807

Rahusen FT, Brinkman JM, Eygendaal D (2006) Results of arthroscopic debridement for osteochondritis dissecans of the elbow. Br J Sports Med 40(12):966–969

Ruch DS, Cory JW, Poehling GG (1998) The arthroscopic management of osteochondritis dissecans of the adolescent elbow. Arthroscopy 14(8):797–803

Ruchelsman DE, Hall MP, Youm T (2010) Osteochondritis dissecans of the capitellum: current concepts. J Am Acad Orthop Surg 18(9):557–567

Schenck RC Jr et al (1994) A biomechanical analysis of articular cartilage of the human elbow and a potential relationship to osteochondritis dissecans. Clin Orthop Relat Res (299):305–312

Schoch B, Wolf BR (2010) Osteochondritis dissecans of the capitellum: minimum 1-year follow-up after arthroscopic debridement. Arthroscopy 26(11):1469–1473

Shimada K et al (2005) Reconstruction with an osteochondral autograft for advanced osteochondritis dissecans of the elbow. Clin Orthop Relat Res (435):140–147

Smith MG (1964) Osteochondritis of the humeral capitulum. J Bone Joint Surg Br 46:50–54

Takahara M et al (1999) Nonoperative treatment of osteochondritis dissecans of the humeral capitellum. Am J Sports Med 27(6):728–732

Takahara M et al (2007) Classification, treatment, and outcome of osteochondritis dissecans of the humeral capitellum. J Bone Joint Surg Am 89(6):1205–1214

Takeda H et al (2002) A surgical treatment for unstable osteochondritis dissecans lesions of the humeral capitellum in adolescent baseball players. Am J Sports Med 30(5):713–717

Vogt S et al (2011) Osteochondral transplantation in the elbow leads to good clinical and radiologic long-term results: an 8- to 14-year follow-up examination. Am J Sports Med 39(12):2619–2625

Weigelt L et al (2015) Treatment of osteochondral lesions in the elbow: results after autologous osteochondral transplantation. Arch Orthop Trauma Surg 135(5):627–634

Wynne-Davies R, Gormley J (1978) The aetiology of Perthes' disease. Genetic, epidemiological and growth factors in 310 Edinburgh and Glasgow patients. J Bone Joint Surg Br 60(1):6–14

Yadao MA, Field LD, Savoie FH 3rd (2004) Osteochondritis dissecans of the elbow. Instr Course Lect 53:599–606

Yamamoto Y et al (2006) Osteochondral autograft transplantation for osteochondritis dissecans of the elbow in juvenile baseball players: minimum 2-year follow-up. Am J Sports Med 34(5):714–720

Morbus Perthes

Stefanie Adolf, Sebastian Braun und Andrea Meurer

Inhalt

15.1	Einleitung	115
15.2	Historie	115
15.3	Definition	116
15.4	Epidemiologie	116
15.5	Ätiologie	116
15.6	Pathophysiologie und Morphologie	117
15.7	Klassifikationen	117
15.8	Diagnostik	118
15.8.1	Diagnostisches Vorgehen	119
15.9	Therapie	119
15.9.1	Indikationsstellung: Prognose	119
15.9.2	Konservative Therapie	120
15.9.3	Operative Therapie	121
15.10	Fazit	125
	Literatur	125

15.1 Einleitung

Auch über ein Jahrhundert nach seiner Erstbeschreibung wirft der Morbus Perthes weiterhin viele Fragen auf. Der Morbus Perthes ist nach der Hüftdysplasie die häufigste Erkrankung des Hüftgelenks im Wachstumsalter. Es handelt sich um eine aseptische Osteonekrose der Epiphyse des proximalen Femurs (Senst 2007).

Die Erkrankung ist selbstlimitierend und verläuft stadienhaft. Der Krankheitsverlauf variiert in einem Zeitraum von 2–5 Jahren und zeigt unterschiedliche Verläufe. Eine kausale Therapie ist nicht möglich. Ziel der Therapie ist das Containment wiederherzustellen, um eine präarthrotische Deformität des Hüftkopfes zu verhindern. In dieser Zeit wird von den kleinen Patienten, deren Familien und Therapeuten Geduld und Disziplin bezüglich der individuellen Therapie gefordert.

15.2 Historie

1895 wurde durch die Entdeckung der Röntgenstrahlen erstmals das Hüftgelenk darstellbar. Die Erstbeschreibung der Perthes-Erkrankung erfolgte unabhängig voneinander nahezu zeitgleich innerhalb weniger Monate durch den Amerikaner Arthur Thornton Legg 1909, den Franzosen Jaques Calvé 1910 sowie dem Deutschen Georg Clemens Perthes. Die Ursache der Erkrankung war allen 3 Beschreibern unbekannt (Legg 1909; Calvé 1910; Perthes 1910).

S. Adolf
Orthopädische Uniklinik Friedrichsheim, Frankfurt am Main, Deutschland

S. Braun · A. Meurer (✉)
Klinik für Orthopädie, Universitätsklinikum Frankfurt, Frankfurt a. M., Deutschland
E-Mail: sebastian.braun@kgu.de; Andrea.meurer@kgu.de

Obgleich in Deutschland der Name Morbus Perthes geläufig ist, wird die Erkrankung im angloamerikanischen Raum als „Legg-Calvé-Perthes disease" bezeichnet und erkennt somit mehr als nur einen der Erstbeschreiber an.

15.3 Definition

Es handelt sich beim Morbus Perthes um eine aseptische Osteonekrose der Femurkopfepiphyse und hieraus resultierender Ossifikationsstörung im Kindesalter. Sie stellt somit die häufigste Knochennekrose im Wachstumsalter dar. Die Ursache der Durchblutungsstörung ist bis heute noch unbekannt, es spielen jedoch verschiedene Faktoren in der Pathogenese eine Rolle, und es werden verschiedene Ursachen diskutiert (Hefti 2006).

15.4 Epidemiologie

In der weißen Bevölkerung liegt die Inzidenz des Morbus Perthes bei 5–10:100.000 Neuerkrankungen pro Jahr. Ebenso zeigen sich ethnische Unterschiede. In der Studie von Purry konnte aufgezeigt werden, dass der Morbus Perthes vor allem in der weißen Bevölkerung auftritt. In der schwarzen Bevölkerung hingegen beträgt die Inzidenz 0,45:100.000 (Purry 1982; Gray et al. 1972). Barker konnte in seiner Untersuchung Hinweise finden, dass niedrigere soziale Schichten mit einer steigenden Inzidenz der Erkrankung von 15,6: 100.000 in der Region um Liverpool einhergehen (Barker und Hall 1986).

In vielen Studien wurde eine Androtropie beschrieben, Jungen scheinen 3- bis 5-mal häufiger als Mädchen vom Morbus Perthes betroffen zu sein. In 10–15 % der Fälle zeigt sich ein beidseitiger Befall der Hüftgelenke, wobei es keine Unterschiede in der Inzidenz zwischen der rechten und linken Hüfte gibt (Schulitz und Dustmann 1998). Weiterhin zeigt sich ein Altersgipfel der Perthes-Erkrankung zwischen dem 5.–7. Lebensjahr. Ein Auftreten bei Kindern unter dem 2. Lebensjahr und über dem 10. Lebensjahr ist selten und muss differenzialdiagnostisch kritisch betrachtet werden (Senst 2007).

15.5 Ätiologie

Die Ursache der Perthes-Erkrankung ist mehr als 100 Jahre nach seiner Entdeckung letztendlich nicht geklärt; es existieren verschiedene Theorien zu seiner Entstehung.

Die Entwicklung des Hüftkopfes entsteht durch enchondrale Ossifikation. Dabei ist der Femurkopf zunächst knorpelig angelegt. Der knöcherne Epiphysenkern bildet sich im Laufe des 1. Lebensjahres (Strobl 2013). Die Blutversorgung zur Zeit der Geburt stammt hauptsächlich aus der A. circumflexa femoris medialis, die ein zirkulär zum Kopf verlaufendes Gefäßgeflecht bildet. Nach Ausbildung der Epiphysenzone bilden sich die zum Femurkopf ziehenden Gefäße zurück. Die Durchblutung des Hüftkopfes ist in diesem Alter von etwa 4–7 Jahre hauptsächlich abhängig von den intraartikulär verlaufenden Blutgefäßen, wesentlich geringer von den Arterien im Lig. capitis femoris. Dabei stellt die Epiphysenfuge eine Art Barriere der Vaskularisation des Hüftkopfes dar. Erst nach Schluss der Epiphysenfuge verbinden sich die Versorgungsgebiete der Arterien vom Schenkelhals und vom Lig. capitis femoris (Tönnis 1984).

Favorisiert wird die *Gefäßtheorie* (de Camargo et al. 1984; Bassett et al. 1991). Die Blutversorgung der Femurkopfepiphyse ist in dem typischen Perthes-Alter aufgrund der Entwicklung primär kritisch. In Untersuchungen hat sich ein geringerer Blutfluss in den erkrankten Hüftköpfen gezeigt. Ursächlich waren die den Femurkopf versorgenden, anatomisch variablen Gefäße, wie die A. obturatoria und A. circumflexa femoris medialis, häufig atrophiert oder obliteriert. Neben den lokalen Durchblutungsstörungen konnte ebenso in tierexperimentellen Untersuchungen eine *intraartikuläre Druckerhöhung* nachgewiesen werden (Vegter und Lubsen 1987) sowie eine Druckerhöhung im Femurkopf selbst infolge einer venösen Abflussstörung (Liu und Ho 1991). Dabei ist die intraartikuläre Druckerhöhung bei der Coxitis fugax aufgrund einer transienten Synovialitis keineswegs eine Vorstufe des Morbus Perthes (Royle und Galasko 1992).

Gerinnungsstörungen scheinen ebenfalls eine Rolle bei Kindern mit Morbus Perthes zu spielen. Es wurde gehäuft ein Mangel an Antithrombosefaktoren (Protein C oder S) bei an Morbus Perthes erkrankten Kindern festgestellt.

Weiterhin spielen die Theorien des Mikrotrauma, der retardierten Skelettentwicklung sowie der genetischen Disposition eine Rolle. Es konnte gezeigt werden, dass erstgradige Verwandte ein 35-fach erhöhtes Risiko haben, an einem Morbus Perthes zu erkranken (Livesey et al. 1998).

Ebenso weisen an Morbus Perthes erkrankte Kinder eine Skelettretardierung auf. Während bei Erstdiagnose die Kinder kleiner als der Durchschnitt sind, durchkreuzen sie dann circa mit dem 10. Lebensjahr die 50. Perzentile und zeigen ein erhöhtes Längenwachstum im Vergleich zum Durchschnitt und erreichen so eine normale Körperlänge im Erwachsenenalter (Cannon et al. 1989). Auch das Passivrauchen zeigt in einer Studie einen signifikanten Einfluss auf das Risiko an einem Morbus Perthes zu erkranken, ohne aber einen Einfluss auf das Ausmaß der Nekrose oder das Ausheilungsergebnis zu zeigen (Garcia Mata et al. 2000).

Neben den genannten Theorien gibt es zahlreiche weitere pathogenetische Hinweise für die Entwicklung eines Morbus Perthes, so werden zusätzlich Infektionen, hormonelle

Dysfunktionen und Autoimmunerkrankungen als Ursache diskutiert.

Zusammenfassend muss von einer multifaktoriellen Genese ausgegangen werden, sowohl genetische als auch ökologische Faktoren haben einen Einfluss auf die Entstehung der Erkrankung, jedoch spielt die lokale Durchblutungsstörung für die Entstehung eines Morbus Perthes eine entscheidende Rolle (Kim 2011).

▶ Die Ätiologie ist weiterhin ungeklärt. Pathogenetisch entscheidend ist eine Minderdurchblutung der Epiphyse des Femurkopfes.

15.6 Pathophysiologie und Morphologie

Charakteristisch für die Perthes-Erkrankung ist sein stadienhafter Verlauf. Die initiale epiphysäre Durchblutungsstörung führt zu den damit verbundenen Ossifikationsstörungen des Hüftkopfes bis zum Zerfall. Anschließend werden Reparationsprozesse aktiv. Im **Initialstadium** ist die enchondrale Ossifikation des Femurkopfes durch die kompromittierte Durchblutung gestört. Folglich kommt es zu Reifungsstörungen des epiphysären Knochens mit Nekrosebildung. Der Femurkopf bewahrt in dieser initalen Phase seine sphärische Form, denn das trabekuläre Knochengerüst bleibt zunächst auch in diesem avitalen Zustand bestehen. Der Knorpel, der durch die Synovialflüssigkeit ernährt wird, wächst weiter. Es resultiert ein relativ überschießendes Knorpelwachstum, was zu einer Dezentrierung des Femurkopfes führt.

Infolge von Mikrofrakturierungen im **Kondensationsstadium** kommt es schließlich zum Einbruch des subchondralen Trabekelgerüstes des epiphysären Knochens, wodurch die mechanische Stabilität des Knochens herabgesetzt wird.

Auf zellulärer Ebene werden durch die entstehende Nekrose Osteoklasten aktiviert. Diese bauen den Knochen stückweise ab und resorbieren die Nekrose. Dabei ersetzen sie im **Fragmentationsstadium** den Knochen durch unreifen, biomechanisch minderwertigen Geflechtknochen.

Der Übergang zum **Reparationsstadium** ist fließend, in Abhängigkeit von den auf den Kopf einwirkenden Kräften kann sich dieser nun entwickeln. Die Reparations- und Remodellierungsmöglichkeiten werden wesentlich vom Alter bei Erstdiagnose bestimmt. Das **Ausheilungsstadium** ist der Endzustand der Erkrankung (Westhoff et al. 2014).

Die Dauer des natürlichen Verlaufs ist abhängig von der Ausdehnung der Nekrose und somit indirekt auch vom Alter bei Erstdiagnose. Mit zunehmenden Alter nimmt nämlich der Durchmesser des Hüftkopfes zu und dadurch auch das zu ersetzende Volumen der Nekrose (Niethard 2010). Deswegen variiert die Erkrankungsdauer durchschnittlich zwischen 2–5 Jahren.

15.7 Klassifikationen

Die im Jahre 1920 erste veröffentlichte Klassifikation der Perthes-Erkrankung durch Waldenström beschäftigt sich rein mit den morphologischen Veränderungen des natürlichen Verlaufes ohne eine prognostische Abschätzung im Röntgenbild (Tab. 1; Abb. 1) (Waldenström 1920).

Catterall veröffentlichte 1971 eine Klassifikation, die das Nekroseausmaß der Femurkopfepiphyse anhand der betroffenen Quadranten beschreibt (Tab. 2). Diese Klassifikation wurde von Catterall durch die „head at risk signs" ergänzt, um durch prognostisch ungünstige Zeichen eine Einschätzung auf den Krankheitsverlauf zu stellen (Tab. 3) (Catterall 1971). In Abb. 2 sind die laterale Kalzifikation, die Subluxationsstellung durch Lateralisierung des Femurkopfes und die metaphysäre Beteiligung der Osteonekrose im Röntgenbild an der linken Hüfte abgebildet.

Herring et al. publiziert 1992 eine weitere Klassifikation zur Beurteilung der langfristigen Prognose des Krankheitsverlaufs. In dieser Einteilung wird der Femurkopf in 3 Säulen eingeteilt und die laterale Säule bezüglich ihrer Höhe beurteilt (Tab. 4). Prognostisch günstig ist eine intakte laterale Säule, da keine wesentlichen Deformierungen des Femurkopfs und Subluxationsphänomene zu erwarten sind (Herring et al. 1992).

Zuletzt ergänzte Herring seine Klassifikation um den Subtyp B/C („boarder group") (Herring et al. 2004a).

Stulberg teilte das Ausheilungsstadium bzw. Endstadium in 5 Gruppen ein (Stulberg et al. 1981). Diese beschreiben das Ausmaß der Deformität des Hüftkopfes, die in den 5 Gruppen zunimmt. Gleichzeitig steigt das Risiko für die Entwicklung einer Arthrose. Dabei bestimmen die Sphärizität des Hüftkopfes sowie die Kongruenz von Kopf und Pfanne die Langzeitprognose (Tab. 5).

Tab. 1 Morphologische Klassifikation des Verlaufs nach Waldenström. (Waldenström 1920)

Stadium	Merkmale
Initialstadium	Verbreiterung des Gelenkspalts/Lateralisation des Hüftkopfes
Kondensationsstadium	Verdichtung des Hüftkopfkerns/Hüftkopf abgeflacht
Fragmentationsstadium	Abbau der nekrotisierten Knochenbälkchen/schollige Auflockerung der Epiphyse
Reparationsstadium	Enchondrales Wachstum des Hüftkopfkernes/Wiederaufbau des Hüftkopfes
Ausheilungsstadium	Endzustand mit oder ohne Defekt

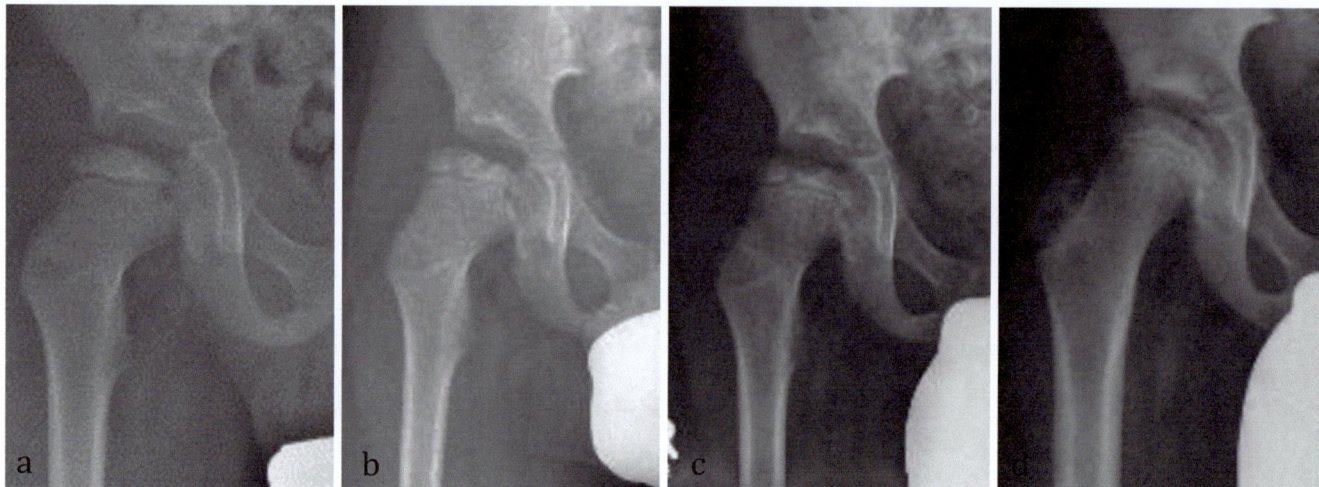

Abb. 1 a Kondensationsstadium, b Fragmentationsstadium, c Regenerationsstadium, d Ausheilungsstadium

Tab. 2 Morphologische Klassifikation des Nekroseausmaßes nach Catterall

Grad	Merkmal
I	Ein Viertel des Hüftkopfes betroffen – anterolateraler Quadrant
II	Vorderes Drittel bis zur Hälfte des Kopfes
III	Drei Viertel des Kopfes betroffen, nur dorsaler Anteil intakt
IV	Gesamter Kopf betroffen

Tab. 3 Risikozeichen („head at risk signs") nach Catterall

Head at risk sign	Beschreibung
Laterale Kalzifikation	Kalkschatten lateral des Femurkopfes
Subluxation	Lateralisierung des Femurkopfes
Metaphysäre Beteiligung	Osteonekrose der angrenzenden Metaphyse
Horizontalisierung der Wachstumsfuge	Horizontale Ausrichtung der Fuge
„Gage sign"	Dreiecksförmige Osteoporose am lateralen Femurkopf

Differenzialdiagnosen des Morbus Perthes
- Multiple epiphysäre Dyplasie
  - V. a. Typ Meyer (Dysplasia epiphysealis capitis femoris)
- Spondylepiphysäre Dysplasie
- Tumoren (Chondroblastom)
- Osteochondrosis dissecans
- Morbus Gaucher (lysosomale Speicherkrankheit)
- Medikamentös induziert
- Coxitis fugax
- Eitrige Coxitis

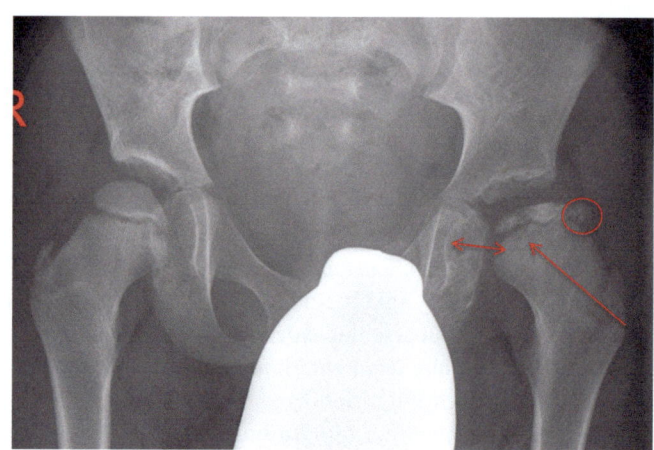

Abb. 2 Röntgen Hüfte a.-p. Darstellung der „head at risk signs" nach Catterall: *Kreis*: laterale Kalzifikation; *Pfeil*: metaphysäre Beteiligung der Osteonekrose; *Doppelpfeil*: Lateralisierung des Hüftkopfes (Subluxation)

Tab. 4 Klassifikation nach Herring

Gruppe	Merkmal
A	Laterale Säule nicht betroffen
B	>50 % der lateralen Säule erhalten
B/C	50 % erhalten, schlechte Ossifikation der lateralen Säule
C	< 50 % der lateralen Säule erhalten

15.8 Diagnostik

Die Kinder beklagen typischerweise belastungsabhängige Schmerzen, die nicht nur in die Hüfte, sondern nicht selten ins ipsilaterale Knie ausstrahlen. Betroffene Kinder zeigen häufig ein Schonhinken und vermeiden zunehmend das Lau-

Tab. 5 Endstadium nach Stulberg

Grad	Morphologie des Kopfes
I	Runder Kopf/normale Hüfte (sphärische Kongruenz)
II	Runder Kopf/Coxa magna (sphärische Kongruenz)
III	Ovaler/pilzförmiger Kopf – Coxa magna (asphärische Kongruenz)
IV	Flacher Kopf – kongruent zur Pfanne (asphärische Kongruenz)
V	Flacher Kopf – inkongruent zur Pfanne (asphärische Inkongruenz)

fen. In der obigen Übersicht sind die häufigsten Differenzialdiagnosen des Morbus Perthes aufgeführt.

15.8.1 Diagnostisches Vorgehen

Klinische Untersuchung

Typischerweise bestehen belastungsabhängige Schmerzen des betroffenen Hüftgelenks, nicht selten auch des Oberschenkels oder auch des gleichseitigen Kniegelenks. Bei kindlichen Knieschmerzen sollte immer das Hüftgelenk diagnostisch mit einbezogen werden.

Häufig wird auch ein schmerzfreies Schonhinken beobachtet, das durch Eltern oder Dritte geäußert wird. In der klinischen Untersuchung wird zunächst eine Einschränkung der Extensions-, Innenrotations- und Abspreizfähigkeit des betroffenen Hüftgelenks festgestellt.

▶ Typische Bewegungseinschränkung der Extensions-, Innenrotations- und Abduktionsfähigkeit der betroffenen Hüfte.

Sonografie

Zur Beurteilung eines intraartikulären Ergusses wird standardmäßig eine Sonografie der Hüftgelenke durchgeführt. Durch einen erfahrenen Untersucher kann die Sonografie ergänzend zur Beurteilung der Hüftkopfform sowie der Kopf- bzw. Gelenkstellung in den Verlaufskontrollen herangezogen werden.

Röntgen

Die Röntgenuntersuchung ist der Goldstandard der bildgebenden Diagnostik. Dabei sollten die beiden Standardebenen in Beckenübersicht und eine axiale Aufnahme (Lauenstein-Aufnahme) der betroffenen Hüfte erfolgen. Diese sind zur Diagnosestellung und für Verlaufskontrollen wichtig.

Frühe radiologische Zeichen sind vergleichsweise milde. Zunächst kann nur eine Gelenkspaltverbreiterung durch Anschwellen des Gelenkknorpels sowie durch einen intraartikulären Erguss festgestellt werden. Die ersten radiologischen Zeichen eines Morbus Perthes zeigen sich meist erst nach einem Zeitraum von 4–6 Wochen als leichte Abflachung sowie einer Verdichtung (Kondensation) der Epiphyse. Später ist der Verlust der Sphärizität mit Subluxationsstellung des Femurkopfes zu erkennen.

Vor operativen Maßnahmen wird ein Röntgen in Abduktion empfohlen.

Magnetresonanztomografie (MRT)

Die MRT kann zur Früherkennung sowie zur Bestimmung des Ausmaßes der Nekrose herangezogen werden. Frühzeitig können Veränderungen in der Epiphyse im MRT dargestellt werden. Bei anhaltenden unklaren schmerzhaften Befunden des Hüftgelenks, bei nativradiologisch unauffälligem Befund, unterstützt die kernspintomografische Diagnostik zu differenzialdiagnostischen Überlegungen.

Keinen Stellenwert in der Diagnostik des Morbus Perthes haben bildgebende Verfahren wie Computertomografie oder Szintigrafie aufgrund ihrer hohen Strahlenbelastung.

Arthrografie

Bei der Arthrografie wird das betroffene Hüftgelenk durch intraartikuläre Applikation von röntgendichtem Kontrastmittel genauer dargestellt. Anhand von Funktionsaufnahmen vor einer geplanten Operation zum Ausschluss eines Hinge-Abduction-Phänomens ist diese Bildgebung zuverlässiger als eine alleinige Abspreizaufnahme im Röntgenbild. Durch eine Arthrografie ist es möglich, die Kongruenz von Kopf und Pfanne sicherer zu beurteilen.

Labor

Eine Labordiagnostik kann differenzialdiagnostisch, insbesondere die Bestimmung von Entzündungsparametern (Blubild, CRP und BSG), zum Ausschluss einer Arthritis notwendig werden.

„Perthes-spezifische" Laborparameter sind nicht bekannt.

15.9 Therapie

15.9.1 Indikationsstellung: Prognose

Für die Wahl der Therapie ist der prognostische Aussagewert einzelner klinischer und radiologischer Parameter wegweisend.

Der bedeutendste prognostische Faktor ist das Alter der Patienten zum Krankheitsbeginn. Je jünger der Patient bei Diagnosestellung ist, umso günstiger ist die Prognose. So hat ein Kind unter dem 6. Lebensjahr bei der Erstdiagnose eine günstigere Prognose für den Verlauf und insbesondere das Ausheilungsergebnis aufgrund der noch größeren Remodellierungsfähigkeit (Herring 2011; Manig 2013 ; Nguyen et al. 2012).

Neben dem Alter zum Erkrankungsbeginn spielen auch morphologische Merkmale für die Prognose eine entscheidende Rolle. So haben Kinder im Stadium Herring B/C und C mit dem Verlust der lateralen Säule eine wesentlich ungünstigere Prognose für das Ausheilungsergebnis (Manig 2013; Herring et al. 2004a). Ebenso ist die Ausdehnung der Nekrose nach Catterall von Bedeutung. Kleine Nekroseareale (Catterall I und II) gehen mit einer nachweislich besseren Prognose hinsichtlich des Ausheilungsergebnisses einher als ausgedehntere Befunde, wie sie bei Catterall III und IV zu erwarten sind (Herring et al. 2004a, b; Ippolito et al. 1987). Einen größeren negativen prognostischen Aussagewert haben jedoch die „head at risk signs", insbesondere die laterale Kalzifikation und die Subluxation. Diese beiden Faktoren sind die Anzeichen eines Containmentverlustes (Catterall 1971; Hefti 2006).

Die Beweglichkeit der Hüfte und das Geschlecht sind nachweislich ebenfalls für die Prognose wichtig. Eine bessere Beweglichkeit geht mit einer günstigeren Ausheilungstendenz einher. Weiterhin sind Mädchen zwar seltener betroffen, zeigen jedoch deutlich schlechtere Spätergebnisse (Herring et al. 1992; Stulberg et al. 1981). In Tab. 6 sind die prognostisch günstigen und ungünstigen Faktoren zusammengefasst.

Die Erhaltung und/oder die Wiederherstellung eines kongruenten Gelenks mit guter Kopfzentrierung ist das **wichtigste Therapieziel** zur Vermeidung von Folgeschäden durch eine exzentrische Gelenkbelastung. Tab. 7 stellt die therapeutischen Optionen der Behandlung des Morbus Perthes dar.

▶ Eine kausale Therapie ist nicht möglich! Es gilt das Prinzip des Containments zur Aufrechterhaltung und Verbesserung der Gelenkzentrierung.

Tab. 6 Prognostische Kriterien für das Ausheilungsergebnis des Morbus Perthes

Prognosefaktor	Prognostische Bedeutung	Günstig	Ungünstig
Alter (Skelettalter)	+++	<6 Jahre	>6 Jahre
Laterale Kalzifizierung	++	Keine	Vorhanden
Subluxation	++	Keine	Vorhanden
Herring-Klassifikation	++	A, B	B/C, C
Beweglichkeit	++	Gut	Schlecht
Geschlecht	++	Männlich	Weiblich
Metaphysäre Beteiligung	+	Keine	Vorhanden

15.9.2 Konservative Therapie

Medikamentöse Therapie

In der initialen Phase der Perthes-Erkrankung kann eine medikamentöse Therapie symptomorientiert und bei Bedarf im Verlauf durch eine analgetisch-antiphlogistische Schmerztherapie, beispielsweise mit Ibuprofen, erfolgen. Eine dauerhafte Schmerztherapie ist in der Regel nicht notwendig.

Supportive medikamentöse Therapien sind derzeit kein fester Bestandteil der Therapie des Morbus Perthes. In experimentellen Studien konnten gewisse Vorteile für Bisphosphonate und vasoaktive Substanzen wie Prostaglandinanaloga gezeigt werden, dennoch fehlen bisher ausreichend valide Daten (Little und Kim 2011; Aigner et al. 2001).

Physiotherapie

Die Erhaltung bzw. Verbesserung der Gelenkbeweglichkeit ist ein zentrales Behandlungsziel beim Morbus Perthes und während des gesamten Krankheitsverlaufs von großer Bedeutung.

Die Aufrechterhaltung der Beweglichkeit und die Zentrierung des Hüftkopfes werden durch Übungen zur Kapseldehnung mittels physiotherapeutischer Maßnahmen wie Traktionsvorrichtungen (Abb. 3) und hubfreier Übungen in der Schlinge (Abb. 4) erreicht. Durch den Effekt der Dehnung und Entlastung des Gelenks ist eine belastungsfreie Flexions-, Abduktions- und Rotationsübung möglich (Hefti 2006; Manig 2013; Brech und Guarnieiro 2006).

Die Erhaltung der Beweglichkeit ist ebenso eine Grundvoraussetzung für verschiedene operative Therapien.

Tab. 7 Therapeutische Optionen bei Morbus Perthes

Alter (Skelettalter)	Klinik	Therapie
<6. Lebensjahr	Gute Beweglichkeit, Containment erhalten, keine Risikozeichen	Physiotherapie, Traktionsbehandlung
<6. Lebensjahr	Gute Beweglichkeit, Containment erhalten, beginnende Risikozeichen	Physiotherapie, Traktionsbehandlung bei Containmentverlust OP: Intertrochantäre Varisation
<6. Lebensjahr	Eingeschränkte Beweglichkeit, Containmentverlust	OP: intertrochantäre Varisation, ggf. in Kombination mit Beckenosteotomie nach Salter
>6. Lebensjahr	Eingeschränkte Beweglichkeit, Containmentverlust	OP: Triple-Osteotomie, ggf. in Kombination mit intertrochantärer Varisation
Unabhängig vom Alter	Hinge-Abduction-Phänomen, Abduction <30°	Revalgisationsosteotomie

15 Morbus Perthes

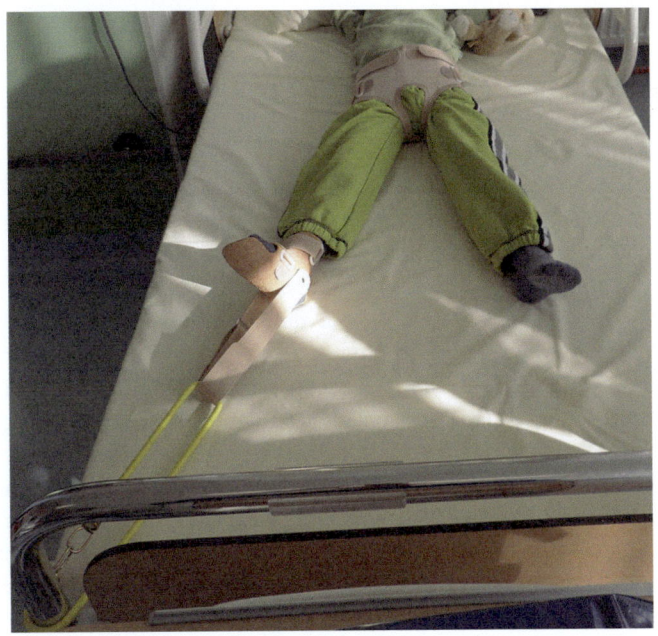

Abb. 3 Traktionshose zur Kapseldehnung

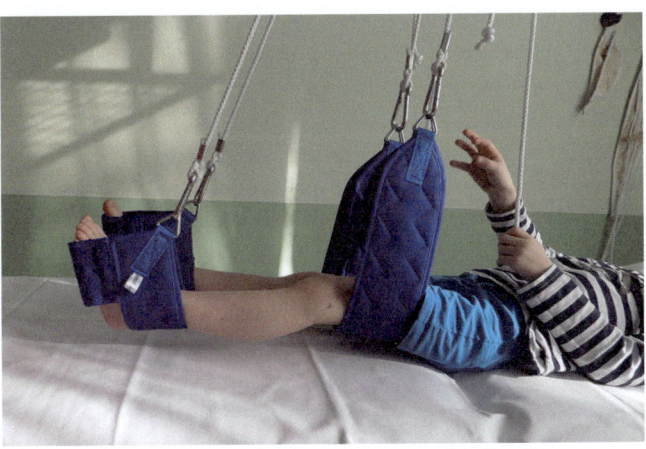

Abb. 4 Schlingenaufhängung zur hubfreien Bewegungsübung

Für die konservative Therapie können die Eltern angelernt werden und unter Nutzung einer **Traktionsvorrichtung** die Kapselmobilisierung und Dehnübungen zu Hause unterstützend zur ambulanten Physiotherapie durchführen. Insgesamt führt die Physiotherapie zu einer Verbesserung der Beweglichkeit und somit einer günstigeren Zentrierung des Hüftkopfes in der Pfanne.

Hilfsmittel

Die Verordnung von **entlastenden Orthesen** ist heute obsolet. Untersuchungen haben ihre Wirksamkeit bezüglich der Entlastung widerlegt und sogar teilweise erhöhte intraartikuläre Drücke nachgewiesen (Kohn et al. 1991).

Die Entlastung an **Unterarmgehstützen** ist nicht ohne Schwierigkeit, da entlastende Maßnahmen den Alltag des Kindes stark beeinflussen. Sie können als Erinnerung dienen, mechanische Belastungen wie Hüpfen und Springen zu vermeiden. Zeigt das Kind Überlastungssymptome, können sie zur (Teil-)Entlastung der betroffenen Extremität und Schmerzreduktion bis zum Abklingen der Symptome vorübergehend genutzt werden.

▶ Es gilt das Prinzip: So viel Entlastung wie nötig, so viel Alltag wie möglich.

Unnötige Gehstrecken sollten vermieden werden, die Kinder sollten „Schritte sparen" und für lange Strecken kann die Nutzung eines Rollstuhles sinnvoll sein. Leichte sportliche, gelenkschonende Betätigungen wie Schwimmen und Radfahren sind während der Behandlungszeit erlaubt.

15.9.3 Operative Therapie

Die operative Therapie verfolgt ebenfalls das Prinzip der Containmentverbesserung bzw. -wiederherstellung und somit der Zentrierung des Hüftgelenks. Die operative Versorgung kann am proximalen Femur durch eine **varisierende Umstellungsosteotomie** oder am Becken beispielsweise als korrigierende **Beckenosteotomie nach Salter** oder als **Triple-Osteotomie** erfolgen.

Für Kinder in einem Alter von >6 Jahren bei Diagnosestellung sowie einer Herring-Klassifikation B/C und C zeigt die operative Therapie signifikant bessere Ergebnisse (Herring et al. 2014).

Bei Verlust des Containments ist eine operative Therapie zur Wiederherstellung der physiologischen Gelenkmorphologie indiziert. Die frühen Erkrankungsstadien (Kondensations- bzw. Fragmentationsstadium) werden als optimaler Operationszeitpunkt gesehen, da noch ausreichend Remodellierungspotenzial vorhanden ist (Joseph et al. 2003).

Bei starker Dezentrierung und sekundärer Pfannenbeteiligung kann die intertrochantäre Varisationsosteotomie mit einem Beckeneingriff kombiniert werden, im Sinne des „advanced containment". Bei einem Skelettalter unter 6 Jahren ist eine alleinige Varisationsosteotomie aufgrund des noch ausreichenden Revalgisierungspotenzials möglich.

Im angloamerikanischen Raum hat die Shelf-Plastik bei der operativen Therapie des Morbus Perthes ihren Stellenwert, dabei wird die Pfanne entsprechend der Deformierung des Femurkopfes augmentiert (Staheli und Chew 1992). Im Vergleich zu „echten" Beckenosteotomien hat die Shelfoperation keine Vorteile. Ein wesentlicher Nachteil besteht darin, dass die Verbesserung der Überdachung nicht aus hyalinem Knorpel besteht.

Voraussetzung für eine operative Behandlung ist jedoch eine Abspreizfähigkeit des betroffenen Hüftgelenks von mindestens 30°, um den operativen Erfolg zu gewährleisten.

Intertrochantäre Varisationsosteotomie (IVO)

Zur Containmentverbesserung war die IVO lange Zeit die bevorzugte Methode beim Morbus Perthes. Dennoch weist dieses technisch einfache Operationsverfahren deutliche Nachteile, wie eine Beinverkürzung, Coxa vara, Offset-Vergrößerung sowie ein Trendelenburg-Hinken bedingt durch eine Glutealinsuffizienz auf.

Jüngere Patienten zeigen eine Revalgisierung bei einem Alter <7 Jahren und zeigen die geringste Beinlängendifferenz und die größte Revalgisierung mit einer Open-Wedge-Technik (Mirovsky et al. 1984).

Die IVO hat weiterhin ihren Stellenwert in der operativen Behandlung des Morbus Perthes. So zeigt eine multizentrische Analyse aus Norwegen signifikant bessere Ergebnisse der operativ behandelten Patienten gegenüber einer konservativen Behandlung (Wiig et al. 2008). Abb. 5 und 6 zeigen die präoperative Röntgendarstellung eines 4-jährigen Jungen mit Morbus Perthes und die postoperative Aufnahme nach intertrochantärer Varisationsosteotomie der linken Hüfte.

▶ Durch die Varisationsosteotomie werden die biomechanischen Hebelverhältnisse der Abduktoren sowie das Offset ungünstig verändert.

Beckenosteotomien

Die Vorzüge der Beckenosteotomie gegenüber einer Varisationsosteotomie sind die Vermeidung einer Beinverkürzung und somit die Veränderung der Hebelarme der Abduktoren, es entsteht kein Hinken durch eine Glutealinsuffizienz.

Sie zeigt jedoch, v. a. bei der Salter-Osteotomie, eine intraartikuläre Druckerhöhung. Ebenso kann sie zu einer Beinverlängerung führen, da es neben der Lateralisation und Verlagerung des Pfannendachs zu einer Ventralisierung und Distalisierung der Hüftpfanne kommt. Voraussetzung für diesen Eingriff sind eine freie Beweglichkeit des Gelenks, ein sphärischer Hüftkopf sowie eine gute Gelenkkongruenz in Abspreizung. Eine Salter-Beckenosteotomie sollte, wenn sie vorgenommen wird, jedoch nur in Kombination mit einer IVO durchgeführt werden.

Die Triple-Osteotomie verspricht im Gegensatz zur femoralen Varisationsosteotomie oder Salter-Osteotomie auch bei Durchführung im Reparationsstadium gute Ergebnisse (Kumar et al. 2002). Wenger et al. zeigten in ihrer retrospektiven Studie gute Ergebnisse und sehen die Triple-Osteotomie als Therapie der Wahl bei älteren Kindern (Abb. 7) (Wenger und Pandya 2011).

Die Triple-Osteotomie ist ein anspruchsvolles OP-Verfahren und birgt somit auch größere OP-Risiken und Komplikationsraten. Wird eine Triple-Osteotomie durchgeführt, erfolgt sie entweder in der Technik nach Steel (Steel 1973) oder Tönnis (Toennis et al. 1981; Zahedi et al. 2013). Der Vorteil der Tönnis-Technik besteht darin, dass die Sitzbeinosteotomie durch den dorsalen Zugang näher an der Pfanne liegt. Dieses Verfahren zeigt insgesamt ein hohes Korrekturpotenzial mit guten Ergebnissen, das auch im Kindesalter bei offener Y-Fuge durchführbar ist.

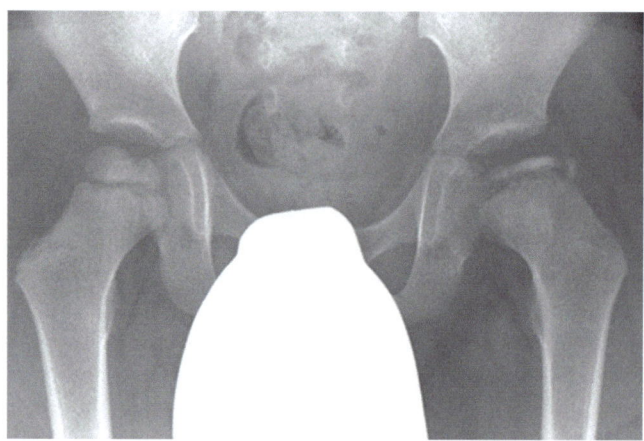

Abb. 5 Röntgen der Hüfte a.-p. 4-jähriger Junge, Morbus Perthes links im Fragmentationsstadium, Dezentrierung der Hüfte, präoperatives Bild

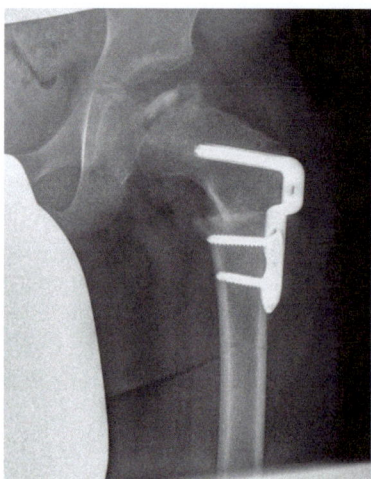
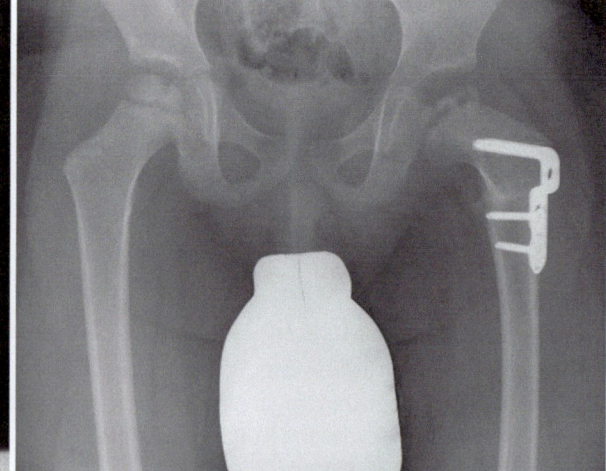

Abb. 6 Postoperatives Bild nach intertrochantärer Varisationsosteotomie links

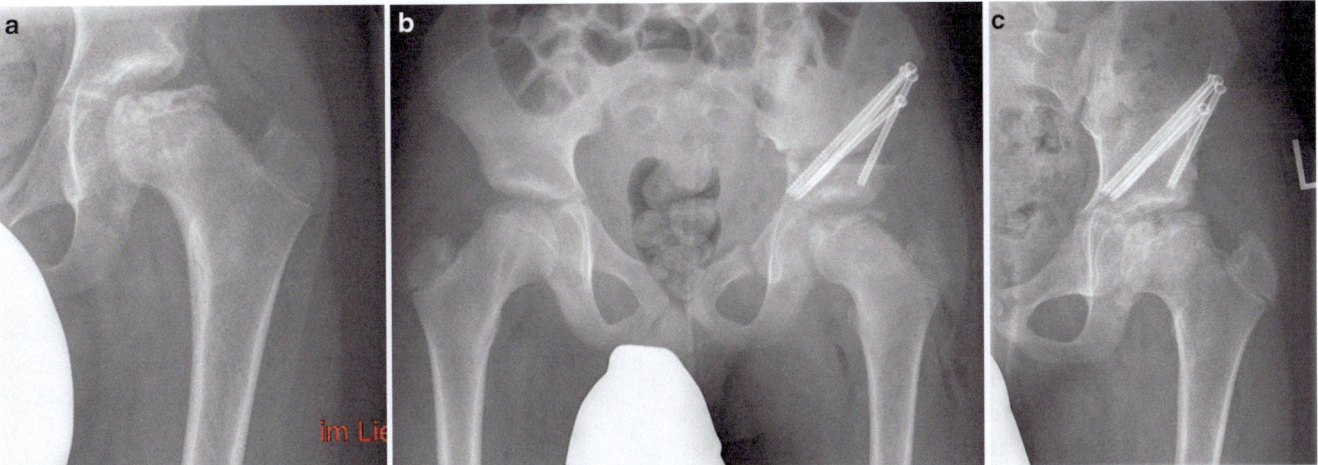

Abb. 7 a Präoperatives Röntgenbild, Catterall IV, Herring B/C, Subluxation, „head at risk sign". **b, c** Postoperatives Röntgenbild, 3-Fach-Beckenosteotomie mit Schraubenosteosynthese

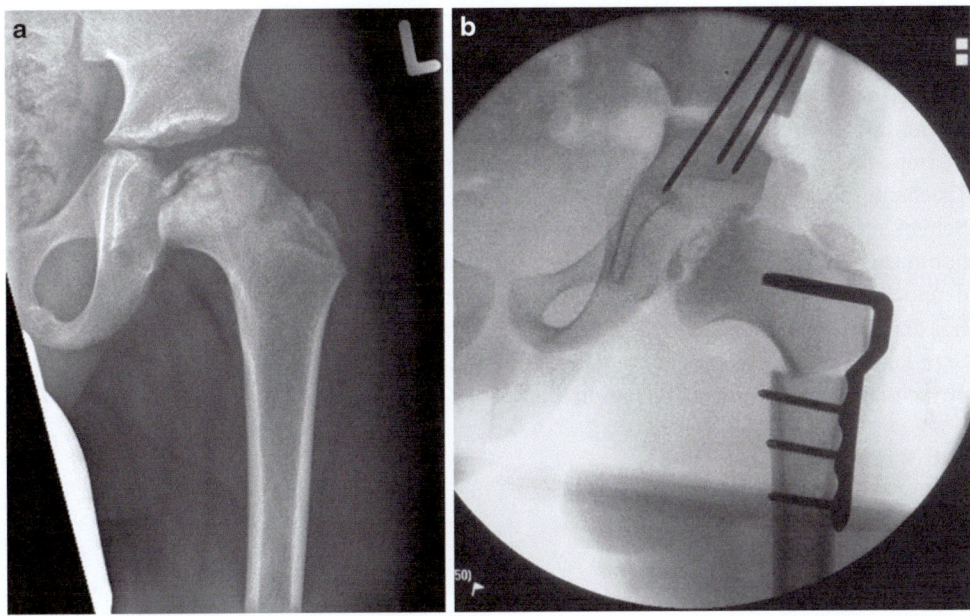

Abb. 8 a Präoperatives Röntgen, 6-jähriger Junge, Catterall IV, Herring B/C, „head at risk sign". b Postoperatives Röntgen, femorale Varisationsosteotomie mit winkelstabiler Plattenosteosynthese und Beckenosteotomie nach Salter im Sinne eines „advanced containments"

Kombinierte Osteotomien im Sinne eines „advanced containment" zeigen synergistische Effekte (Abb. 8).

Intra- und postoperative Komplikationen

Zu den bedeutendsten Komplikationen der Beckenosteotomien bzw. der Triple-Osteotomie zählen insbesondere die Nervenläsionen wie Läsionen des N. obturatorius, Ischiadicus- und Femoralisläsionen sowie Läsionen des N. pudendus. Weiterhin besteht die Gefahr der Überkorrektur mit einem konsekutiven Impingement, der fehlerhaften Ausrichtung der Pfanne im Sinne einer Retroversion sowie die Ausbildung einer Pseudarthrose.

Bei Vorliegen einer instabilen Pseudarthrose der Darmbeinosteotomie oder einer Retroversion der Pfanne besteht die Indikation zur operativen Revision. Eine stabile Pseudarthrose der Schambein- sowie Sitzbeinosteotomie ist nicht revisionsbedürftig.

Komplikationen und Folgezustände

Hinge Abduction
Bei einer Hinge Abduction, bei der die anterolateralen Anteile des deformierten Hüftkopfes am lateralen Acetabulum anschlagen, ist der Kopf so deformiert, dass sich die genannten OP-Verfahren nicht mehr zu einer Containmentverbes-

serung eignen. Der Nachweis eines Hinge-Abduction-Phänomens erfolgt durch eine Arthrografie.

In einem solchen Fall ist die Valgisationsosteotomie des proximalen Femurs mit leichter Extension anzuwenden (Bankes et al. 2000; Raney et al. 2002). Damit lassen sich eine Verbesserung der Beweglichkeit und eine Schmerzlinderung erzielen. Ggf. können weitere sekundäre Eingriffe zur Verbesserung der Hüftkopfüberdachung notwendig werden. Insgesamt zeigt eine Hinge Abduction eine schlechte Prognose für das Ausheilungsergebnis (Manig 2013).

Coxa vara und Trochanterhochstand

Nach der Ausheilung des Morbus Perthes stellt die **Coxa vara** mit **Trochanterhochstand** ein häufiges Problem dar. Funktionell führt dies zu einer verringerten Hebelwirkung der Hüftabduktoren. Die hieraus entstehende Glutealinsuffizienz ist ursächlich für ein Trendelenburg-Hinken.

Um diese Deformität suffizient zu beheben und die physiologische Anatomie mit Korrektur der biomechanischen Hebelverhältnisse wiederherzustellen, kann eine **revalgisierende** ggf. eine **schenkelhalsverlängernde Osteotomie nach Morscher** durchgeführt werden (Abb. 9) (Hefti 1989; Hasler und Morscher 1999).

Bei erhaltendem CCD-Winkel kann auch eine alleinige Trochanterdistalisierung erfolgreich sein. Dabei wird der Schenkelhals per se nicht reell verlängert wie bei der Operation nach Morscher. Durch die Trochanterdistalisierung wird dennoch eine relative Schenkelhalsverlängerung erreicht (Hasler und Morscher 1999). Bei noch offener Wachstumsfuge kann ein gleiches Ergebnis durch eine Trochanterapophyseodese erzielt werden (Schneidmüller et al. 2006).

Eine gleichzeitige Dysplasie der Pfanne sollte durch eine Korrektur der Pfanne adressiert werden.

▶ Die Indikation zur Trochanterapophyseodese ist großzügig zu stellen; sie sollte vor dem 9. Lebensjahr durchgeführt werden.

Impingement

Bei einem anterolateralen Impingement, z. B. funktionell bei einer Coxa vara et magna oder aufgrund einer asphärischen Kopfkonfiguration, kommt es zu einem Anschlagen des Kopfes an der Pfanne.

Präoperativ empfiehlt sich die Bestimmung des Alpha-Winkels (norm: <50°) im MRT oder in der Dunn-Rippstein-Aufnahme. Ein MRT zur Beurteilung des Knorpelstatus und des Labrums ist ebenso notwendig.

Therapeutisch stellt die chirurgische Hüftluxation mit Trimmen des Kopfes bzw. des Kopf-Hals-Übergangs eine Therapieoption dar (Siebenrock et al. 1998; Ganz et al. 2001). Diese Technik lässt die Korrektur der eigentlichen Pathologie zu.

Alternativ stehen auch minimalinvasive arthroskopische Techniken zur Kopftrimmung und Labrumchirurgie zur Verfügung. Allerdings ist beim Impingement durch eine durch Morbus Perthes bedingte Coxa magna et plana der Bump von Knorpel überzogen und die Bumpabtragung damit in einem gewissen Maß schädigend.

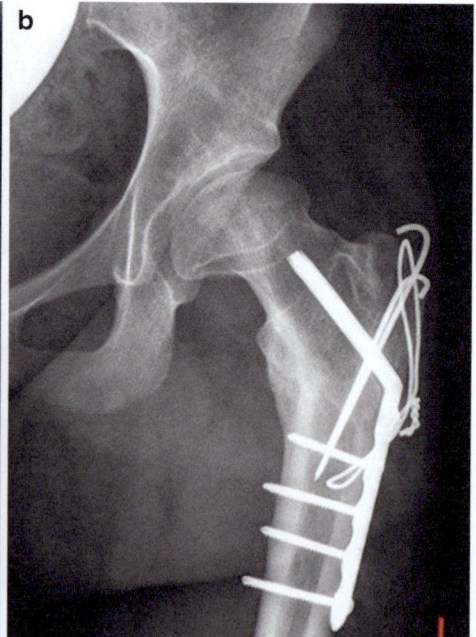

Abb. 9 a Röntgenaufnahme einer Coxa vara mit Trochanterhochstand. b Postoperatives Ergebnis nach schenkelhalsverlängernder Osteotomie nach Morscher

15.10 Fazit

Da der Morbus Perthes sehr unterschiedlich ausgeprägt sein kann, gibt es keine standardisierte Therapie für alle Kinder. Vielmehr muss die Therapie sehr individuell an den jeweiligen Patienten unter Berücksichtigung der radiologischen Klassifikation, der Risikozeichen, des Skelettalters und der Beweglichkeit der betroffenen Hüfte erfolgen. Ziel der Therapie sollte immer eine Containmentverbesserung mit Erhalt bzw. Erreichen einer freien Beweglichkeit des betroffenen Hüftgelenks sein. Bei milden Verlaufsformen kann eine konservative Therapie ausreichend sein.

Gute operative Ergebnisse lassen sich bei jungen Patienten mit gutem Remodellierungspotenzial erzielen. Die Therapie der älteren Kinder gestaltet sich jedoch schwieriger, denn sie zeigen ein nur noch geringes Remodellierungspotenzial, da der knorpelige Anteil der Epiphyse kleiner ist. Die Prognose dieser Hüften ist in der Summe nicht gut.

Literatur

Aigner N, Petje G, Steinboeck G, Schneider W, Krasny C, Landsiedl F (2001) Treatment of bone-marrow oedema of the talus with the prostacyclin analogue iloprost. An MRI-controlled investigation of a new method. J Bone Joint Surg Br Vol 83(6):855–858

Bankes MJ, Catterall A, Hashemi-Nejad A (2000) Valgus extension osteotomy for ‚hinge abduction' in Perthes' disease. Results at maturity and factors influencing the radiological outcome. J Bone Joint Surg Br Vol 82(4):548–554

Barker DJ, Hall AJ (1986) The epidemiology of Perthes' disease. Clin Orthop Relat Res 209:89–94

Bassett GS, Apel DM, Wintersteen VG, Tolo VT (1991) Measurement of femoral head microcirculation by laser Doppler flowmetry. J Pediatr Orthop 11(3):307–313

Brech GC, Guarnieiro R (2006) Evaluation of physiotherapy in the treatment of Legg-Calve-Perthes disease. Clinics 61(6):521–528

Calvé J (1910) Sur une forme particulière de pseudocoxalgie greffée sur déformation caractéristiques de l'extrémité supérieure du fémur. Rev Chir 30:202–204

Camargo FP de, de Godoy RM Jr, Tovo R (1984) Angiography in Perthes' disease. Clin Orthop Relat Res Dec(191):216–220

Cannon SR, Pozo JL, Catterall A (1989) Elevated growth velocity in children with Perthes' disease. J Pediatr Orthop 9(3):285–292

Catterall A (1971) The natural history of Perthes' disease. J Bone Joint Surg Br Vol 53(1):37–53

Ganz R, Gill TJ, Gautier E, Ganz K, Krugel N, Berlemann U (2001) Surgical dislocation of the adult hip a technique with full access to the femoral head and acetabulum without the risk of avascular necrosis. J Bone Joint Surg Br Vol 83(8):1119–1124

Garcia Mata S, Ardanaz Aicua E, Hidalgo Ovejero A, Martinez GM (2000) Legg-Calve-Perthes disease and passive smoking. J Pediatr Orthop 20(3):326–330

Gray IM, Lowry RB, Renwick DH (1972) Incidence and genetics of Legg-Perthes disease (osteochondritis deformans) in British Columbia: evidence of polygenic determination. J Med Genet 9(2):197–202

Hasler CC, Morscher EW (1999) Femoral neck lengthening osteotomy after growth disturbance of the proximal femur. J Pediatr Orthop B 8(4):271–275

Hefti F (2006) Kinderorthopädie in der Praxis. Springer, Berlin/Heidelberg/New York

Hefti FME (1989) Die schenkelhlsverlängernde Osteotomie. Oper Orthop Traumatol 1(3):170–178

Herring JA (2011) Legg-Calve-Perthes disease at 100: a review of evidence-based treatment. J Pediatr Orthop 31(2 Suppl):S137–S140

Herring JA, Neustadt JB, Williams JJ, Early JS, Browne RH (1992) The lateral pillar classification of Legg-Calve-Perthes disease. J Pediatr Orthop 12(2):143–150

Herring JA, Kim HT, Browne R (2004a) Legg-Calve-Perthes disease. Part I: classification of radiographs with use of the modified lateral pillar and Stulberg classifications. J Bone Joint Surg Am 86-A(10):2103–2120

Herring JA, Kim HT, Browne R (2004b) Legg-Calve-Perthes disease. Part II: prospective multicenter study of the effect of treatment on outcome. J Bone Joint Surg Am 86-A(10):2121–2134

Ippolito E, Tudisco C, Farsetti P (1987) The long-term prognosis of unilateral Perthes' disease. J Bone Joint Surg Br Vol 69(2):24350

Joseph B, Nair NS, Narasimha Rao K, Mulpuri K, Varghese G (2003) Optimal timing for containment surgery for Perthes disease. J Pediatr Orthop 23(5):601–606

Kim HK (2011) Legg-Calve-Perthes disease: etiology, pathogenesis, and biology. J Pediatr Orthop 31(2 Suppl):S141–S146

Kohn D, Wirth CJ, John H (1991) The function of the Thomas splint. An experimental study. Arch Orthop Trauma Surg 111(1):26–28

Kumar D, Bache CE, O'Hara JN (2002) Interlocking triple pelvic osteotomy in severe Legg-Calve-Perthes disease. J Pediatr Orthop 22(4):464–470

Legg AT (1908/1909) The cause of atrophy in joint disease. Am J Orthop Surg 6:84–90

Little DG, Kim HK (2011) Potential for bisphosphonate treatment in Legg-Calve-Perthes disease. J Pediatr Orthop 31(2 Suppl):S182–S188

Liu SL, Ho TC (1991) The role of venous hypertension in the pathogenesis of Legg-Perthes disease. A clinical and experimental study. J Bone Joint Surg Am 73(2):194–200

Livesey JP, Hay SM, Bell MJ (1998) Perthes disease affecting three female first-degree relatives. J Pediatr Orthop B 7(3):230–231

Manig M (2013) [Legg-Calve-Perthes disease (LCPD). Principles of diagnosis and treatment]. Orthopade 42(10):891–902; quiz 3–4

Mirovsky Y, Axer A, Hendel D (1984) Residual shortening after osteotomy for Perthes' disease. A comparative study. J Bone Joint Surg Br Vol 66(2):184–188

Nguyen NA, Klein G, Dogbey G, McCourt JB, Mehlman CT (2012) Operative versus nonoperative treatments for Legg-Calve-Perthes disease: a meta-analysis. J Pediatr Orthop 32(7):697–705

Niethard FU (2010) Kinderorthopädie. Thieme, Stuttgart/New York

Perthes G (1910) Über Arthritis deformans juvenilis. Dtsch Z Chir 42:54–84

Purry NA (1982) The incidence of Perthes' disease in three population groups in the Eastern Cape region of South Africa. J Bone Joint Surg Br Vol 64(3):286–288

Raney EM, Grogan DP, Hurley ME, Ogden MJ (2002) The role of proximal femoral valgus osteotomy in Legg-Calve-Perthes disease. Orthopedics 25(5):513–517

Royle SG, Galasko CS (1992) The irritable hip. Scintigraphy in 192 children. Acta Orthop Scand 63(1):25–28

Schneidmueller D, Carstens C, Thomsen M (2006) Surgical treatment of overgrowth of the greater trochanter in children and adolescents. J Pediatr Orthop 26(4):486–490

Schulitz K, Dustmann H (1998) Morbus Perthes: Ätiopathogenese, Differentialdiagnose, Therapie und Prognose; mit 37 Tabellen, 2. Aufl. Springer, Berlin

Senst S (2007) Morbus Perthes. Orthop Unfall up2date 2(3):225–242

Siebenrock KA, Gautier E, Ziran BH, Ganz R (1998) Trochanteric flip osteotomy for cranial extension and muscle protection in acetabular fracture fixation using a Kocher-Langenbeck approach. J Orthop Trauma 12(6):387–391

Staheli LT, Chew DE (1992) Slotted acetabular augmentation in childhood and adolescence. J Pediatr Orthop 12(5):569–580

Steel HH (1973) Triple osteotomy of the innominate bone. J Bone Joint Surg Am 55(2):343–350

Strobl (2013) Das kindliche Hüftgelenk

Stulberg SD, Cooperman DR, Wallensten R (1981) The natural history of Legg-Calve-Perthes disease. J Bone Joint Surg Am 63(7):1095–1108

Tönnis D (1984) Entwicklung des Gefäßsystems am Hüftgelenk und seine Variationen im Hinblick auf Ischämien. Kapitel 3. Die angeborene Hüftdysplasie und Hüftluxation im Kindes- und Erwachsenenalter. Springer, Heidelberg/Berlin

Tonnis D, Behrens K, Tscharani F (1981) A modified technique of the triple pelvic osteotomy: early results. J Pediatr Orthop 1(3):241–249

Vegter J, Lubsen CC (1987) Fractional necrosis of the femoral head epiphysis after transient increase in joint pressure. An experimental study in juvenile rabbits. J Bone Joint Surg Br Vol 69(4):530–535

Waldenström H (1920) Coxa plana, Osteochondritis deformans coxae. Zentralbl Chir 47:539

Wenger DR, Pandya NK (2011) Advanced containment methods for the treatment of Perthes disease: Salter plus varus osteotomy and triple pelvic osteotomy. J Pediatr Orthop 31(2 Suppl):S198–S205

Westhoff B, Martiny F, Krauspe R (2014) Morbus Perthes. Z Orthop Unfall 152(6):617–635

Wiig O, Terjesen T, Svenningsen S (2008) Prognostic factors and outcome of treatment in Perthes' disease: a prospective study of 368 patients with five-year follow-up. J Bone Joint Surg Br Vol 90(10):1364–1371

Zahedi AR, Kalchschmidt K, Katthagen BD (2013) [Tonnis and Kalchschmidt triple pelvic osteotomy]. Oper Orthop Traumatol 25(5):457–468

Morbus Köhler I

Volker Schöffl

Inhalt

16.1 Einleitung 127
16.2 Ätiologie 127
16.3 Stadieneinteilung 128
16.4 Klinischer Befund 128
16.5 Diagnostik 128
16.6 Therapie und Prognose 128
Literatur 129

16.1 Einleitung

Der Morbus Köhler I, oder auch Morbus Köhler-Albau genannt, wurde von Köhler 1908 erstmals beschrieben (Köhler 1908) und anhand von 26 Fällen dargelegt (Köhler 1913). Es handelt sich um eine Osteochondrose des Os naviculare pedis. Betroffen sind vor allem Kinder im Alter von 3–9 Jahren, dabei sind Jungen 4-mal so häufig betroffen wie Mädchen (Arbab et al. 2013). In 20–30 % der Fälle wird ein doppelseitiges Auftreten beobachtet (Arbab et al. 2013; Suda et al. 2007). Häufig ist er auch mit anderen avaskulären Nekrosen, wie z. B. einem Morbus Perthes, kombiniert (Suda et al. 2007). Eine familiäre Häufung wird beobachtet (Dingerkurs et al. 2003). Eine avaskuläre Nekrose des Os naviculare im Erwachsenenalter, ein sog. Müller-Weis-Syndrom, ist vom Morbus Köhler I abzugrenzen und bildet ein eigenes Krankheitsbild (Dingerkurs et al. 2003).

V. Schöffl (✉)
Sozialstiftung Bamberg Klinik für Orthopädie und Unfallchirurgie, Bamberg, Deutschland

16.2 Ätiologie

Das Os naviculare besteht bei der Geburt noch vollständig aus Knorpel. Sein Knochenkern entsteht bei Mädchen nach 18–24 Monaten, bei Jungen meist erst nach 24–30 Monaten. Die Ossifikation ist in der Regel im 4. Lebensjahr abgeschlossen. Insgesamt ist die genaue Ätiologie seiner Nekrose unbekannt (Talusan et al. 2014; Arbab et al. 2013; Petje et al. 2002). In der Literatur wird mehrheitlich von einer passageren Durchblutungsstörung mit einer temporären Minderdurchblutung des Os naviculare pedis ausgegangen (Arbab et al. 2013; Suda et al. 2007). Als Ursachen für diese Durchblutungsstörungen werden verschiedene Genesen diskutiert. Anatomische Besonderheiten, repetitive Traumata, vor allem beim jugendlichen Sportler (Dingerkurs et al. 2003), eine abnormale Vaskularisierung und eine verzögerte Verknöcherung werden diskutiert (Arbab et al. 2013; Suda et al. 2007; Petje et al. 2002). Ein einzelnes auslösendes Trauma wird nur selten angegeben (Dingerkurs et al. 2003; Suda et al. 2007). Am Anfang der Entwicklung eines Morbus Köhler I scheint eine verzögerte Ossifikation zu stehen, weil das Ossifikationszentrum einer seinem Entwicklungsstand nicht adäquaten mechanischen Belastung ausgesetzt wird (Dingerkurs et al. 2003). Eine familiäre Häufung wird beschrieben, und es scheint der Erkrankung ein X-chromosomal-rezessives Erbmuster zugrunde zu liegen (Dingerkurs et al. 2003; Arbab et al. 2013). Insgesamt ist von einer multifaktoriellen Ätiologie auszugehen (Arbab et al. 2013; Suda et al. 2007; Talusan et al. 2014; Schade 2015).

16.3 Stadieneinteilung

Eine eigene Stadieneinteilung für den Morbus Köhler I existiert nicht. Sinnvoll erscheint eine Einteilung in Analogie der allgemeinen Einteilung aseptischer Knochennekrosen nach Petje et al. (2002):

- Stadium 1: Initialstadium mit Knorpelödem und begleitendem Gelenkerguss.
- Stadium 2: Kondensationsstadium mit zunehmender Verdichtung der Knochenstruktur bei Hypermineralisation zusammengesinterter nekrotischer Knochenbälkchen.
- Stadium 3: Fragmentationsstadium mit Deformierung von Gelenkanteilen.
- Stadium 4: Reparationsstadium mit Ersatz nekrotischen Gewebes durch neue Knochensubstanz. Die Knochenfeinstruktur normalisiert sich zunehmend, indem verdichtete Knochenstruktur abgebaut wird und an ihrer Stelle eine normale Knochenfeinzeichnung tritt. Voraussetzung für reparative Vorgänge ist die Revaskularisierung des betroffenen Bezirks (Petje et al. 2002).

16.4 Klinischer Befund

Betroffene Kinder, vor allem Buben, klagen über belastungsabhängige Schmerzen über dem medialen Fußrücken (Arbab et al. 2013). Es kommt zum schonenden Gangbild mit vermehrtem Abrollverhalten über den lateralen Fußrand. Auch leichte Schwellungen, ggf. mit leichter Überwärmung über dem Os naviculare, werden beschrieben (Arbab et al. 2013; Petje et al. 2002; Dingerkurs et al. 2003). Eine direkte Traumaanamnese ist eher selten (Masullo und Wirth 2010). Oft wird die Erkrankung aufgrund der eher milden Symptomatik beim Kind auch erst später im Rahmen der radiologischen Abklärung einer Fußdeformität auffällig und initial damit übersehen (Dingerkurs et al. 2003).

16.5 Diagnostik

Vorherrschend für die Diagnose ist der klinische Befund in Kombination mit der Anamnese und konventioneller radiologischer Diagnostik (Röntgen-Fuß in 3 Ebenen). Asymptomatische radiologische Veränderungen bedürfen keiner Therapie (Arbab et al. 2013). Es gibt mehrere Untersuchungen, die die Entwicklung des Os naviculare bei asymptomatischen und symptomatischen Kindern beschreiben. Rezidivierende radiologische Kohortenuntersuchungen konnten zeigen, dass die radiologischen Entwicklungsstadien und deren Rückbildung bei beiden Gruppen gleich verlaufen (Arbab et al. 2013). Über den Zeitraum von 6 Monaten bis 3 Jahren lässt sich meist eine vollständige Restitutio ad integrum erreichen (Arbab et al. 2013). Radiologisch lassen sich nach Waugh (1958) 2 Typen unterscheiden. Im häufigeren Fall erscheint das Os naviculare abgeflacht und zeigt Bereiche mit erhöhter Strahlendichte. Hier wird der Ossifikationskern durch mehrere einstrahlende Gefäße ernährt. Beim selteneren zweiten Typ liegt ein großes Gefäß vor, und es fällt zu Beginn eine insgesamt erhöhte Röntgendichte auf, bevor es radiologisch zum Verschwinden des Kerns kommt (Dingerkurs et al. 2003). Während früher auch die Szintigrafie eingesetzt wurde, kommt mittlerweile der MRT die wichtigste Bedeutung zu (Suda et al. 2007; Petje et al. 2002). In der MRT fällt in T1-gewichteten Sequenzen ein homogener Rückgang der Signalintensität im Bereich des Os naviculare auf. In den anderen Gewichtungen ist dieser Signalverlust weniger ausgeprägt und betrifft vor allem die stark belasteten lateralen Anteile des Knochens (Dingerkurs et al. 2003). Oft tritt in den Nachbargelenken ein leichter Reizerguss auf.

16.6 Therapie und Prognose

Die Prognose ist unabhängig von den therapeutischen Maßnahmen sehr gut und die Erkrankung nimmt in der Regel einen selbstlimitierenden Verlauf (Dingerkurs et al. 2003; Arbab et al. 2013). Ein aggressives chirurgisches Vorgehen ist damit nicht indiziert. Über den Zeitraum von 6 Monaten bis 3 Jahren lässt sich meist eine vollständige Restitutio ad integrum erreichen (Arbab et al. 2013). Bleibende Veränderungen mit Ausbildung einer präarthrotischen Deformität sind in Langzeitbeobachtungen nur für Einzelfälle beschrieben (Arbab et al. 2013). Geeignete therapeutische Maßnahmen hängen vom Beschwerdebild des Patienten ab. Eine Gipsruhigstellung zeigte in Studien eine signifikante Linderung der Beschwerden mit verkürzter Behandlungsdauer (Williams und Cowell 1980). Zusätzlich hilft die plantare Abstützung des Fußgewölbes mit Einlagen zum Wiederaufbau des Os naviculare. Eine lokale Stimulierung des Knochenwachstums durch Stoßwellentherapie wird beschrieben (Stavinoha und Scott 1998). Nur in ca. 2,5 % der Fälle heilt der Knochen mit einer Deformität aus (Dingerkurs et al. 2003). Nur in Fällen einer sekundären Arthroseentstehung kommen operative Verfahren wir z. B. eine Arthrodese zur Anwendung.

Literatur

Arbab D, Wingenfeld C, Rath B, Luring C, Quack V, Tingart M (2013) Osteochondrosis of the pediatric foot. Orthopade 42:20–29

Dingerkurs ML, Maier D, Raeder F, Imhoff AB (2003) Avaskuläre Osteonekrose des Os naviculare pedis beim jungen Sportler. Arthroskopie 16:110–116

Köhler A (1908) Über eine häufige, bisher anscheinend unbekannte Erkrankung einzelner kindlicher Knochen. Verh Dtsch Röntgenges 4:110

Köhler A (1913) Das Köhlersche Krankheitsbild des Os naviculare pedis bei Kindern. Langenbecks Arch Klin Chir 101:560

Masullo J, Wirth T (2010) Morbus Köhler II. OP-J 26:138–140

Petje G, Radler C, Aigner N, Kriegs-Au G, Ganger R, Grill F (2002) Aseptic osteonecrosis in childhood: diagnosis and treatment. Orthopade 31:1027–1038

Schade VL (2015) Surgical management of Freiberg's infraction – a systematic review. Foot Ankle Spec 8:498–519

Stavinoha RR, Scott W (1998) Osteonecrosis of the tarsal navicular in two adolescent soccer players. Clin J Sport Med 8:136–138

Suda R, Petje G, Radler C, Ganger R, Girill F (2007) Osteonekrotische Erkrankungen in der Pädiatrie. J Miner Stoffwechs 14:24–31

Talusan PG, Diaz-Collado J, Reach JS (2014) Freiberg's infraction – diagnosis and treatment. Foot Ankle Spec 7:52–56

Waugh W (1958) The ossification and vascularisation of the tarsal navicular and their relation to Köhler's disease. J Bone Joint Surg (B) 40:765

Williams GA, Cowell HR (1980) Köhler's disease of the tarsal naviculare. Clin Orthop Relat Res 158:53–58

Morbus Köhler II

Volker Schöffl

Inhalt

17.1	Einleitung	131
17.2	Ätiologie	131
17.3	Stadieneinteilung	132
17.4	Klinischer Befund	132
17.5	Diagnostik	132
17.6	Therapie und Prognose	133
17.6.1	Konservative Therapie	133
17.6.2	Operative Therapie	133
	Literatur	133

17.1 Einleitung

Der Morbus Köhler II, auch Morbus Köhler-Freiberg genannt (engl.: „Freiberg's infraction"), wurde 1914 erstmals von dem Chirurgen Albert Freiberg aus Cincinnati, USA, beschrieben (Masullo und Wirth 2010; Talusan et al. 2014). Er beschreibt die avaskuläre Nekrose der Metatarsalköpfchen. Meist betroffen ist hier das Metatarsalköpfchen 2 (60–88 %), seltener das Metatarsalköpfchen 3, 4 oder 5 (Arbab et al. 2013; Cerrato 2011). Selten erfolgt auch eine Ausdehnung auf den Metatarsalschaft. Als Prädilektionsalter gilt das 10.–18. Lebensjahr, und im Gegensatz zu den meisten anderen Osteonekrosen tritt er häufiger beim weiblichen Geschlecht auf (Verhältnis weiblich zu männlich: 4:1 bis 5:1) (Arbab et al. 2013; Talusan et al. 2014; Katcherian 1994). Gerade bei Balletttänzerinnen ist dies keine Seltenheit (Masullo und Wirth 2010). Ein bilaterales Auftreten wird in 10–30 % der Fälle berichtet (Arbab et al. 2013). Der Morbus Köhler II gilt als die vierthäufigste Osteonekrose des menschlichen Körpers (Schade 2015).

V. Schöffl (✉)
Sozialstiftung Bamberg Klinik für Orthopädie und Unfallchirurgie, Bamberg, Deutschland

17.2 Ätiologie

Die genaue Ätiologie ist unbekannt (Talusan et al. 2014; Arbab et al. 2013). Freiberg ging ursprünglich von einer traumatischen Genese aus, konnte dies jedoch nicht für alle Fälle beweisen (Masullo und Wirth 2010). Heutzutage wird am ehesten eine multifaktorielle Ätiologie angenommen (Arbab et al. 2013; Suda et al. 2007; Talusan et al. 2014; Schade 2015; Cerrato 2011). Es werden vaskuläre, ischämische, infektiöse, traumatische und genetische Faktoren diskutiert (Suda et al. 2007; Schade 2015; Cerrato 2011). Gefäßspasmen, Gefäßanomalien, okkulte Infektionen mit Komprimitierung der Blutzufuhr oder Ischämien durch vegetative Dysregulationen können eine Störung der Blutversorgung verursachen (Suda et al. 2007; Smillie 1957; Talusan et al. 2014). Sehr wahrscheinlich ist eine multifaktoriell ausgelöste intravaskuläre Koagulation, die zu einer vorübergehenden Ischämie führt (Suda et al. 2007). Während diese ätiologischen Faktoren für alle juvenilen Osteonekrosen zutreffen wird beim Morbus Köhler II vor allem auch eine mechanische Überlastung diskutiert (Arbab et al. 2013). Ein gehäuftes Auftreten mit einer Spreizfußkomponente, Hallux valgus, Metatarsal-Minusindex oder Insuffizienz des ersten Strahles sowie Gelenkdruckmessungen untermauern diese Theorie

(Arbab et al. 2013). Diese Überlastungsfaktoren führen zu einer Komprimittierung der Durchbauung und Affektion der Epi- und Diaphyse (Arbab et al. 2013). Die gehäufte Lokalisation des Metatarsalköpfchens 2 wird auf dessen erhöhte mechanische Belastung beim normalen Gang zurückgeführt (Cerrato 2011). Das zweite Metatarsalköpfchen ist am wenigsten mobil und ein zusätzlicher Hallux valgus oder rigidus erhöht den Druck auf dieses (Cerrato 2011).

17.3 Stadieneinteilung

Smillie (1967) stellte 1967 eine Klassifikation vor, die auf konventioneller Röntgendiagnostik basiert (siehe Tab. 1). Weitere Klassifikationen nach Gauthier und Elbaz (1979), Thompson und Hamillton (1987) sowie Katecherian (1994) kommen zur Anwendung (Tab. 1). Als erweiterte Klassifikation kann die Stadieneinteilung der avaskulären Knochennekrosen der Association Research Circulation Osseus (ARCO) (Suda et al. 2007), die den MRT-Befund berücksichtigt, mit herangezogen werden (siehe Tab. 2).

17.4 Klinischer Befund

Klinisch zeigen sich bei den zumeist jungen Mädchen Schmerzen im Bereich der Metatarsalia mit einer Zunahme bei Belastung (Masullo und Wirth 2010). Oft beschreiben die Patientinnen, dass sie das Gefühl haben, immer auf sehr hartem Untergrund, etwa wie bei Marmor- oder Steinboden, zu gehen (Cerrato 2011). Zusätzlich lässt sich oft ein isolierter Druckschmerz auslösen, und es kommt zum Schmerzhinken (Arbab et al. 2013). Eine direkte Traumaanamnese ist eher selten (Masullo und Wirth 2010). Gelegentlich tritt eine leichte Schwellung auf (Petje et al. 2002; Cerrato 2011). Der Lachman-Test zeigt eine erhöhte Gelenkinstabilität und basiert auf der erhöhten Translation der proximalen Phalanx in Relation zum Metatarsalköpfchen (Cerrato 2011). Diese Subluxation löst beim Patienten Schmerzen aus (Cerrato 2011).

17.5 Diagnostik

Bei klinischem Verdacht folgt zunächst die konventionelle Röntgendiagnostik, vorzugsweise in 3 Ebenen. Diese zeigt den stadienhaften Verlauf mit Initial-, Kondensations-, Fragmentations- und Reparationsstadium (Petje et al. 2002; Suda et al. 2007). Gelegentlich kann auch eine Verdickung der Diaphyse des betroffenen Metatarsale als kompensatorische Reaktion auf die erhöhte Stressbelastung auftreten (Arbab et al. 2013). Während früher noch häufig eine Szintigrafie durchgeführt wurde, gilt heutzutage die Magnetresonanztomografie als Methode der Wahl (Suda et al. 2007; Petje et al. 2002; Schade 2015; Cerrato 2011), erfordert aber zumindest bei Kleinkindern ggf. eine Sedierung. Die Literatur liefert keine Daten hinsichtlich der Prognose und der Entwicklung einer präarthrotischen Deformität. Im Gegen-

Tab. 1 Radiologische Klassifikation des Morbus Köhler II. (Nach Schade 2015)

Stadium	(Smillie 1967)	(Gauthier und Elbaz 1979)	(Thompson und Hamilton 1987)	(Katcherian 1994)
0	Not applicable	Subchondral bone march fracture	Not applicable	Not applicable
1	Fissure	Osteonecrosis without deformation	Transient lesion that heals with no cartilage loss of degenerative oesteophytes	A – Same as Smillie stage 1
2	Central absorption	Osteonecrosis with deformation	Articular cartilage is preserved; osteophytes are present	B – Same as Smillie stage 2
3	Medial/lateral projections	Gradual cartilaginous tearing	Articular destruction with proliferative degenerative changes	C – Same as Smillie stage 3
4	Fracture	Arthrosis	Involvement of more than one metatarsal head	D – Same as Smillie stage 4
5	Flattened/deformity			E – Same as Smillie stage 5

Tab. 2 Klassifikation der Association Research Circulation Osseus (ARCO) des Morbus Köhler II. (Suda et al. 2007)

ARCO	Stadium	Kriterium	Bildgebung	MR-Zeichen
I	Reversibles Stadium	Ödem	MRT, Röntgen negativ	Knochenmarködem
II	Irreversibles Stadium	Demarkierte Nekrose	MRT, Röntgen eventuell positiv	Demarkierung der Nekrose („double line sign")
III	Mechanische Insuffizienz	Fraktur	Röntgen > MRT bei subchondraler Fraktur	Subchondrale Fraktur („crescent sign")
IV	Spätstadium	Einbruch, Arthrose	Röntgendiagnostisch	Einruch der Nekrose, sekundäre Arthrose

satz zur Osteonekrose des Os naviculare (Morbus Köhler I) werden jedoch regelmäßig persistierende Deformitäten beobachtet, die meist im Erwachsenenalter zu Beschwerden führen (Arbab et al. 2013). Eine dreidimensionale additive CT-Diagnostik ist vor allem zur Detektion eventueller freier Gelenkkörper hilfreich (Schade 2015).

17.6 Therapie und Prognose

In Abhängigkeit vom Stadium, der Beschwerden und deren Verlauf kann initial eine konservative Therapie erfolgen. Alternativ kommen verschiedene operative Therapien zur Anwendung.

17.6.1 Konservative Therapie

Im floridem Stadium empfehlen sich die Schonung der Extremität sowie entlastende Maßnahmen mit Einlagen (mit retrokapitaler Abstützung), Gipsbehandlung oder Sohlenversteifung mit Abrollhilfe (Arbab et al. 2013; Schade 2015; Cerrato 2011). Ziel ist, eine bleibende Deformität zu verhindern (Arbab et al. 2013; Masullo und Wirth 2010). Smillie (Smillie 1957) berichtet darüber, dass Spontanheilungen in den Stadien 1–3 mit Restitutio ad integrum möglich sind. Klinische Studien zur konservativen Therapie fehlen dabei allerdings (Talusan et al. 2014). Weiterhin kommen antiphlogistische und physiotherapeutische Maßnahmen sowie hyperämisierende Verfahren zum Einsatz (Petje et al. 2002). Als neuerer Therapieansatz kommt die Infusionstherapie mit Prostaglandinanaloga, wie z. B. Ilomedin®, zur Anwendung (Off-Label-Use) (Petje et al. 2002; Suda et al. 2007). Es wird hierbei berichtet, dass es vor allem im MRT-verifizierten Frühstadium einer avaskulären Knochennekrose mit Ödembildung rasch zur Restitutio kommen kann. Insgesamt wird den konservativen Therapieverfahren in den frühen Behandlungsstadien eine Effektivität in der Schmerzlinderung von bis zu 60 % zugesprochen (Schade 2015).

17.6.2 Operative Therapie

Operative Maßnahmen werden bei Versagen einer konservativen Therapie oder bereits vorliegendem Stadium 4 bei Diagnosestellung angewendet. Eine Vielzahl von verschiedenen Methoden ist hierbei beschrieben, angefangen vom einfachen Gelenkdebridement bis hin zur kompletten Köpfchenresektion (Masullo und Wirth 2010). Ziele der Behandlung sind die Schmerzfreiheit und Wiederherstellung der Gelenkfunktion. Zur Anwendung kommen unter anderem (Masullo und Wirth 2010; Schade 2015; Petje et al. 2002; Arbab et al. 2013; Talusan et al. 2014; Cerrato 2011):

- Offenes oder arthroskopisches Debridement
- Entfernung freier Gelenkkörper
- Anbohrung zur Revaskularisierung
- Spongiosaplastiken
- Osteotomien, vor allem Verkürzungsosteotomien oder die dorsale Closed-Wedge-Osteotomie
- Resektionsarthroplastiken mit Weichteilinterponaten
- Gelenkresektion oder -ersatz mit Silikonimplantat

Schade (2015) berichtet in einer Übersichtsarbeit über eine Analyse von insgesamt 327 gelenkresezierenden und gelenkerhaltenden Eingriffen. Eine komplette Rückkehr zur vollen Aktivität mit Schmerzminderung wird hier in 296 (90,5 %) der Fälle beschrieben, Komplikationen traten in 18 % der Fälle auf. Diese Heilungsraten erscheinen sehr positiv und sollten kritisch betrachtet werden. Die Qualität und Evidenzgrade der analysierten Studien werden von Schade (2015) als schwach eingestuft. Es handelte sich im Wesentlichen um Evidenzlevel-4- oder -5-Arbeiten. Keine der Untersuchungen war prospektiv oder verwendete einen validierten Outcome-Score. Insgesamt zeigen die gelenkerhaltenden Verfahren das bessere Outcome als die gelenkresezierenden Verfahren. Vor allem die dorsale Closed-Wedge-Osteotomie, durch die die osteonekrotischen Anteile aus der Belastungszone genommen werden, nimmt hier einen wichtigen Stellenwert ein (Masullo und Wirth 2010; Talusan et al. 2014).

Literatur

Arbab D, Wingenfeld C, Rath B, Luring C, Quack V, Tingart M (2013) Osteochondrosis of the pediatric foot. Orthopade 42:20–29
Cerrato RA (2011) Freiberg's disease. Foot Ankle Clin N Am 16:647–658
Gauthier G, Elbaz R (1979) Freiberg's infraction: a subchondral bone fatique fracture. A new surgical treatment. Clin Orthop Relat Res 142:93–95
Katcherian DA (1994) Treatment of Freiberg's disease. Orthop Clin North Am 25:69–81
Masullo J, Wirth T (2010) Morbus Köhler II. OP-J 26:138–140
Petje G, Radler C, Aigner N, Kriegs-Au G, Ganger R, Grill F (2002) Aseptic osteonecrosis in childhood: diagnosis and treatment. Orthopade 31:1027–1038. A systematic review, *Foot Ankle Spec*
Schade VL (2015) Surgical management of Freiberg's infraction. 8:498–519
Smillie IS (1957) Freiberg's infraction Köhler's second disease. J Bone Joint Surg (B) 39:580
Smillie IS (1967) Treatment of Freiberg's infraction. Proc R Soc Med 60:29–31
Suda R, Petje G, Radler C, Ganger R, Girill F (2007) Osteonekrotische Erkrankungen in der Pädiatrie. J Miner Stoffwechs 14:24–31
Talusan PG, Diaz-Collado J, Reach JS (2014) Freiberg's infraction – diagnosis and treatment. Foot Ankle Spec 7:52–56
Thompson FM, Hamilton WG (1987) Problems of the second metatarsophalangeal joint. Orthopedics 10:83–89

Morbus Thiemann

Christoph Lutter

Inhalt

18.1	Definition	135
18.2	Entwicklung der Hand	135
18.3	Ätiopathogenese	136
18.4	Klinik	136
18.5	Diagnostik	136
18.6	Therapie	137
	Literatur	137

18.1 Definition

Der Morbus Thiemann (engl. „Thiemann's disease") beschreibt die aseptische Osteonekrose der Phalanxbasen der Finger oder Großzehen, die 1909 von H. Thiemann erstbeschrieben wurde (Abb. 1) (Gewanter und Baum 1985; Seckin et al. 1999; Schantz und Rasmussen 1986; Grifka und Kuster 2011; Thiemann 1909).

Aufgrund des seltenen Auftretens ist die Datenlage bis dato mäßig (Gewanter und Baum 1985; Seckin et al. 1999; Schantz und Rasmussen 1986; Thiemann 1909; Mangat und Jawad 2005). Während einige Studien von einer autosomal dominanten Erkrankung mit einer Gleichverteilung unter den Geschlechtern ausgehen (Allison und Blumberg 1970), wird von anderen ein sporadisches Auftreten mit einem gehäuften Auftreten beim männlichen Geschlecht postuliert (Mangat und Jawad 2005; Melo-Gomes et al. 1981; Radtke et al. 2013).

Ein beidseitiger Befall ist in der Literatur beschrieben, genaue Zahlen zur Häufigkeit sind jedoch auch hierzu nicht verfügbar (Mangat und Jawad 2005). Häufig werden Jugendliche mit noch nicht verschlossenen Wachstumsfugen (ca. 8.–18. Lebensjahr) als Risikogruppe erwähnt. Der genaue Entstehungsmechanismus konnte hierbei bisher nicht vollumfänglich geklärt werden; möglich ist neben Störungen im Bereich der Ossifikationszentren (Osteochondrose) auch eine juvenile Form der Osteonekrose. Die stressbedingte Epiphysenfraktur sollte stets als Differenzialdiagnose in Betracht gezogen werden (Radtke et al. 2013; Schmitt und Lanz 2014; Hochholzer und Schoffl 2005). Weitere Differenzialdiagnosen sind die rheumatoide Arthritis, die Osteoarthrose, septische Knochennekrose sowie metabolische oder endokrine Krankheitsbilder (Mangat und Jawad 2005).

18.2 Entwicklung der Hand

Zum Zeitpunkt der Geburt sind Metacarpalia und Phalangen bereits knorpelig angelegt, im Bereich der Handwurzel sind in der Regel zunächst die Kerne des Os capitatum sowie des Os hamatum erkennbar. Im Alter von 10 Monaten bis zum zweiten Lebensjahr entwickeln sich schließlich die epiphysealen Ossifikationszentren der Metacarpalia sowie der Phalangen. Charakteristischerweise entwickeln sich die epiphysealen Ossifikationszentren wie folgt:

1.) Epiphysen der proximalen Phalangen
2.) Epiphysen der Metacarpalia

C. Lutter (✉)
Klinik und Poliklinik für Orthopädie, Universitätsklinik Rostock, Rostock, Deutschland

3.) Epiphysen der Mittelphalangen
4.) Epiphysen der distalen Phalangen

In den meisten Fällen beginnt diese Entwicklung zunächst im Mittelfinger und zuletzt im Kleinfinger. Im dritten bis neunten Lebensjahr gleichen sich die transversalen Diameter von Epiphyse und Metaphyse in der Regel an. Im Alter von 14–16 Jahren kommt es schließlich zu einer Fusion der Wachstumsfugen, die meist in folgender Reihenfolge abläuft (Gilsanz und Ratib 2005):

1.) Distale Phalangen
2.) Metacarpalia
3.) Proximale Phalangen
4.) Mittelphalangen

18.3 Ätiopathogenese

Die aseptische Nekrose der Phalanxbasen der Finger oder Großzehen entsteht überwiegend spontan; genaue ätiologische Hintergründe sind nach wie vor größtenteils ungewiss. Histologische Untersuchungen zeigten jedoch im Gegensatz zu anderen aseptischen Osteochondrosen/-nekrosen am Handskelett einen normalen Gefäßstatus sowie keinerlei Entzündungsreaktionen (Mangat und Jawad 2005). Eine traumatische bzw. stressbedingte Frakturentstehung mit resultierender Osteonekroseentwicklung ist oftmals wahrscheinlich (Mangat und Jawad 2005; Radtke et al. 2013; Hochholzer und Schoffl 2005).

18.4 Klinik

Klinisch imponieren schmerzarme Schwellungen im PIP-Gelenk (oder DIP-Gelenk) eines Fingers oder dem Großzehengrundgelenk – meist ohne erinnerliches Trauma (Seckin et al. 1999; Schantz und Rasmussen 1986; Mangat und Jawad 2005; Radtke et al. 2013). Damit einhergehend finden sich teilweise Bewegungseinschränkungen im betroffenen Gelenk sowie Druckschmerzhaftigkeit (Gewanter und Baum 1985). Ein Kraftverlust tritt in der Regel nicht auf (Mangat und Jawad 2005). In chronischen Fällen mit dauerhafter Schädigung der Wachstumsfuge bzw. der Gelenkfläche können mitunter Deformitäten im Sinne von Achsabweichungen oder Verkürzungen erkannt werden (Gewanter und Baum 1985; Mangat und Jawad 2005).

18.5 Diagnostik

Die Routinelabordiagnostik sowie spezifischere serologische Untersuchungen (Rheumaserologie etc.) erbringen in der Regel keine Auffälligkeiten (Mangat und Jawad 2005). In den meisten Fällen stützt sich somit die Diagnosefindung auf die bildgebenden Verfahren.

Röntgenologisch fällt eine Abflachung sowie Verbreiterung bzw. Verdickung der Epiphyse oftmals in Kombination mit Fragmentierungen dieser auf (epiphysäre Inhomogenität). In fortgeschrittenen Stadien treten Gelenkspaltverschmälerungen sowie weitere osteoarthrotische Erscheinungen hinzu (Abb. 1) (Mangat und Jawad 2005).

Auch die Sonographie nimmt mittlerweile bei knöchernen Verletzungen bzw. Schäden im Bereich der Finger eine wichtige Rolle ein; dank hochfrequenter/hochauflösender Ultraschalltechnik können heutzutage Frakturen im Bereich der Wachstumsfugen dargestellt und insbesondere Verlaufskontrollen durchgeführt werden (Lutter et al. 2017).

In fraglichen Fällen sollte großzügig eine MRT-Diagnostik erfolgen. Diese kann dazu beitragen, akut entzündliche Areale darzustellen bzw. auszuschließen und vitale von avitalen Knochenarealen zu differenzieren, was hinsichtlich

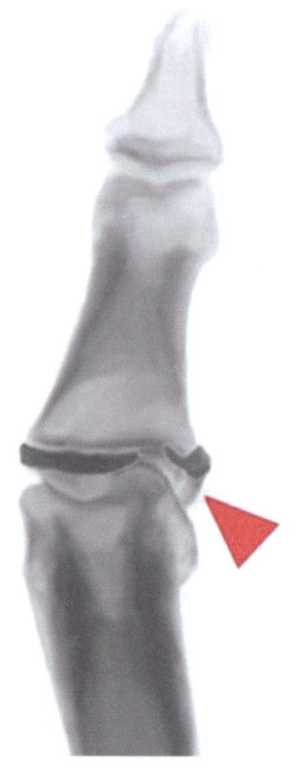

Abb. 1 Röntgenologische Erscheinungsform einer aseptischen Knochennekrose in der Mittelphalanxbasis (Morbus Thiemann; Differenzialdiagnose: Epiphysenstressfraktur). Fragmentierung der Epiphyse mit degenerativen Umbauten und Achsabweichung der Phalanx nach ulnarseitig

der Prognose der Erkrankung einen erheblichen Stellenwert hat. Zudem ist die Dünnschicht-Computertomographie dienlich, um Frakturierungen, auch im Submillimeterbereich auf trabekulärer Ebene, und Epiphysensklerosierungen mit ausreichend hoher Präzision darstellen zu können.

18.6 Therapie

Therapie der ersten Wahl ist die konservative Therapie, da die Erkrankung in den meisten Fällen einen selbstlimitierenden und meist erfreulichen Verlauf aufweist. Es empfiehlt sich eine stadienabhängige initiale Ruhigstellung für ca. 4–8 Wochen in Funktionsstellung bei freier passiver Mobilisierung der entsprechenden Finger in Kombination mit analgetisch-antiphlogistischen Maßnahmen. Unter dieser konservativen Therapie zeigt sich in den meisten Fällen ein vollständiger Rückgang der Beschwerdesymptomatik (Grifka und Kuster 2011; Mangat und Jawad 2005).

Selbst bei radiologisch weiterhin nachweisbaren Gelenkveränderungen sind viele Patienten unter einer anschließenden funktionellen Therapie weitgehend beschwerdefrei. Therapierefraktäre Fälle bedürfen einer operativen Maßnahme. Größere Studien hierzu liegen nicht vor, und so ist das operative Management nach wie vor stark einzelfallabhängig. Mögliche Verfahren sind die perkutane Kirschner-Draht-Anbohrung (Stimulierung der Heilung durch Einblutung) (El-Sheikh et al. 2018) sowie die Arthrodese bzw. der Gelenkersatz im weiteren Verlauf (Schantz und Rasmussen 1986; Mangat und Jawad 2005; Melo-Gomes et al. 1981).

Literatur

Allison AC, Blumberg BS (1970) Familial osteoarthropathy. J Bone Joint Surg Br 52:532–534
El-Sheikh Y et al (2018) Surgical management of proximal interphalangeal joint repetitive stress epiphyseal fracture nonunion in elite sport climbers. J Hand Surg Am 43(6):572.e1–572.e5
Gewanter H, Baum J (1985) Thiemann's disease. J Rheumatol 12(1):150–153
Gilsanz V, Ratib O (2005) Hand bone age. Springer, Berlin/Heidelberg
Grifka J, Kuster M (2011) Orthopädie und Unfallchirurgie. Springer, Berlin
Hochholzer T, Schoffl VR (2005) Epiphyseal fractures of the finger middle joints in young sport climbers. Wilderness Environ Med 16(3):139–142
Lutter C, Hotfiel T, Schoeffl V (2017) Bouldering, lead and speed – journey to Olympia. In: Faulhaber M Schobersberger W, Schobersberger, Sumann G, Domej W (Hrsg) Jahrbuch 2017. Österreichische Gesellschaft für Alpin- und Höhenmedizin. Ausgabe 28. Athesia-Tyrolia Druck GmbH, Innsbruck. ISBN: 978-3-200-05468-4
Mangat P, Jawad A (2005) Case number 32: Thiemann's disease. Ann Rheum Dis 64:11–12
Melo-Gomes JA, Melo-Gomes E, Viana-Queiros M (1981) Thiemann's disease. J Rheumatol 8(3):462–467
Radtke C, Steiert A, Vogt P (2013) Morbus Thiemann oder doch epiphyseale PIP Gelenksfrakturen an D3 in jungen Sportkletterern? Ein Case Report von eineiigen Zwillingen. Deutsche Gesellschaft für Handchirurgie. 54. Kongress der Deutschen Gesellschaft für Handchirurgie. Düsseldorf, 10.–12.10.2013. German Medical Science GMS Publishing House, Düsseldorf
Schantz K, Rasmussen F (1986) Thiemann's finger or toe disease. Follow-up of seven cases. Acta Orthop Scand 57(1):91–93
Schmitt R, Lanz U (2014) Bildgebende Diagnostik der Hand. Thieme, New York
Seckin U et al (1999) Thiemann's disease: a case report. Rheumatol Int 18(4):157–158
Thiemann H (1909) Juvenile epiphysenstörungen (Juvenile epiphyseal disturbance). Fortschr Geb Roentgenstr Nuklearmed 14:79–87

Teil IV

Apophysäre (nichtartikuläre) Osteochondrosen

Morbus Sinding-Larsen-Johansson

Christian Nührenbörger und Romain Seil

Inhalt

19.1	Definition	141
19.2	Epidemiologie	141
19.3	Pathogenese und Ätiologie	142
19.4	Klinik	142
19.5	Diagnostik	143
19.6	Therapie	143
19.7	Sporttauglichkeit	144
19.8	Prävention	144
	Literatur	144

19.1 Definition

Der Morbus Sinding-Larsen-Johansson ist eine sportbezogene überlastungsbedingte Erkrankung des vorderen Kniegelenks bei Kindern und Jugendlichen im Wachstumsalter, die zu einer Einschränkung der Belastbarkeit im Sport und Alltag führt.

Die Pathologie wurde erstmalig 1921 durch den Schweden Christian Magnus Falsen Sinding-Larsen und 1922 durch den Norweger Sven Johansson beschrieben (Sinding-Larsen 1921; Johansson 1922). Sie gilt als Ossifikationsstörung am unteren Patellapol und gehört zu den Osteochondrosen, die Störungen der enchondralen Ossifikation an Apo- und Epiphysen beschreiben.

C. Nührenbörger (✉)
Centre d'Orthopédie et de Médecine du Sport, Service de Médecine du Sport et de Prévention, Centre Hospitalier de Luxembourg, Luxembourg, Luxembourg
E-Mail: nuehrenboerger.christian@chl.lu

R. Seil
Centre d'Orthopédie et de Médecine du Sport, Service de Chirurgie Orthopédique, Centre Hospitalier de Luxembourg, Luxembourg, Luxembourg

19.2 Epidemiologie

Der Morbus Sinding-Larsen-Johansson ist ein relativ seltenes Beschwerdebild bei Kindern und Jugendlichen im Wachstumsalter, dessen Inzidenz nicht genau bekannt ist. Die Inzidenz radiologischer Auffälligkeiten am unteren Patellapol liegt aber bei 2–5 % unter gesunden Kindern von 10–14 Jahren (Iwamoto et al. 2009; Alassaf 2018). Jungen sind meistens deutlich häufiger betroffen als Mädchen, wobei in einer Untersuchung unter jugendlichen Basketballern die Prävalenz bei Mädchen (5 %) höher war als bei Jungen (3,7 %) (López-Alameda et al. 2012; Barber Foss et al. 2014). Er tritt insbesondere bei früher Spezialisierung auf Sportarten mit hohen Sprung-, Lauf- und Schussbelastungen wie Fußball, Handball, Basketball, Leichtathletik, Kampfsport und Volleyball auf (Suzue et al. 2014; Hall et al. 2015; Patel und Villalobos 2017). In einigen Fällen kommt ein beidseitiger Befall vor, bei denen die Intensität der Beschwerden in jedem Knie unterschiedlich sein kann (Abb. 1). Zum Teil bestehen gleichzeitig auch andere Osteochondrosen wie der Morbus Osgood-Schlatter (13 %) oder der Morbus Sever (20 %) (Hagner et al. 1993; López-Alameda et al. 2012; Malherbe 2018).

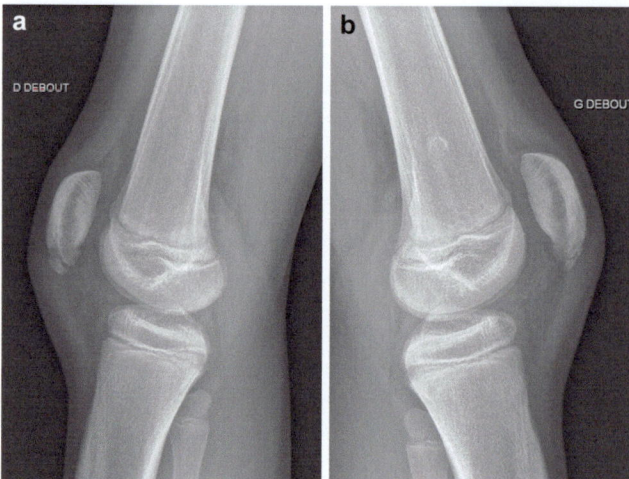

Abb. 1 a, b Seitliche Röntgenbilder des rechten und linken Kniegelenks bei einem 13-jährigen Squash-Spieler mit Morbus Sinding-Larsen-Johansson

19.3 Pathogenese und Ätiologie

Die Patella ist das größte knöcherne Sesambein des Skeletts. Sie ist knorpelig angelegt und beginnt über mehrere Ossifikationszentren im Alter von 18 Monaten bis 6 Jahren zu mineralisieren (Malherbe 2018). Die asymmetrische enchondrale Verknöcherung führt etwa im 10.–12. Lebensjahr zu deren vollständigen Verschmelzung. Während der initialen Ossifikation stellt sich die Patella als ovale Knochenscheibe dar, die mit zunehmendem Wachstum eine dreickige Form entwickelt und die endgültige Morphologie vor oder während der Adoleszenz ausbildet. Die Patella unterscheidet sich von anderen Knochen dadurch, dass sie keine metaphysäre Oberfläche, sondern eine feine, glatte Gelenkfläche und eine rauhe, poröse Rückfläche aufweist. Unterhalb der Gelenkfläche bildet sich eine kleine dreieckförmige nicht artikuläre Fläche nach unten aus, der inferiore Patellapol (Apex). In der Wachstumsphase kann ein chronischer exzessiver Zug am noch unreifen unteren Patellapol zu einer Tendinitis, Mikroavulsionen, De-novo-Kalzifikationen und Ossifikationen am distalen Patellasehnenansatz führen (Valentino et al. 2012; Patel und Villalobos 2017).

Aufgrund der nur geringen Fallzahlen und damit verbundener fehlender ausreichender Evidenz in den Untersuchungen zum Morbus Sinding-Larsen-Johansson ist dessen Pathogenese und Ätiologie nicht eindeutig und einheitlich. Verschiedene Erkrankungsprozesse wie eine Apophysitis, Periostitis, Tendinitis, Kalzifikation mit avaskulärer Nekrose und Osteochondritis werden im Rahmen dieser Pathologie beschrieben (Iwamoto et al. 2009; López-Alameda et al. 2012; Malherbe 2018). Eine avaskuläre Knochennekrose konnte jedoch in keiner Studie nachgewiesen werden.

Im Allgemeinen gilt, dass der Morbus Sinding-Larsen-Johansson durch erhöhte Spannung und Druck aufgrund repetitiver Zug der Patellasehne am unteren Patellapolansatz während der Quadricepskontraktion entsteht, der eine Ossifikationsstörung mit Distraktion eines sekundären Ossifikationszentrums verursacht (Valentino et al. 2012; Tourdias und Erésué 2015; Malherbe 2018). Begleitend kann es in einigen Fällen zur lokalen Schwellung, Sehnenverdickung oder Bursitis kommen.

Ätiologisch scheinen Sportarten mit hohen Anforderungen an den Streckapparat eine wichtige Rolle in der Ausbildung des Morbus Sinding-Larsen-Johansson zu spielen. Dabei ist ein früher und intensiver Beginn insbesondere bereits im Alter der Ossifikation der Patella von Bedeutung. Zudem zeigen sich in einer Studie bei betroffenen Kindern auffällige Verkürzungen der Hamstringmuskulatur sowie ein vermehrter posteriorer Slope der Tibia, die durch eine tendenziell vermehrte Knieflexion zu einer möglichen Überlastung des M. quadriceps und damit zur Ausbildung des Morbus Sinding-Larsen-Johansson führen könnten. Daher wird ein krankhaft vermehrter Zug über den M. quadriceps ursächlich auch für das gehäufte Auftreten des Morbus Sinding-Larsen-Johansson bei Kindern mit zerebraler Spastik aufgeführt. Ein Zusammenhang mit einer Patella alta konnte nicht nachgewiesen werden (Rosenthal und Levine 1977; López-Alameda et al. 2012; Patel und Villalobos 2017).

19.4 Klinik

Besonders bei und nach sportlichen Belastungen beklagen die betroffenen Kinder Schmerzen im vorderen unteren Patellabereich, vornehmlich wenn die Patella unter Beugung belastet wird (Valentino et al. 2012). Klinisch bestehen lokale Beschwerden mit Druckschmerzhaftigkeit am unteren Patellapol und dem proximalen Patellasehnenansatz. In manchen Fällen zeigen sich außerdem funktionelle Einschränkungen und eine leichte lokale Schwellung. Bei der funktionellen Untersuchung fällt häufig eine Verkürzung der Hamstringmuskulatur auf sowie Schmerzen beim Anheben des gestreckten Beines gegen Widerstand. Die weitere klinische Untersuchung ist unauffällig.

Sowohl der Zeitpunkt der ersten klinischen Beschwerden als auch deren Dauer sind sehr variabel und die spontane Ausheilung mit vollständigem Verschwinden der klinischen Symptomatik kann innerhalb von wenigen Wochen bis zu 12 Monaten oder länger erfolgen. Nur in Ausnahmefällen persistieren Beschwerden und führen im Erwachsenenalter zu Problemen mit lokalen Schmerzen, Einschränkungen der körperlichen Aktivitäten sowie Schwierigkeiten beim Knien (Freedman et al. 2005; Iwamoto et al. 2009; López-Alameda et al. 2012; Tourdias und Erésué 2015; Suzue et al. 2015; Patel und Villalobos 2017).

19.5 Diagnostik

Die Diagnose des Morbus Sinding-Larsen-Johansson basiert auf einer ausführlichen Anamnese, klinischen Untersuchung sowie gegebenfalls radiologischer Bildgebung. Die Anamnese beinhaltet Angaben zur Dauer, Lokalisation und Intensität der Schmerzen, Sportausübung sowie möglicher Unfallursache und Vorschädigung. Die Beschwerden können variieren und zeigen meist einen graduellen Anstieg. Zu Beginn sind die Schmerzen recht mild und intermittierend in Abhängigkeit von der Intensität der sportlichen Belastung. Bei einem Trauma können sie aber auch akut auftreten und sehr stark sein (Lee et al. 2016). Gewöhnlich nehmen die Schmerzen bei sportlichen Aktivitäten mit Lauf- und Sprungbelastungen sowie direktem Kniekontakt zu.

Bei der klinischen Untersuchung zeigt sich inspektorisch manchmal eine lokalisierte Schwellung um den unteren Patellabereich und eine Druckschmerzhaftigkeit bei der Palpation der Patellaspitze. Die manuelle funktionelle Untersuchung beinhaltet neben den typischen Knietestungen insbesondere auch die Beurteilung von Verkürzungen sowie der Kraft der Hamstring- und Quadrizepsmuskulatur. Daneben sind mögliche Beinachsen- und Fußfehlformen zu beachten.

Zuverlässig lässt sich der Morbus Sinding-Larsen-Johansson mit der Sonografie beurteilen, speziell bei einer lokalen Aufweitung und knöchernen Unregelmässigkeiten an der Patellaspitze als Zeichen einer Ossifikationsstörung. Zudem erlaubt sie mittels der Dopplerfunktion Aussagen zu insertionellen Verdickungen der Patellasehne, der Bursa infrapatellaris superficialis sowie der angrenzenden Weichteile (De Flaviis et al. 1989; Barbuti et al. 1995; Peace et al. 2006; Draghi et al. 2008; Valentino et al. 2012; Tourdias und Erésué 2015; Suzue et al. 2015; Malherbe 2018).

Röntgenologisch können sich auf der seitlichen Aufnahme Unregelmäßigkeiten und eine knöcherne Fragmentation am unteren Patellapol zeigen (Abb. 1 und 2). Diese Veränderungen werden in 4 röntgenologische Stadien eingeteilt (Tab. 1), wobei die eindeutige Einteilung nicht immer möglich ist (Medlar und Lyne 1978; Iwamoto et al. 2009). Des Weiteren lassen sich röntgenologisch andere knöcherne Pathologien erkennen bzw. ausschließen.

Die für den Morbus Sinding-Larsen-Johansson beschriebenen sonografischen und radiologischen Befunde können jedoch genauso bei asymptomatischen Knien vorliegen, und es besteht keine Signifikanz zwischen den radiologischen Stadien und dem erstmaligen Auftreten sowie der Dauer der Symptome (Iwamoto et al. 2009; López-Alameda et al. 2012). Nur in Ausnahmefällen sind zur Beurteilung unklarer Differenzialdiagnosen noch weitere Untersuchungen wie die Magnetresonanztomografie, oder Computertomografie notwendig.

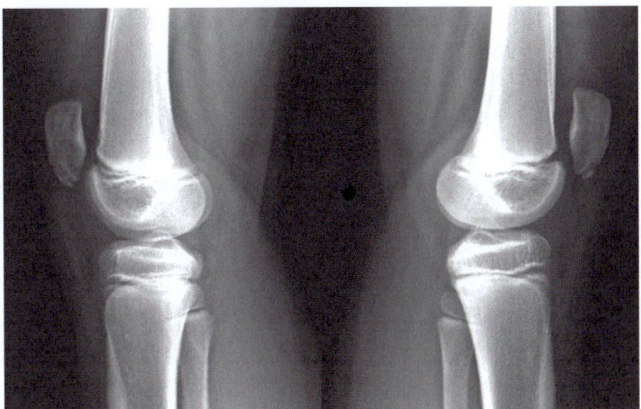

Abb. 2 Seitliche Röntgenbilder des rechten und linken Kniegelenks bei einem 10-jährigen Fußballspieler mit Morbus Sinding-Larsen-Johansson

Tab. 1 Röntgenologische Stadieneinteilung nach Medlar und Lyne

Stadium	Merkmal
1	Normalbefund
2	Unregelmäßige Kalzifikationen am unteren Patellapol
3	Progressive Koaleszenz der kleinen Kalzifikationen
4A	Inkorporation der Kalzifikation in den unteren Patellapol
4B	Koaleszenz der kalzifizierten Masse als separates Ossikel von der Patella

Die Unterscheidung zu anderen Überlastungsschäden und Traumata ist teilweise schwierig. Zu den wichtigsten Differenzialdiagnosen gehören die Patella-Sleeve-Fraktur, andere Patellastress- und -avulsionsfrakturen, die Patella bipartita, die Patellatendinitis, der Morbus Osgood-Schlatter, das Hoffa-Syndrom, die infrapatellare Bursitis, das synoviale Plica-Syndrom, der vordere Knieschmerz sowie in seltenen Fällen Tumoren und Infektionen (García Mata et al. 1999; Rasit et al. 2004; Iwamoto et al. 2009; López-Alameda et al. 2012; Hennings 2012; Matic und Flanigan 2014; Patel und Villalobos 2017; Alassaf 2018; Malherbe 2018; Papagrigorakis et al. 2019; Schmidt-Hebbel et al. 2020).

19.6 Therapie

Der Morbus Sinding-Larsen-Johansson ist im Allgemeinen eine benigne Erkrankung mit fehlender Invalidisierung / schwerwiegenden Folgen. Sie zeigt unter konservativer Therapie meistens einen selbstlimitierenden Verlauf mit Ausheilung innerhalb von 10–12 Monaten oder länger. Die Therapie umfasst im akuten Stadium lokale antiphlogistische Maßnahmen mit Kälteapplikationen und kurzzeitiger oraler NSAR-Gabe, eine Reduktion und Modifikation der sportlichen Aktivitäten sowie protektive Kniebandagen oder infrapatellare Bänder (Lipman und John 2015; Patel und Villalobos 2017; Malherbe 2018).

Nach Rückgang der akuten Schmerzen sind physiotherapeutische Behandlungen zur Kräftigung und Flexibilitätsverbesserung der knieumgebenden Muskulatur wie M. quadriceps, Tractus iliotibiales, M. triceps surae und insbesondere der Hamstringmuskulatur wichtig. Dabei sollte zunächst isometrisch gearbeitet werden, um vermehrten Zug und Stress an der Patellaspitze zu vermeiden. Symptomabhängig können dann langsam intensivere Übungen und Dehnungen hinzugefügt und progressiv gesteigert werden. Die Ruhigstellung in einer Orthese oder im Gips ist weder sinnvoll noch notwendig, da sie zu einer weiteren muskulären Abschwächung führt. Ebenso sind keine lokalen Infiltrationen indiziert.

Mit diesen konservativen Maßnahmen kann in den allermeisten Fällen Beschwerdefreiheit erreicht werden. Nur bei Symptompersistenz mit lokalen Schmerzen am unteren Patellapol bei Belastungen oder beim Hinkien ist in Ausnahmefällen nach Wachstumsabschluss die operative Entfernung eines im Röntgenbild gesicherten Ossikels erforderlich. Die arthroskopische Ossikelentfernung, deren Hauptvorteile die schnellere Rehabilitation und Vermeidung einer Patellasehnenschädigung sind, zeigt gute Ergebnisse und wird favorisiert (Kajetanek et al. 2016).

19.7 Sporttauglichkeit

Bei milden Beschwerden und fehlender muskulärer Schwäche kann Sport meist noch dosiert weiter fortgesetzt werden. Nehmen die Schmerzen zu, müssen die regelmäßig sportlich sehr aktiven Patienten die Aktivitäten modifizieren, indem sie Sprung- und Laufbelastungen reduzieren bzw. weglassen oder eine kurzzeitige Sportpause einlegen. Eine restriktive Sportpause über mehrere Wochen oder Monate wird heute nicht mehr grundsätzlich empfohlen. Sinnvoller ist es, die sportlichen Aktivitäten zu verringern, indem bei Schmerzen zur Belastungsreduktion beispielsweise nur eine Sportart betrieben oder nur in einer Mannschaft gespielt wird.

19.8 Prävention

Wichtig ist es, die betroffenen Sportler, Eltern und Trainer über die überlastungsbedingten Ursachen und den benignen selbstlimitierenden Verlauf des Morbus Sinding-Larsen-Johansson von mehreren Monaten aufzuklären.

Aktiv sind zur Prävention bei Jugendlichen vor sportlicher Aktivität Dehnübungen der Hamstringmuskulatur und des M. quadriceps angeraten, vor allem bei klinisch auffälligen muskulären Verkürzungen. Des Weiteren sind ein ausgeglichener Trainingsaufbau mit weniger als 10 % Belastungssteigerung pro Woche sowie die Vermeidung von zu früher Sportspezialisierung präventiv wirksam.

Literatur

Alassaf N (2018) Acute presentation of Sinding-Larsen-Johansson disease simulating patella sleeve fracture: A case report. SAGE Open Med Case Rep 6:2050313X18799242. https://doi.org/10.1177/2050313X18799242

Barber Foss KD, Myer GD, Hewett TE (2014) Epidemiology of basketball, soccer, and volleyball injuries in middle-school female athletes. Phys Sportsmed 42(2):146–153. https://doi.org/10.3810/psm.2014.05.2066

Barbuti D, Bergami G, Testa F (1995) Ultrasonographic aspects of Sinding-Larsen-Johansson disease. Pediatr Med Chir 17(1):61–63

De Flaviis L, Nessi R, Scaglione P, Balconi G, Albisetti W, Derchi LE (1989) Ultrasonic diagnosis of Osgood-Schlatter and Sinding-Larsen-Johansson diseases of the knee. Skelet Radiol 18(3):193–197

Draghi F, Danesino GM, Coscia D, Precerutti M, Pagani C (2008) Overload syndromes of the knee in adolescents: sonographic findings. J Ultrasound 11(4):151–157. https://doi.org/10.1016/j.jus.2008.09.001

Freedman DM, Kono M, Johnson EE (2005) Pathologic patellar fracture at the site of an old Sinding-Larsen-Johansson lesion: a case report of a 33-year-old male. J Orthop Trauma 19(8):582–585

García Mata S, Hidalgo Ovejero A, Martinez Grande M (1999) Transverse stress fracture of the patella in a child. J Pediatr Orthop B 8(3):208–211

Hagner W, Sosnowski S, Kaziński W, Frankowski S (1993) A case of Sinding-Larsen-Johansson and Osgood-Schlatter disease in both knees. Chir Narzadow Ruchu Ortop Pol 58(1):13–15

Hall R, Barber Foss K, Hewett TE, Myer GD (2015) Sport specialization's association with an increased risk of developing anterior knee pain in adolescent female athletes. J Sport Rehabil 24(1):31–35. https://doi.org/10.1123/jsr.2013-0101

Hennings J (2012) Die Avulsionsfraktur der Patella mit intraartikulärer Dislokation. Eine seltene Verletzungsform am wachsenden Skelett. Unfallchirurg 115:1031–1033

Iwamoto J, Takeda T, Sato Y, Matsumoto H (2009) Radiographic abnormalities of the inferior pole of the patella in juvenile athletes. Keio J Med 58(1):50–53

Johansson S (1922) En forut ioke beskriven sjukdom i patella. Hygie 84:161–166

Kajetanek C, Thaunat M, Guimaraes T, Carnesecchi O, Daggett M, Sonnery-Cottet B (2016) Arthroscopic treatment of painful Sinding-Larsen-Johansson syndrome in a professional handball player. Orthop Traumatol Surg Res 102(5):677–680. https://doi.org/10.1016/j.otsr.2016.05.011

Lee CH, Tan CF, Kim O, Suh KJ, Yao MS, Chan WP, Wu JS (2016) Osseous injury associated with ligamentous tear of the knee. Can Assoc Radiol J 67(4):379–386. https://doi.org/10.1016/j.carj.2016.02.002

Lipman R, John RM (2015) A review of knee pain in adolescent females. Nurs Pract 40(7):28–36.; quiz 36-7. https://doi.org/10.1097/01.NPR.0000466496.11555.ec

López-Alameda S, Alonso-Benavente A, López-Ruiz de Salazar A, Miragaya-López P, Alonso-Del Olmo JA, González-Herranz P (2012) Sinding-Larsen-Johansson disease: analysis of the associated factors. Rev Esp Cir Ortop Traumatol 56(5):354–360. https://doi.org/10.1016/j.recot.2012.05.004

Malherbe K (2018) Traction apophysitis of the knee: a case report. Radiol Case Rep 14(1):18–21. https://doi.org/10.1016/j.radcr.2018.09.012. eCollection 2019 Jan

Matic GT, Flanigan DC (2014) Efficacy of surgical interventions for a bipartite patella. Orthopedics 37(9):623–628. https://doi.org/10.3928/01477447-20140825-07

Medlar RC, Lyne ED (1978) Sinding-Larsen-Johansson disease. Its etiology and natural history. J Bone Joint Surg Am 60:1113–1116

Papagrigorakis E, Benetos IS, Bakalakos M, Rozis M, Pneumaticos S (2019) A rare cause of anterior knee pain in a young athlete and a delayed diagnosis: osteoid osteoma of the patella. Cureus 11(12): e6420. https://doi.org/10.7759/cureus.6420

Patel DR, Villalobos A (2017) Evaluation and management of knee pain in young athletes: overuse injuries of the knee. Transl Pediatr 6(3): 190–198. https://doi.org/10.21037/tp.2017.04.05

Peace KA, Lee JC, Healy J (2006) Imaging the infrapatellar tendon in the elite athlete. Clin Radiol 61(7):570–578

Rasit AH, Sharaf I, Pan KL (2004) Sleeve fracture of the patella in a child. Med J Malaysia 59(Suppl F):52–53

Rosenthal RK, Levine DB (1977) Fragmentation of the distal pole of the patella in spastic cerebral palsy. J Bone Joint Surg Am 59(7): 934–939

Schmidt-Hebbel A, Eggers F, Schütte V, Achtnich A, Imhoff AB (2020) Patellar sleeve avulsion fracture in a patient with Sinding-Larsen-Johansson syndrome: a case report. BMC Musculoskelet Disord 21(1):267. https://doi.org/10.1186/s12891-020-03297-z

Sinding-Larsen CMF (1921) A hitherto unknown affection of the patella in children. Acta Radiol 1:171–173

Suzue N, Matsuura T, Iwame T, Hamada D, Goto T, Takata Y, Iwase T, Sairyo K (2014) Prevalence of childhood and adolescent soccer-related overuse injuries. J Med Investig 61(3–4):369–373

Suzue N, Matsuura T, Iwame T, Higashino K, Sakai T, Hamada D, Goto T, Takata Y, Nishisho T, Goda Y, Tsutsui T, Tonogai I, Miyagi R, Abe M, Morimoto M, Mineta K, Kimura T, Nitta A, Higuchi T, Hama S, Jha C, Takahashi R, Fukuta S, Sairyo K (2015) State-of-the-art ultrasonographic findings in lower extremity sports injuries. J Med Investig 62(3–4):109–113. https://doi.org/10.2152/jmi.62.109

Tourdias D, Erésué J (2015) Sinding-Larsen-Johansson disease in a young soccer player. Presse Med 44(9):974–975. https://doi.org/10.1016/j.lpm.2015.02.016

Valentino M, Quiligotti C, Ruggirello M (2012) Sinding-Larsen-Johansson syndrome: a case report. J Ultrasound 15(2):127–129. https://doi.org/10.1016/j.jus.2012.03.001

Morbus Osgood-Schlatter

Tobias Golditz

Inhalt

20.1	Definition	147
20.2	Epidemiologie	147
20.3	Entwicklung der Tuberositas tibiae	147
20.4	Ätiologie	148
20.5	Pathogenese	148
20.6	Klinik	148
20.7	Diagnostik	149
20.8	Therapie	149
20.8.1	Konservative Therapie	149
20.8.2	Komplikationen und operative Therapie	150
20.9	Prognose und Nachbehandlung	151
	Literatur	151

20.1 Definition

Beim Morbus Osgood-Schlatter (Syn.: Osteochondrosis deformans juvenilis der Tuberositas tibiae; „rugby knee", Apophysitis tuberositas tibiae) handelt es sich um eine temporäre schmerzhafte Erkrankung des Kniegelenkes des adoleszenten Sportlers (Gaulrapp 2016) bei Dysbalance aus Belastung und aktueller Vulnerabilität des ligamento-cartilaginären Überganges der Tuberositas tibiae. Sie wird zu den apophysären Osteochondrosen oder Ossifikationsstörungen gezählt. Eine abschließende ätiopathologische Einordnung der Erkrankungen fehlt. Prädispositioniert sind Jungen mit regelmäßiger bis intensiver Sportausübung im Alter des pubertärem Wachstumsschubes (Grifka und Markus 2011).

T. Golditz (✉)
Universitätsklinikum Erlangen, Klinik für Unfallchirurgie und orthopädische Chirurgie, Friedrich-Alexander Universität Erlangen-Nürnberg, Erlangen, Deutschland
E-Mail: Tobias.Golditz@uk-erlangen.de

20.2 Epidemiologie

Erstbeschrieben wurde die Pathologie 1903 unabhängig voneinander durch Robert B. Osgood (1903) und Carl Schlatter (1903). Sie tritt häufiger bei männlichen, sportlich aktiven Kindern und Jugendlichen im Rahmen des pubertären Wachstumsschubes auf. Eine Häufung wird bei Jungen zwischen dem 12.–15. Lebensjahr und bei Mädchen zwischen dem 10.–12. Lebensjahr beschrieben (Weiler et al. 2011). Ein bilaterales Auftreten wird bei bis zu 30 % der Fälle angegeben (de Lucena et al. 2011). Männliche Adoleszente sind deutlich häufiger betroffen als weibliche (Czyrny 2010).

20.3 Entwicklung der Tuberositas tibiae

Die Entwicklung der Apophyse der Tuberositas tibiae ist eng mit der Entwicklung der proximalen Tibiaepiphyse verbunden. Insgesamt zeigt die Form der Tuberositas tibiae enorme interindividuelle Unterschiede (Brossmann et al. 2000).

Der mitunter aus 2 Zentren bestehende Kern der proximalen Tibiaepiphyse tritt meist in den letzten Monaten der Fetalperiode auf (Brossmann et al. 2000).

Die in unmittelbarer Nachbarschaft angelegte Apophyse der Tuberositas tibiae ist zunächst rein knorpelig und besteht aus Faserknorpel. Im Verlauf des Wachstums kommt es zur Ausbildung des Knochenkerns der Apophyse im distalen Abschnitt (Ogden et al. 1975). Ab dem 7. Lebensjahr überwächst die proximale Epiphyse die proximale Tibiavorderfläche.

Zwischen dem 10.–15. Lebensjahr verschmelzen die apophysären Knochenkerne mit der von proximal einwachsenden Epiphyse (Ogden und Southwick 1976), anschließend verknöchert die Tuberositas tibiae zunehmend. Mit Verschluss der Wachstumsfugen kommt es schließlich zu einem Verschmelzen der Epi- und Metaphyse der proximalen Tibia.

Die Gefäßversorgung der Apophyse der Tuberositas tibiae ist durch ein breites Netz aus versorgenden Gefäßen sichergestellt (Ogden et al. 1975). So strahlen Gefäße von der anterioren, medialen und lateralen Grenzfläche der Tibia in die Apophyse ein (Ogden et al. 1975). Des Weiteren besteht eine Gefäßkommunikation mit der darunter liegenden Metaphyse der Tibia über die Wachstumsfuge durchlaufende Gefäße.

20.4 Ätiologie

Es besteht derzeit kein Konsens über die genaue Ätiologie und Pathogenese des Morbus Osgood-Schlatter. Die Ursache besteht in einem Ungleichgewicht aus Belastung und Belastungsfähigkeit der Apophyse des Ligamentum patellae. Dies tritt vor allem im Rahmen eines präpubertären Wachstumsschubs, meist bei intensiver sportlicher Betätigung des Adoleszenten auf.

Bei Entwicklung einer solchen Osteochondrose können muskuläre Dysbalancen (absolute Verkürzung des Streckapparats) oder im Rahmen des vermehrten Knochenlängenwachstums bei relativ verkürzten Muskeln, Sehnen und Bandapparat (relative Verkürzung des Streckapparats) durch Erhöhung der Traktionskräfte auf die Apophyse beschwerdeverstärkend wirken.

Eine vermehrte sportliche Aktivität zählt als Risikofaktor. Hanada und Kollegen zeigten einen milderen Verlauf bei geringerem Körpergewicht oder Body-Mass-Index (Hanada et al. 2012).

20.5 Pathogenese

Wie bei der Ätiologie besteht derzeit auch über die Pathogenese des Morbus Osgood-Schlatter kein Konsens. Durch mechanische Überlastung in einer Phase der biomechanischen Vulnerabilität kommt es zu einer Dysbalance und zu Mikrotraumatisierung im Bereich der Tuberositas tibiae.

Aufgrund repetitiver Avulsionen kommt es zu Störungen der Ossifikation (Gholve et al. 2007). Bei wachsender Belastung an der Insertion des Ligamentum patellae kann es zum Herauslösen einzelner Knorpel- oder bereits ossifizierter Fragmente kommen. Bei weiterhin fortschreitender Ossifikation können sich so freie Ossikel in einem fibrösen Verband oder eine ossär-integrierte Prominenz ausbilden (Gholve et al. 2007).

Niethard und Pfeil führen eine wachsende Traktionsbelastung an den Insertionsstellen der Sehnenfasern des Ligamentum patellae als Kausalität an (Niethard et al. 2009). Dies kann zu reaktiver Verdickung der Apophyse führen, die nach erfolgter Ossifikation als knöcherne Prominenz zurückbleiben kann. Durch Osteochondronekrose können sich einzelne Ossifikationen aus dem Verband lösen und so freie Körper unter dem Ligamentum patellae bilden.

Grifka beschreibt eine zum Zeitpunkt der Entwicklung des sekundären Ossifikationszentrums der Apophyse durch repetitive Mikrotraumatisierung entstehende Traktionsapophysitis am Ansatz des Ligamentum patellae an der Tuberositas tibiae (Grifka und Markus 2011).

Zusammenfassend muss auf die uneinheitliche Terminologie hingewiesen werden. Von einigen Autoren wird der Morbus Osgood-Schlatter als Osteochondrose (Barber Foss et al. 2014; Niethard et al. 2009), von anderen als Osteonekrose (Czyrny 2010) und von wieder anderen als Traktionsapophysitis (de Lucena et al. 2011) bezeichnet. Gaulrapp führt an, dass es in der bisher einzigen histologischen Studie (Falciglia et al. 2011) keinen eindeutigen Beleg für eine der genannten Erklärungen gibt (Gaulrapp 2016).

20.6 Klinik

Klinisch klagen die zumeist jugendlichen Sportler über belastungsabhängige Schmerzen an der Tuberositas tibiae mit lokalem Druckschmerz. Eine Aggravation des Schmerzes zeigt sich bei Extensionsbelastungen des Kniegelenks (z. B. beim Treppensteigen, Fußball oder bei Sprungdisziplinen) (Grifka und Markus 2011) oder direkter Druckbelastung durch z. B. kniende Tätigkeiten (Gholve et al. 2007). Neben den beschriebenen Belastungsschmerzen zeigt sich klinisch ein lokaler Druckschmerz mit ggf. lokalen Reaktionen wie Schwellung oder Rötung. In fortgeschrittenen Stadien ist mitunter eine Prominenz am tibialen Ansatzpunkt sowie im Verlauf des Ligamentum patellae zu tasten.

In der Untersuchung lässt sich der Schmerz durch aktive Extension gegen Widerstand im Kniegelenk reproduzieren. In der eingehenden körperlichen Untersuchung, die den gesamten Stütz- und Bewegungsapparat beinhalten sollte, zeigen sich mitunter muskuläre Dysbalancen mit einer Verkürzung der Extensoren des Kniegelenks.

20.7 Diagnostik

In der Diagnostik des Morbus Osgood-Schlatter steht der klinische Befund zusammen mit der Anamnese im Vordergrund (Gholve et al. 2007). Ein charakteristischer Druckschmerz mit ggf. vorhandenem Tastbefund vor dem Hintergrund einer oben genannten Anamnese sind häufig wegweisend.

Zur apparativen Diagnostik dient die klassische Projektionsradiografie im seitlichen Strahlengang bei Innenrotation von 10–20°. Hier zeigen sich je nach Stadium unterschiedliche Befunde. So kann eine im Röntgenbild zu erkennende Weichteilschwellung im Frühstadium der einzige Hinweis auf einen ablaufenden Prozess sein. In späteren Stadien kommt es zu einer Auflockerung oder Fragmentierung der Apophyse bis hin zur Separierung einzelner Ossikel (siehe auch Abb. 1) (Niethard et al. 2009). Die Spezifität der Röntgendiagnostik ist insbesondere in frühen Stadien der Erkrankung limitiert, wie oben erwähnt steht hier der klinische Eindruck im Vordergrund.

Aufgrund seiner vermehrten Verfügbarkeit gewinnt die MRT-Diagnostik als Ergänzung zum röntgenologischen Befund an Bedeutung (Abb. 2). MRT-radiologisch werden ebenfalls stadienabhängige Befunde beschrieben (Hirano et al. 2002). Hirano et al. beschreiben ein Frühstadium (mit Signalanhebung im Bereich der Apophyse ohne Avulsion), ein fortgeschrittenes Stadium (mit partieller Avulsion und Mitreaktion des umgebenden Gewebes), ein Endstadium (Separation und Fragmentation einzelner Ossikel) und ein Heilungsstadium (mit ggf. residueller ossärer Prominenz) (Hirano et al. 2002).

Sonografisch können je nach Stadium folgende Veränderungen beobachtet werden: Weichteilschwellung im Bereich der Tuberositas tibiae, Verdickung des Ansatzes der Patellarsehne, Fragmentation der Apophyse und eine Schwellung der Bursa infrapatellaris (Blankstein et al. 2001).

20.8 Therapie

20.8.1 Konservative Therapie

Bei Vorliegen eines Morbus Osgood-Schlatter steht die symptomorientierte, konservative Therapie an erster Stelle. Bei Patienten mit milder Schmerzsymptomatik kann eine schmerzadaptierte Umstellung der Sportgewohnheiten sowie -intensitäten und Meiden von direkter Kompressionsbelastung durch Knien ausreichend sein. Ergänzend ist eine analgetische und antiphlogistische Therapie in Erwägung zu ziehen. Bei aus-

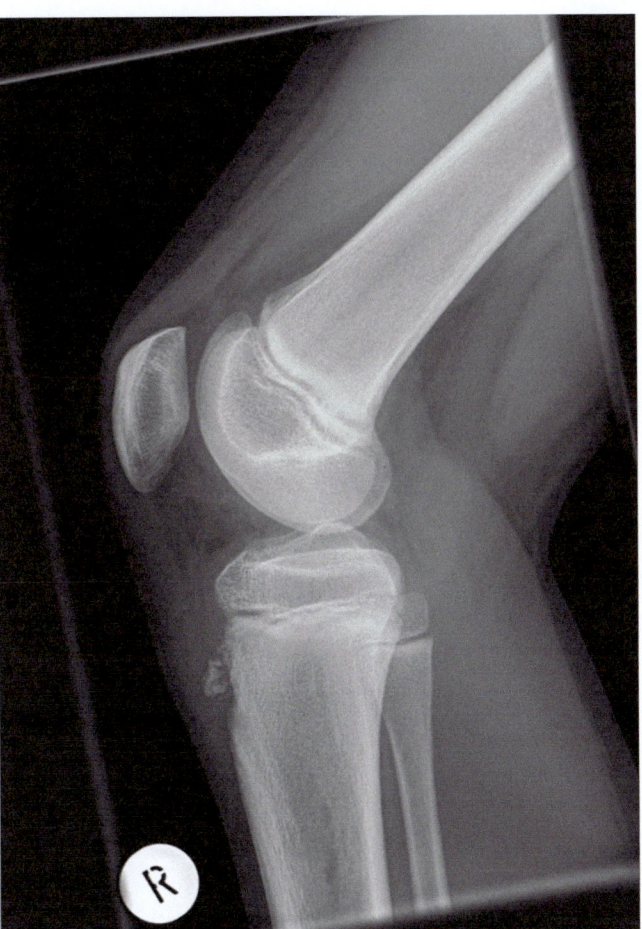

Abb. 1 Konventionelle Projektionsradiografie eines rechten Kniegelenks im seitlichen Strahlengang: „aufgelockerte" Apophyse mit Zeichen einer Impaktierung, Fragmentation und Verbreiterung der Apophysenfuge in Projektion ventral der Tuberositas tibiae

geprägten Symptomen sind eine Belastungspause, initiale Maßnahmen nach dem PECH-Schema und lokale antiphlogistische Therapien indiziert. Eine kurzzeitige Gabe von nicht steroidalen Antiphlogistika in gewichtsadaptierter Dosierung kann aufgrund der analgetischen sowie antiphlogistischen Effekte erwogen werden (Circi et al. 2017). In sehr schweren Fällen kann eine kurzfristige Ruhigstellung in geeigneter Orthese erfolgen (Niethard et al. 2009).

Physiotherapeutische Behandlung zum Ausgleich muskulärer Dysbalancen mit zunächst moderatem Dehnprogramm und isometrischer Kräftigung der kniegelenksumfassenden Muskulatur (Launay 2015) ist nach Abklingen des akuten Stadiums sinnvoll. Ein schrittweises physiotherapeutisches Programm, wie eben genannt, zur Kräftigung und Dehnung der kniegelenksumfassenden Muskulatur, inklusive des M. quadriceps femoris, der „Hamstrings", des M. gastrocnemius und des Tractus iliotibialis, sowie zum Ausgleich muskulärer Dysbalancen wird nach Abklingen des Akutstadiums empfohlen. Kräftigungsübungen des Quadrizeps mit

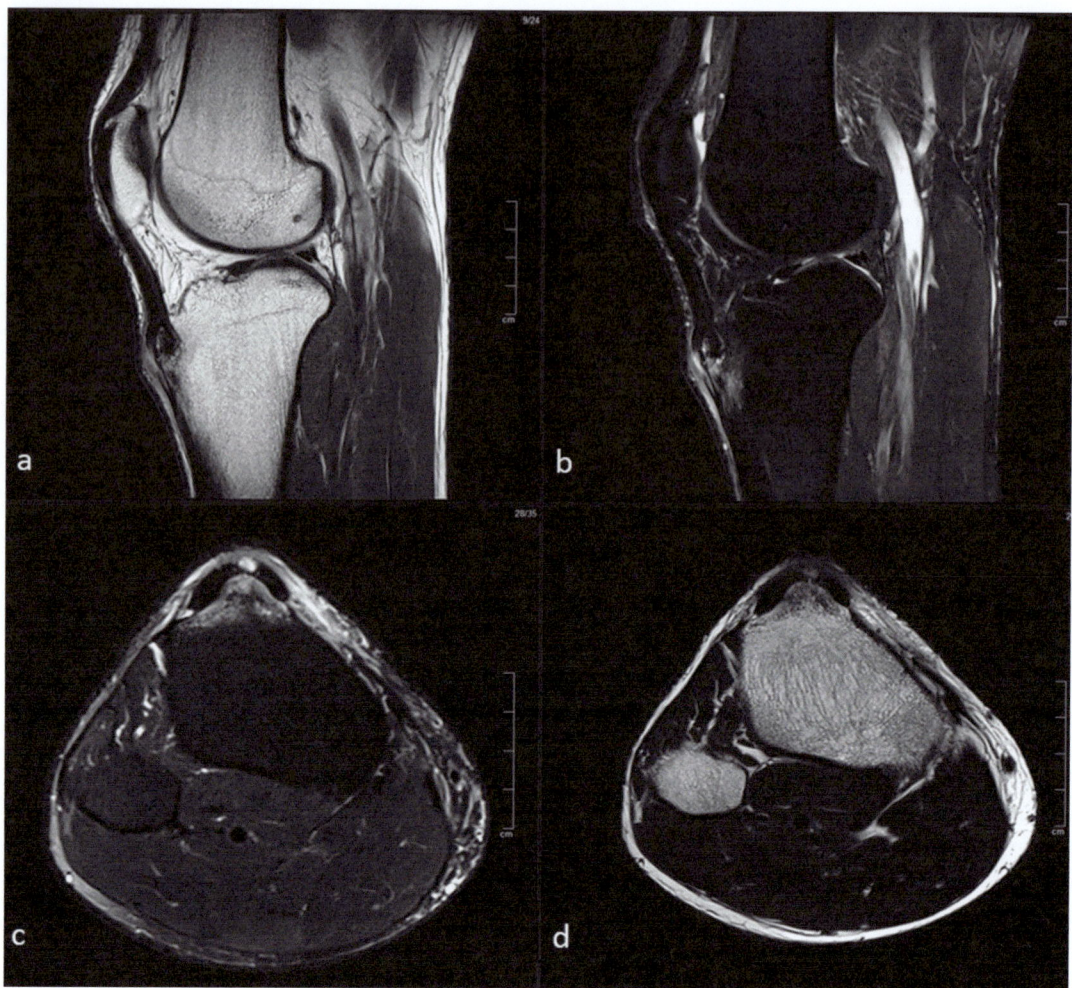

Abb. 2 MRT eines Kniegelenks im fortgeschrittenen Stadium eines Morbus Osgood-Schlatter in T1- (**a**) und T2-Gewichtung (**b**): Man erkennt eine verdickte Patellarsehne, die beginnende Fragmentation (**a, d**) und das die Apophyse umgebende Knochenmarksödem (**b, c**). (Mit freundlicher Genehmigung des Radiologischen Institutes, Universitätsklinikum Erlangen)

niedriger Intensität, z. B. isometrische Kräftigung in verschiedenen Flexionswinkeln, können frühzeitig in den Therapieplan integriert werden. Kräftigung mit hoher Intensität und intensive Dehnübungen sollten später und schrittweise Eingang finden.

Prinzipiell sollte die sportliche Aktivität im akuten Stadium eingeschränkt und schmerzbedingt mitunter ausgesetzt werden. Im Heilungsverlauf sind Sportarten mit hoher Belastung, das heißt schnellen Richtungswechseln oder hohem Sprunganteilen zu meiden. Im weiteren Verlauf kann, wie oben genannt, das Trainingspensum wieder erweitert werden.

Eine Aufklärung der Eltern über die guten Heilungsaussichten, aber den möglicherweise langwierigen Heilungsverlauf ist obligat. Während der Wiederaufnahme der Belastung kann eine enge Absprache mit den entsprechenden Trainern. Sinnvoll sein, um eine frühzeitige, aber geführte Reintegration in den Trainingsablauf zu gewährleisten. Ein solches Vorgehen sollte stets gemeinsam mit den Eltern und unter Berücksichtigung der ärztlichen Schweigepflicht erfolgen.

20.8.2 Komplikationen und operative Therapie

In seltenen Fällen kommt es zu persistierenden Beschwerden (5–10 % (Gholve et al. 2007)). Es zeigen sich bei Betroffenen häufig direkte Irritationen durch freie Ossikel oder durch residuelle ossäre Prominenzen der Tuberositas zum Beispiel bei knienden Tätigkeiten (Abb. 3).

Bei generell sehr zurückhaltender Indikation zur operativen Therapie können nach Abschluss des Wachstums freie, störende Ossikel oder entsprechende Prominentiae sparsam entfernt, abgetragen bzw. moduliert werden (Abb. 3). Insgesamt ist streng darauf zu achten, eine sekundäre Instabilität des Ligaments zu vermeiden. Nach erfolgter offener operativer Therapie werden residuelle Schmerzen durch Narbenge-

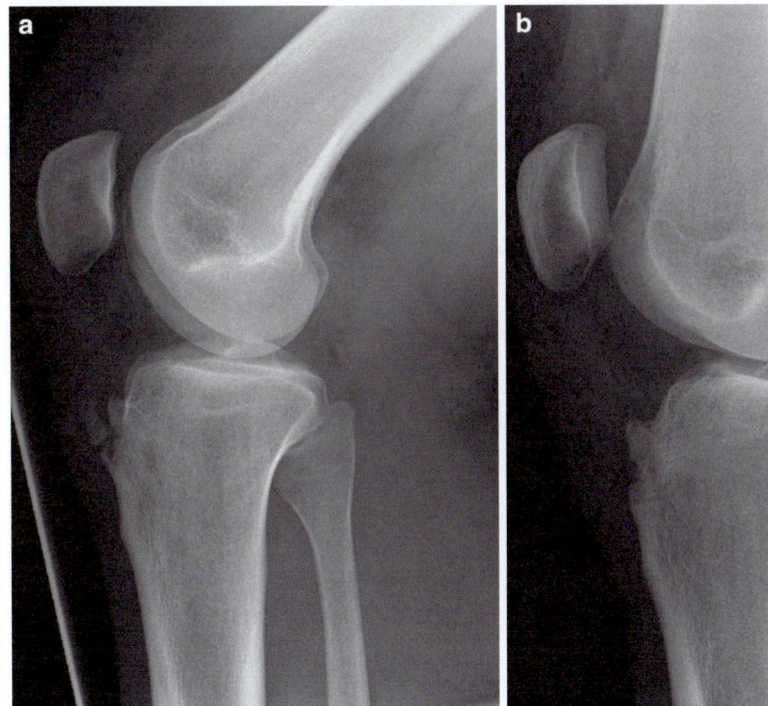

Abb. 3 Zwei konventionelle Projektionsradiografien eines rechten Knies im seitlichen Strahlengang eines erwachsenen Patienten. Bei nachgewiesenem Morbus Osgood-Schlatter in der Kindheit stellt sich dieser nun bei persistierenden starken Schmerzen insbesondere bei knienden Tätigkeiten im Bereich der Tuberositas tibiae rechts vor. **a** Residuelle Ossikel im Bereich des distalen Ligamentums patellae mit umgebender Weichteilschwellung. Nach Ausschöpfen der konservativen Therapie wurden die beschriebenen Ossikel offen unter Erhalt der Kontinuität des Ligamentums patellae reseziert. **b** Postoperativer Befund

webe als sekundäre Komplikation beschrieben. Um dies zu adressieren, veröffentlichten Circi und Kollegen eine erste Fallserie eines arthroskopischen Ansatzes zur Entfernung der Ossikel (Circi et al. 2017).

Bei operativer Therapie vor Abschluss des Wachstums besteht die Gefahr eines vorzeitigen Verschlusses der ventralen proximalen Tibiaepiphyse mit konsekutivem Genu recurvatum (Grifka und Markus 2011). Ein Anbohren der Apophyse, wie es früher publiziert wurde (Glynn und Regan 1983), ist heute obsolet (Niethard et al. 2009).

Insgesamt ist anzumerken, dass der Morbus Osgood-Schlatter, wie häufig angenommen, keine Prädisposition für traumatische Avulsionen im Bereich des Ansatzes des Ligamentum patellae darstellt (Bauer et al. 2005; Vreju et al. 2010; Launay 2015).

20.9 Prognose und Nachbehandlung

Bei den oben genannten konservativen Therapieoptionen zeigt sich meist ein selbstlimitierender Verlauf mit sehr guten Heilungsaussichten; bei 90 % der Patienten bilden sich die Symptome vollständig zurück (Gholve et al. 2007). Dennoch werden auch längerfristige Verläufe mit Beschwerdepersistenz von bis zu 2 Jahren beschrieben (Grifka und Markus 2011).

Literatur

Barber Foss KD, Myer GD, Hewett TE (2014) Epidemiology of basketball, soccer, and volleyball injuries in middle-school female athletes. Phys Sportsmed 42(2):146–153

Bauer T, Milet A, Odent T, Padovani JP, Glorion C (2005) Avulsion fracture of the tibial tubercle in adolescents: 22 cases and review of the literature. Rev Chir Orthop Reparatrice Appar Mot 91(8): 758–767

Blankstein A, Cohen I, Heim M, Diamant L, Salai M, Chechick A, Ganel A (2001) Ultrasonography as a diagnostic modality in Osgood-Schlatter disease. A clinical study and review of the literature. Arch Orthop Trauma Surg 121(9):536–539

Brossmann J, Czerny C, Freyschmidt J, Schmidt H, Coels AD (2000) In: Brossmann J, Czerny C, Freyschmidt J (Hrsg) Freyschmidts Köhler/Zimmer: Grenzen des Normalen und Anfänge des Pathologischen. Thieme, Stuttgart

Circi E, Atalay Y, Beyzadeoglu T (2017) Treatment of Osgood-Schlatter disease: review of the literature. Musculoskelet Surg 101(3): 195–200

Czyrny Z (2010) Osgood-Schlatter disease in ultrasound diagnostics – a pictorial essay. Med Ultrason 12(4):323–335

Falciglia F, Giordano M, Aulisa AG, Poggiaroni A, Guzzanti V (2011) Osgood Schlatter lesion: histologic features of slipped anterior tibial tubercle. Int J Immunopathol Pharmacol 24(1 Suppl 2):25–28

Gaulrapp H (2016) Klinik, Bildgebung und Therapie des Morbus Osgood-Schlatter. Orthopade 45(3):219–225

Gholve PA, Scher DM, Khakharia S, Widmann RF, Green DW (2007) Osgood Schlatter syndrome. Curr Opin Pediatr 19(1):44–50

Glynn MK, Regan BF (1983) Surgical treatment of Osgood-Schlatter's disease. J Pediatr Orthop 3(2):216–219

Grifka JK, Markus (2011) Orthopädie und Unfallchirurgie, Für Praxis, Klinik und Facharztprüfung. Springer, Berlin

Hanada M, Koyama H, Takahashi M, Matsuyama Y (2012) Relationship between the clinical findings and radiographic severity in Osgood-Schlatter disease. Open Access J Sports Med 3:17–20

Hirano A, Fukubayashi T, Ishii T, Ochiai N (2002) Magnetic resonance imaging of Osgood-Schlatter disease: the course of the disease. Skelet Radiol 31(6):334–342

Launay F (2015) Sports-related overuse injuries in children. Orthop Traumatol Surg Res 101(1 Suppl):139–147

Lucena GL de, dos Santos Gomes C, Guerra RO (2011) Prevalence and associated factors of Osgood-Schlatter syndrome in a population-based sample of Brazilian adolescents. Am J Sports Med 39(2):415–420

Niethard FU, Pfeil J, Biberthaler P (2009) Orthopädie und Unfallchirurgie. Thieme, Stuttgart

Ogden JA, Southwick WO (1976) Osgood-Schlatter's disease and tibial tuberosity development. Clin Orthop Relat Res (116):180–189

Ogden JA, Hempton RJ, Southwick WO (1975) Development of the tibial tuberosity. Anat Rec 182(4):431–445

Osgood RB (1903) Lesions of the tibial tubercle occurring during adolescence. Boston Med Surg J 148(5):114–117

Schlatter, C (1903) Verletzungen des schnabelförmigen Fortsatzes der oberen Tibiaepiphyse. Beiträge zur klinischen Chirurgie. Band 38, ZDB-ID 125341-4, S 874–887

Vreju F, Ciurea P, Rosu A (2010) Osgood-Schlatter disease – ultrasonographic diagnostic. Med Ultrason 12(4):336–339

Weiler R, Ingram M, Wolman R (2011) 10-minute consultation. Osgood-Schlatter disease. BMJ 343:d4534

Morbus Sever-Haglund

Thilo Hotfiel und Raimund Forst

Inhalt

21.1	Einleitung	153
21.2	Entwicklung des Calcaneus	153
21.3	Ätiopathogenese	153
21.4	Klinik und Diagnostik	154
21.5	Therapie	154
	Literatur	155

21.1 Einleitung

Der Morbus Sever-Haglund (Morbus Haglund, Morbus Sever, Apophysitis calcanei) zählt zu den juvenilen Osteochondrosen. Es handelt sich um eine apophysäre Osteochondrose mit Beteiligung der Calcaneusapophyse, die die Insertionsregion der Achillessehne und der Plantarfaszie am Tuber calcanei beinhaltet. Das Krankheitsbild wurde erstmalig im Jahr 1907 durch den schwedischen Chirurgen und Orthopäden Patrick Haglund und im Jahr 1912 durch den amerikanischen Orthopäden Warren Sever beschrieben. Betroffen sind vorwiegend Kinder zwischen 5 und 12 Jahren, wobei für das weibliche Geschlecht ein Altersgipfel zwischen 8 und 10 und für das männliche Geschlecht zwischen 10 und 12 Jahren angegeben ist (Elengard et al. 2010). In diesem Altersbereich gilt der Morbus Sever-Haglund als häufigste Ursache des kindlichen Fersenschmerzes (Hefti 1999; Hussain et al. 2013). In einer retrospektiven Studie konnte in ambulanten Versorgungsstrukturen eine Inzidenz von 3,7 pro 1000 registrierten Patienten zwischen 6 und 17 Jahren ermittelt werden (Wiegerinck et al. 2014). In Anbetracht der Geschlechterverteilung sind vornehmlich Jungen betroffen.

T. Hotfiel (✉) · R. Forst
Osnabrücker Zentrum für Muskuloskelettale Chirurgie (OZMC), Klinikum Osnabrück, Osnabrück, Deutschland
E-Mail: Thilo.Hotfiel@klinikum-os.de; raimund.forst@fau.de

21.2 Entwicklung des Calcaneus

Der Calcaneus entwickelt sich in der Regel aus 2 Knochenkernen, die im 5. und 7. Lebensmonat in Erscheinung treten (Brossmann et al. 2000; Resnick 2003). In den folgenden Lebensmonaten durchlaufen sie eine Fusion, dessen Vereinigungsstelle gelegentlich im frühen Kindesalter als röntgenologische Verdichtungslinie zu identifizieren ist. Das Tuber calcanei entwickelt sich aus der Calcaneusapophyse, dessen Kern zwischen dem 6. und 10. Lebensjahr in Erscheinung tritt (Brossmann et al. 2000; Resnick 2003). Mit Abschluss des Wachstums, etwa um das 17. Lebensjahr, fusioniert die Apophyse mit dem restlichen Calcaneuskörper (Beck und Heindel 2012; Elengard et al. 2010; Resnick 2003).

21.3 Ätiopathogenese

Der Morbus Sever-Haglund wird als enchondrale Ossifikationsstörung der Calcaneusapophyse verstanden. Eine entzündliche Genese ist trotz des terminologischen Gebrauchs der „Apophysitis" widerlegt worden. Als Ursachen werden, wie auch an anderer Lokalisation, verschiedenste Risikofaktoren, verbunden mit einer (transienten) Perfusionsstörung und einer mechanischen Überlastung, diskutiert (Arnold et al. 2017; Atanda et al. 2011; Gillespie 2010; Longo et al. 2016; Peck 1995). Für den Morbus Sever-

Haglund wird hauptsächlich eine mechanisch bedingte Überlastung durch Traktion der muskulotendinösen Einheit, die zu verstärkten Scherkräften an der Apophysenfuge führt, verantwortlich gemacht (oberflächliche Flexorenloge: M. gastrocnemius und M. soleus) (Arnaiz et al. 2011; Chiodo und Cook 2010; Hussain et al. 2013). Weiterhin werden repetitive Mikrokontusionen durch Erschütterungen während des Fersenaufsatzes diskutiert (Elengard et al. 2010; James et al. 2013). Insgesamt wird die Erkrankung bevorzugt zum Zeitpunkt von Wachstumsschüben der Röhrenknochen beobachtet. Diese können mit einer Spannungszunahme der myotendinösen Weichteile und konsekutiver Traktionsbelastung der Apophysen einher gehen (James et al. 2013). Hormonelle Ursachen wurden angenommen, konnten jedoch bis heute nicht hinreichend dargelegt werden (Atanda et al. 2011). Als biomechanische Risikofaktoren werden eine unphysiologische Stellung des Rückfußes (Varus- oder Valgusstellung), eine verkürzte dorsale Unterschenkelmuskulatur sowie vorhandene muskuläre Dysbalancen genannt (Elengard et al. 2010). Ein bilateraler Befall wird in bis zu 60 % der Fälle beschrieben (Micheli und Ireland 1987). Die Erkrankung ist bevorzugt in fußbetonten Sportarten wie Fußball oder Lauf- und Sprungdisziplinen (Laufen, Leichtathletik) zu finden (Nehrer et al. 2002). Eine Koprävalenz von Beschwerden in der Achillessehnen- und Plantarfaszienregion ist in der Literatur beschrieben (Elengard et al. 2010). Aufgrund der vornehmlich überlastungsbedingten Kausalität betrifft die Erkrankung nicht nur sportlich aktive Kinder (James et al. 2013), sondern zeigt einen zweiten Häufigkeitsgipfel bei übergewichtigen Kindern (Elengard et al. 2010).

21.4 Klinik und Diagnostik

Klinisch werden belastungsabhängige Schmerzen in der Fersenregion, insbesondere unmittelbar in der Apophysenregion berichtet. Die Symptomatik besteht typischerweise während und nach sportlichen Belastungen (James et al. 2013; Scharfbillig et al. 2008; Wirth 2018). Gelegentlich bestehen bereits beim Gehen durch Erschütterungen während des initialen Fersenaufsatzes Schmerzen.

In der Untersuchung imponiert eine oftmals geschwollene, druckdolente Apophysenregion. Die Erkrankung ist im klinischen Alltag in der Regel eine klinische Diagnose, da bildgebende Kriterien als unspezifisch gelten (Beck und Heindel 2012; Wirth 2018).

Als diagnostische Mittel können die Sonografie, die konventionelle Projektionsradiografie und die Magnetresonanztomografie eingesetzt werden. Insbesondere zur Differenzialdiagnostik (z. B. Stressfraktur, Knochenzyste, Osteomyelitis, Tumor) sollte bei Vorliegen von Fersenschmerzen eine Projektionsradiografie der Fersenregion im seitlichen und axialen Strahlengang angefertigt werden. Aufgrund der vielen Normvarianten der calcanearen Apophysenregion liegen jedoch keine eindeutigen röntgenologischen Kriterien zum Nachweis einer apophysären Osteochondrose vor (Brossmann et al. 2000; Fischer und Bohndorf 2007). Oftmals erscheint auch bei physiologischen Verhältnissen die Apophysenfuge sehr weit und klaffend, die angrenzenden Knochengrenzen können unscharf und wellig erscheinen, wobei die Apophyse selbst mit irregulärer Kontur und inhomogenen Verschattungen zur Geltung kommen kann (Beck und Heindel 2012; Brossmann et al. 2000). Hinweisend für eine Osteochondrose können Fragmentationen der Apophyse mit inhomogenen Verdichtungszonen sein (Beck und Heindel 2012; Fischer und Bohndorf 2007). In der Sonografie kann eine aufgetriebene Apophysenfuge mit fragmentiertem Apophysenkern, oftmals mit begleitenden Weichteilreaktionen (z. B. Bursitis subachillae), abgegrenzt werden (Hosgoren et al. 2005). In der Farb-Doppler- und Power-Doppler-Sonografie zeigt sich gelegentlich eine lokale Hyperperfusion. Der Vorteil des Untersuchungsverfahrens liegt in der Möglichkeit der schnellen, kosteneffektiven und hochauflösenden Beurteilung von weichteiligen Nachbarstrukturen. Spezifische Diagnosekriterien liegen aber auch für die Sonografie nicht vor. Eine Magnetresonanztomografie (MRT) kann zur Differenzialdiagnostik indiziert sein. Laut der Deutschen Röntgengesellschaft (AG Muskuloskelettale Diagnostik) werden folgende MRT-Untersuchungssequenzen empfohlen (Beck und Heindel 2012): koronar T1 SE, koronare wassersensitive Sequenz (PD FSE FS oder STIR), sagittal PD FSE FS, axial T2 FSE sowie Kontrastmittelaufnahmen mittels Gadolinium i.v. (T1 FS axial oder sagittal). Die rechtfertigende Indikation für eine intravenöse Kontrastmittelapplikation wird mit der Differenzierung entzündlicher, tumoröser oder nekrotischer Bezirke begründet (Beck und Heindel 2012).

Typischerweise zeigt sich bei Vorliegen eines Morbus Sever-Haglund in den flüssigkeitssensitiven Sequenzen eine Signalsteigerung in der Apophyse und dem angrenzenden Knochenmark (Abb. 1). Häufig finden sich auch in den periapophysären Strukturen Signalanreicherungen (präachilläres Fettgewebe (Kager-Dreieck), Achillessehneninsertion, Plantarfaszie, Bursa subachillae) (Arnaiz et al. 2011). In den T1-gewichteten Aufnahmen zeigt sich in den betreffenden knöchernen Strukturen eine Signalminderung als Zeichen eines veränderten Mineralisationszustandes.

21.5 Therapie

Die Erkrankung ist in der Regel selbstlimitierend und stellt eine Domäne der konservativen Therapie dar. Die Symptome bessern sich unter konsequenter Therapie zumeist innerhalb weniger Wochen bis Monate. Evidenzbasierte Therapieempfehlun-

Abb. 1 Magnetresonanztomografie des rechten Fußes in sagittaler Ansicht. In den T1w-gewichteten Sequenzen (**a**) zeigt sich eine flau hypointense, in T2w-fat-sat-gewichteten Sequenz (**b**) eine flau hyperintense Signalsteigerung der kalkanearen Apophyse mit angrenzender Apophysenfuge. (Mit freundlicher Genehmigung: Radiologisches Institut, Universitätsklinikum Erlangen)

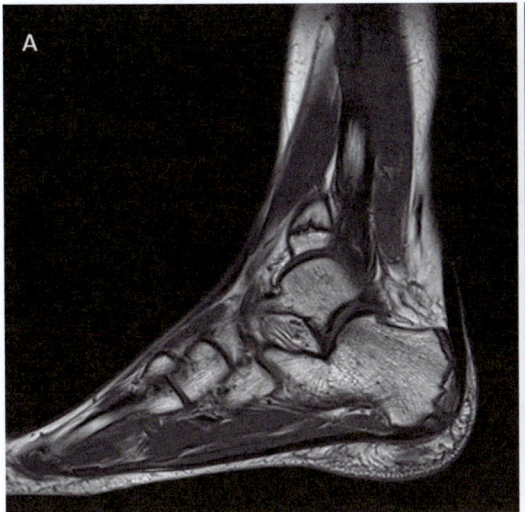
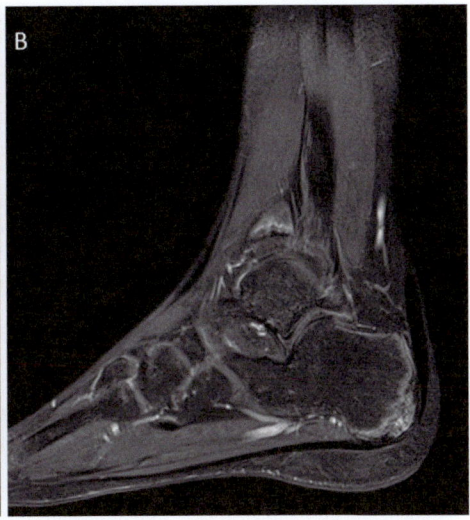

gen mit Einschluss methodisch hochqualitativer Studien liegen aus der Literatur nicht vor (James et al. 2013; Wirth 2018).

Im Vordergrund steht eine symptomatische Anpassung der sportlichen Belastung mit Verzicht auf beschwerdeauslösenden Trainings- und Belastungsformen (Beck und Heindel 2012; Chiodo und Cook 2010; Hussain et al. 2013; Wirth 2018). Weiterhin können lokal antiphlogistische Maßnahmen wie Kühlung (eiswassergetränkte Binden) oder die Anwendung von Salbenumschlägen erfolgen. Im Akutstadium kann im Einzelfall der Einsatz von oralen, nicht steroidalen Antiphlogistika unter Abwägung des Nebenwirkungsprofils diskutiert werden. Eine komplette Ruhigstellung im Unterschenkelgips oder Unterschenkelcastwalker ist nur sehr selten notwendig.

Aus funktioneller Sicht sollten detonisierende Maßnahmen (Dehnung, myofasciale Releasetechniken) der Flexorenloge und Kräftigungstraining, hauptsächlich der Extensorenloge des Unterschenkels, erfolgen (Elengard et al. 2010). Insbesondere (passagere) Verkürzungen der dorsalen Unterschenkelmuskulatur, die im Wachstumsalter häufig zu beobachten sind, sollten konsequent durch physiotherapeutische Anleitung adressiert werden. Eine dynamische Mitbeurteilung der aufsteigenden funktionellen Kette unter den Gesichtspunkten von muskulären Dysbalancen, Fehlhaltungen sowie Muskelinsuffizienzen und funktionellen Instabilitäten (Knie- und Hüftgelenk, Becken und untere Lendenwirbelsäule) sollte obligat sein (Hotfiel et al. 2016).

Ein weiterer bedeutsamer Therapiebaustein stellt die orthopädieschuhtechnische Versorgung dar. Mittels einer Einlagenversorgung sollte auf eine Optimierung der Rückfußstellung geachtet werden, die stets im dynamisch funktionellen Kontext beurteilt werden sollte (James et al. 2013). Beispielsweise sei in diesem Zusammenhang die Einarbeitung einer medialen Abstützung als Längsgewölbestütze bei valgischer Rückfußstellung genannt (Hotfiel et al. 2016; James et al. 2013). Weiterhin kann eine Fersenweichbettung mit gleichzeitiger Sprengungserhöhung in die Einlage integriert werden (James et al. 2013). Einer Sprengungsveränderung wird eine Reduzierung der apophysennahen Scherkräfte zugesprochen (James et al. 2013) und kann prinzipiell auch durch eine orthopädieschuhtechnische Veränderung am Konfektionsschuh vorgenommen werden. Die Verwendung von reinen Fersenkissen oder Pufferabsätzen kann ebenso zu einer Symptomlinderung beitragen. Allerdings muss kritisch angemerkt werden, dass elastische Fersenkissen in ihrer alleinigen Anwendung keine individuelle Adressierung von begleitenden Fußpathologien ermöglichen. Bei der Auswahl der Konfektions- und Sportschuhe sollte prinzipiell auf eine passende Fersenkappe geachtet werden, die im Bedarfsfall vom Orthopädieschuhtechniker individuell modifiziert und angepasst werden muss.

Nach Ausheilung kann im Erwachsenenalter als morphologisches Residuum eine Haglund-Exostose als knöcherne Prominenz verbleiben. Bei mechanischer Irritation kann diese als Haglund-Syndrom symptomatisch werden. Oftmals kann diese Erkrankung mit einer Insertionstendinopathie der Achillessehne und einer Bursitis subachillae assoziiert sein (Hotfiel et al. 2017). Sofern eine konservative Therapie nicht zum gewünschten Erfolg führt, kann eine offene oder endoskopische Resektion der Haglund-Exostose erfolgen.

Literatur

Arnaiz J et al (2011) Imaging findings of lower limb apophysitis. AJR Am J Roentgenol 196(3):W316–W325

Arnold A et al (2017) Overuse physeal injuries in youth athletes. Sports Health 9(2):139–147

Atanda A Jr, Shah SA, O'Brien K (2011) Osteochondrosis: common causes of pain in growing bones. Am Fam Physician 83(3):285–291

Beck L, Heindel WL (2012) Apophysitis calcanei – apophysitis calcanei. Fortschr Röntgenstr 184(11):973–975

Brossmann J, Czerny C, Freyschmidt J (2000) Freyschmidts Köhler/Zimmer: Grenzen des Normalen und Anfänge des Pathologischen. Thieme, Stuttgart

Chiodo WA, Cook KD (2010) Pediatric heel pain. Clin Podiatr Med Surg 27(3):355–367

Elengard T, Karlsson J, Silbernagel KG (2010) Aspects of treatment for posterior heel pain in young athletes. Open Access J Sports Med 1:223–232

Fischer W, Bohndorf K (2007) Epiphysäre Osteonekrosen. Radiologie up2date 7(02):135–146

Freyschmidt J, Brossmann J, Wiens J et al (2003) Freyschmidt's „Koehler/Zimmer" borderlands of normal and early pathological findings in skeletal radiography. ISBN 9781588901507

Gillespie H (2010) Osteochondroses and apophyseal injuries of the foot in the young athlete. Curr Sports Med Rep 9(5):265–268

Hefti F (1999) Fußschmerzen. Orthopade 28:173

Hosgoren B, Koktener A, Dilmen G (2005) Ultrasonography of the calcaneus in Sever's disease. Indian Pediatr 42(8):801–803

Hotfiel T et al (2016) Einlagenversorgung im Leistungssport – Indikationen, Wirkungsweise, sportspezifische Versorgungsstrategien. Sports Orthop Traumatol 32(3):250–257

Hotfiel T et al (2017) Nonoperative treatment of tendon injuries. Sports Orthop Traumatol 33(3):258–269

Hussain S et al (2013) Sever's disease: a common cause of paediatric heel pain. BMJ Case Rep 2013

James AM, Williams CM, Haines TP (2013) Effectiveness of interventions in reducing pain and maintaining physical activity in children and adolescents with calcaneal apophysitis (Sever's disease): a systematic review. J Foot Ankle Res 6(1):16

Longo UG et al (2016) Apophyseal injuries in children's and youth sports. Br Med Bull 120(1):139–159

Micheli LJ, Ireland ML (1987) Prevention and management of calcaneal apophysitis in children: an overuse syndrome. J Pediatr Orthop 7(1):34–38

Nehrer S, Huber W, Dirisamer A (2002) Apophysenschäden bei jugendlichen Sportlern. Radiologe 42:818

Peck DM (1995) Apophyseal injuries in the young athlete. Am Fam Physician 51(8):1891-5–1897-8

Scharfbillig RW, Jones S, Scutter SD (2008) Sever's disease: what does the literature really tell us? J Am Podiatr Med Assoc 98(3):212–223

Wiegerinck JI et al (2014) Incidence of calcaneal apophysitis in the general population. Eur J Pediatr 173(5):677–679

Wirth T (2018) Juvenile Osteochondrosen und Osteonekrosen. Orthop Unfall 13(01):67–78

Morbus Iselin

Anja Hirschmüller und Oliver Morath

Inhalt

22.1	Einleitung	157
22.2	Knöcherne Entwicklung	158
22.3	Ätiologie und Pathogenese	158
22.4	Klinik und Diagnostik	158
22.5	Therapie	160
	Literatur	161

22.1 Einleitung

Der Morbus Iselin („Iselin's disease", Apophysitis der Metatarsale-V-Basis) ist eine Form der juvenilen Osteochondrosen und manifestiert sich an der Basis des 5. Metatarsalknochens. Osteochondrosen sind Ossifikationsstörungen. Früher war die Begrifflichkeit der juvenilen aseptischen Knochennekrose geläufig, die heutzutage als überholt gilt. Nach Siffert lassen sich Osteochondrosen in 3 Formen einteilen (Siffert 1981):

1. Artikulare Osteochondrosen
2. Nichtartikulare Osteochondrosen
3. Weitere Osteochondrosen (wurden von Siffert als „physeal" bezeichnet)

Sie stellen eine heterogene Gruppe dar, deren idiopathisches, selbstlimitierendes Krankheitsbild durch eine gestörte enchondrale Ossifikation gekennzeichnet ist (Siffert 1981).

Beim Morbus Iselin handelt es sich wie beim Morbus Sever-Haglund um eine apophysäre Osteochondrose, die zu der 2. Gruppe zählt, die häufig auch als Apophysitiden bezeichnet werden, obwohl entzündliche Prozesse nur eine untergeordnete Rolle spielen. Die Traktionsapophysitis des 5. Metatarsalknochens wurde erstmals von dem Schweizer Chirurgen Hans Iselin im Jahr 1912 beschrieben und schon damals in Verbindung mit der „Schlatterschen Krankheit" (Morbus Osgood-Schlatter) gebracht (Iselin 1912). Analog zu anderen Apophysitiden zeigt sich der Morbus Iselin an einer Sehneninsertion. In diesem Fall handelt es sich um die Ansatzstelle des Musculus peroneus brevis am 5. Metatarsalknochen.

Meistens manifestiert sich der Morbus Iselin im Alter von 12–13 Jahren. Allerdings ist auch ein früherer Beginn möglich, so sind Fälle bei Mädchen im 8. Lebensjahr und bei Jungen im 10. Lebensjahr beschrieben (Gillespie 2010; Forrester et al. 2017). Der Morbus Iselin gilt als seltenes Krankheitsbild, jedoch wird davon ausgegangen, dass die Prävalenz deutlich unterschätzt wird (Forrester et al. 2017), wobei wissenschaftliche Daten weitgehend fehlen. Eine retrospektive Erfassung berichtet, dass auf 350 Fälle von Morbus Osgood-Schlatter und 50 Fälle von Morbus Sever-Haglund ein einziger Fall von Morbus Iselin kommt (Lehman et al. 1986).

A. Hirschmüller (✉)
ALTIUS Swiss Sportmed Center, Rheinfelden, Schweiz
E-Mail: anja.hirschmueller@altius.ag

O. Morath
Institut für Bewegungs- und Arbeitsmedizin, Department für Innere Medizin, Universitätsklinikum Freiburg, Medizinische Fakultät, Albert-Ludwigs-Universität Freiburg, Freiburg, Deutschland
E-Mail: oliver.morath@uniklinik-freiburg.de

▶ Der Morbus Iselin ist ein seltenes Krankheitsbild. Man geht jedoch davon aus, dass seine Prävalenz deutlich unterschätzt wird.

22.2 Knöcherne Entwicklung

Die Ossifikation der Fußknochen beginnt mit den Metatarsalknochen (MTK) etwa in der 9.–12. fetalen Lebenswoche und geht langsam voran (Bernhardt 1988; Steinborn und Glaser 2019). Etwa im 4. Lebensjahr entstehen in den Metatarsalknochen sekundäre Ossifikationszentren (Bernhardt 1988). Beim 5. MTK handelt es sich hierbei um die Apophyse. Die Verknöcherung dieses sekundären Knochenkerns beginnt etwa im 12.–13. Lebensjahr und endet mit der Fusion meist im 17.–18. Lebensjahr (Gillespie 2010).

22.3 Ätiologie und Pathogenese

Die Osteochondrose ist eine idiopathische Krankheit, der eine gestörte Ossifikation zugrunde liegt. Bei diesem pathophysiologischen Prozess sind sowohl Störungen der Chondrogenese als auch der Osteogenese beteiligt.

Die enchondrale Ossifikation beschreibt den Vorgang, bei dem Knorpel in Knochen umgewandelt wird und spielt eine entscheidende Rolle im Längenwachstum. Kommt es hierbei zu einer verminderten Versorgung der beteiligten Knorpelzellen, kann sich daraus eine Osteochondrose entwickeln. Der genaue Mechanismus bleibt weiterhin ungeklärt. In der Endstrecke der Pathogenese führt eine gestörte Blutversorgung der apophysären Knorpelzellen zur aseptischen Nekrose von Knorpel und Knochen (Siffert 1981; Ytrehus et al. 2007). Dies löst eine reparative Kaskade aus, die über Revaskularisierung, Reorganisation und Resorption von nekrotischen Arealen in der Bildung von Osteoid und reifem Knochengewebe endet (Gillespie 2010). Letzteres erklärt unter anderem, weshalb der Morbus Iselin ein selbstlimitierendes Krankheitsbild ist und die Beschwerden im Normalfall spätestens mit der apophysären Fusion im Alter von 17–18 Jahren verschwinden (Gillespie 2010).

Man vermutet, dass Mikrofrakturen an der Metatarsale-V-Basis, als Stressreaktion auf repetitive Traumata, zu der auslösenden ischämischen Situation beitragen (Gillespie 2010). Über die genauen Auslöser und Risikofaktoren ist bisher wenig bekannt. Neben der belastungsinduzierten Stressreaktion gilt ein multifaktorielles Geschehen als am wahrscheinlichsten. Vermehrtes Knochenwachstum führt an der Apophyse zu einer größeren Zugbelastung (Longo et al. 2016). Außerdem scheint es eine Assoziation zu Inversionstraumata des Sprunggelenks und häufiger Inversionsbelastung des Fußes zu geben (Forrester et al. 2017). Ein genetischer Faktor scheint ebenso eine Rolle zu spielen. So wurde das mitunter sogar gleichzeitige Auftreten von Osteochondrosen bei genetisch identischen Zwillingen beschrieben (Graat et al. 2002; Tsirikos et al. 2003; Blitz und Yu 2005). Zusätzlich werden als weitere Risikofaktoren hormonelle Einflüsse, mechanische Fehlbelastungen und anatomische Varianten diskutiert (Ytrehus et al. 2007; Gillespie 2010; Atanda et al. 2011; Longo et al. 2016).

22.4 Klinik und Diagnostik

Betroffene Patienten klagen meist über lokale Schmerzen am lateralen Fußrand. Diese treten zu Beginn häufig erst nach sportlichen Belastungen auf, können aber im Verlauf auch während oder vor sportlichen Aktivitäten apparent werden (Lehman et al. 1986). Insbesondere Inversionsbewegungen des Sprunggelenks mit Zugbelastung des M. peroneus brevis können die Schmerzen intensivieren (Lehman et al. 1986). Der initiale Reizzustand resultiert oftmals in einer lokalen Überwärmung, Schwellung und Rötung über der Basis des 5. Metatarsalknochens (Arbab et al. 2013). Bei einem ausgeprägten Ödem ist es möglich, dass die Kinder Schmerzen beim Tragen von engem Schuhwerk entwickeln (Lehman et al. 1986; Gillespie 2010; Forrester et al. 2017).

▶ Bei Schmerzen am lateralen Fußrand im Kindesalter sollte an Morbus Iselin gedacht werden.

In der klinischen Untersuchung lässt sich, neben dem inspektorischen Ödem und Erythem, ein Druckschmerz an der Insertion des M. peroneus brevis provozieren (Lehman et al. 1986; Forrester et al. 2017). Der Schmerz lässt sich sowohl durch forcierte Plantarflexion und Dorsalextension als auch forcierte Eversion und Inversion verstärken (Lehman et al. 1986; Pommering et al. 2005; Gillespie 2010; Arbab et al. 2013). Zum Ausschluss anderer Ursachen (z. B. maligne Prozesse, infektiöse Geschehen und Frakturen) empfiehlt sich eine weiterführende bildgebende Untersuchung (Lehman et al. 1986; Gillespie 2010). Hierbei sollten unter Anwendung der digitalen Projektionsradiografie die anterior-posteriore und laterale Aufnahmen durch eine lateral-oblique Aufnahme ergänzt werden, da sich die Apophyse so am besten darstellen lässt (Anderson 2002; Deniz et al. 2014). In der Röntgenaufnahme imponiert die gesunde Apophyse schalenförmig in paralleler Ausrichtung zur longitudinalen Achse der Metatarsalknochen und liegt an der lateralen Seite des 5. Metatarsalknochens (Abb. 1) (Gillespie 2010; Deniz et al. 2014).

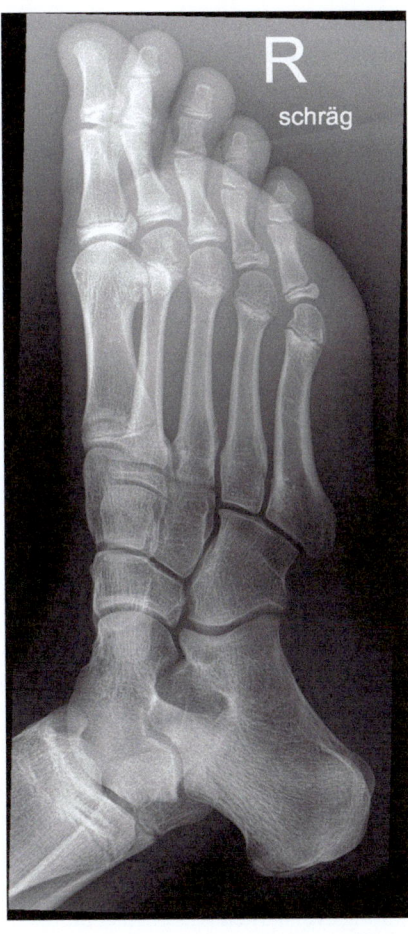

Abb. 1 Reguläre Apophyse eines 14-jährigen Mädchens

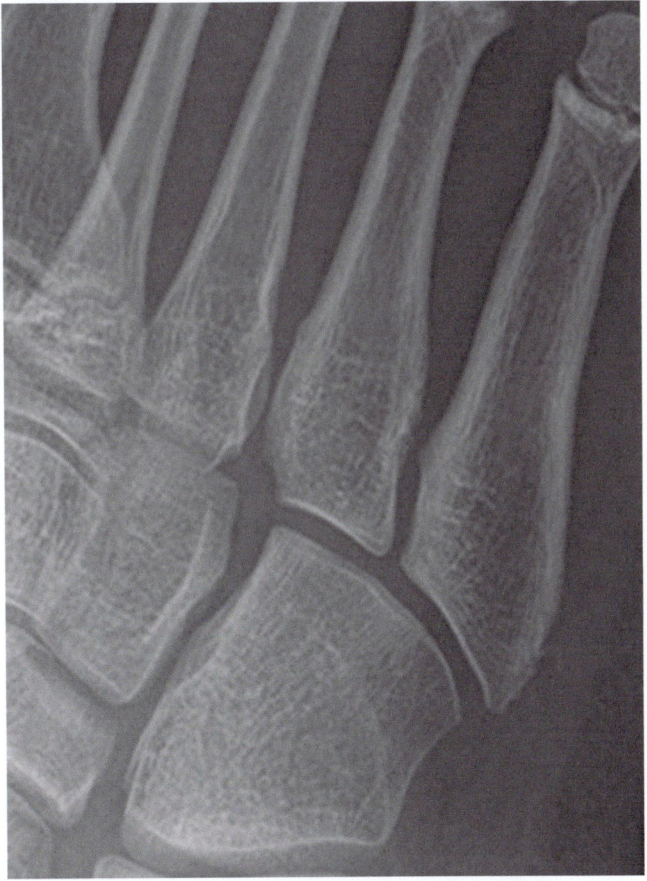

Abb. 2 Apophyse beim Morbus Iselin. (Mit freundlicher Genehmigung von PD Dr. Markus Knupp)

Die betroffene Apophyse beim Morbus Iselin erscheint hingegen vergrößert, fragmentiert, unregelmäßig und kann einen wellenförmigen Charakter annehmen (Abb. 2) (Gillespie 2010; Deniz et al. 2014; Forrester et al. 2017)

Durch eine leichte Separation der chondroossären Verbindung wird dieser Zustand häufig als Fraktur fehlinterpretiert (Arbab et al. 2013)

Differenzialdiagnostisch kommen beim lateralen Fußschmerz eine Avulsionsfraktur, Stressfraktur, Jones-Fraktur oder ein Os vesalianum in Betracht, die sich durch eine radiologische Untersuchung ausschließen lassen (Deniz et al. 2014; Kishan et al. 2016; Gupta et al. 2017). Bei der Avulsionsfraktur reißt ein kleines metaphysäres Knochenstück durch Zug der M.-peroneus-brevis-Sehne aus. Die Frakturlinie zeigt sich an der Spitze der Basis des Knochens und verläuft nahezu rechtwinklig zur Längsachse des Metatarsalknochens (Ralph et al. 1999; Kishan et al. 2016). Durch die anatomische Nähe und Ähnlichkeit zur physiologischen Apophyse kommt es vermehrt zu Fehldiagnosen (Riccardi et al. 2011). Jones-Frakturen geht meist ein akutes Trauma voraus. Auch hier zeigt sich die Frakturlinie in transversaler Ausrichtung, häufig distaler als die Frakturlinie der Avulsionfraktur auf Höhe der metadiaphysealen Verbindung (Abb. 3) (Ralph et al. 1999; Gupta et al. 2017). Eine Stressfraktur der Metatarsale-V-Basis kann einer Jones-Fraktur ähneln, jedoch kann diese auch ohne akutes Trauma klinisch apparent werden. Die Fraktur befindet sich meist etwas distaler als eine Jones-Fraktur, jedoch noch innerhalb der ersten 1,5 cm des Knochenschafts (Ralph et al. 1999; Gupta et al. 2017).

▶ Bei den differenzialdiagnostisch infrage kommenden Frakturen verläuft die Frakturlinie rechtwinklig zur Längsachse.

Das Os vesalianum ist ein seltener akzessorischer Knochen neben dem 5. Metatarsale und stellt ebenso eine wichtige Differenzialdiagnose dar. Es ist in die Sehne des M. peroneus brevis eingebettet und imponiert im Vergleich

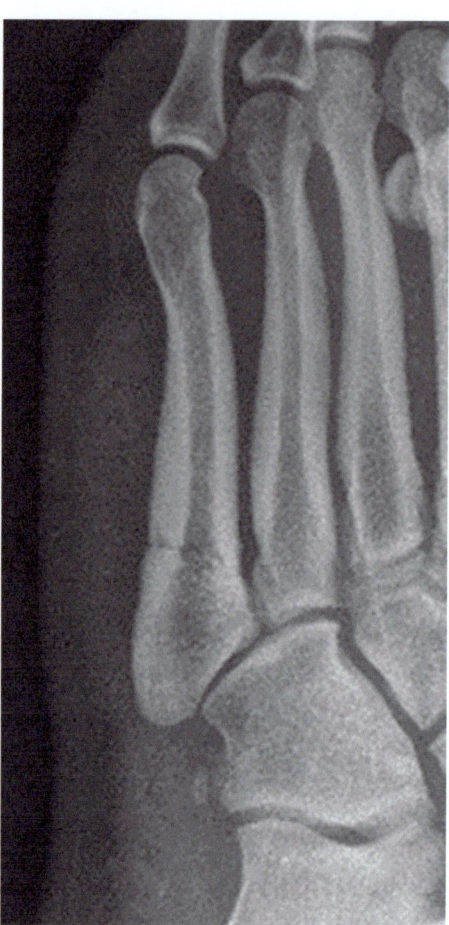

Abb. 3 Jones-Fraktur der Metatarsale-V-Basis

rund, regelmäßig mit einer klar abgrenzbaren Kortikalis (Kose 2012; Keles-Celik et al. 2017).

Eine magnetresonanztomografische Untersuchung ist im Normalfall nicht notwendig, kann allerdings bei unklaren Befunden neue Erkenntnisse bringen (Kishan et al. 2016). Vor allem ein begleitendes Knochenödem lässt sich in einer T2-gewichteten Aufnahme oder STIR-Sequenz hyperintens darstellen (Abb. 4) (Petje et al. 2002).

22.5 Therapie

Der Morbus Iselin ist meist konservativ gut zu behandeln. Im Normalfall ist die Krankheit selbstlimitierend, und die Betroffenen sind spätestens nach der Fusion der Apophyse schmerzfrei (Gillespie 2010). In den meisten Fällen ist eine Belastungsreduktion von durchschnittlich 4 Wochen ausreichend (Sylvester und Hennrikus 2015). Im Vordergrund steht dabei vor allem das Vermeiden der schmerzhaften Bewegungen in Kombination mit einer Belastungsreduktion des betroffenen Fußes. Unterstützende Maßnahmen wie Kryotherapie, lokale Applikation von nichtsteroidalen Antirheumatika (NSAR), eine Sprunggelenksbandage und bettende Einlagen können zusätzliche Linderung verschaffen (Ralph et al. 1999; Canale et al. 2016).

Der kurze Einsatz von oralen NSAR kann in hartnäckigen Fällen hilfreich sein. Allerdings ist neben einer patientenadaptierten Dosierung darauf zu achten, dass die Kinder nicht auf die schmerzlindernden Medikamente fixiert werden und dadurch die Belastungsreduktion vernachlässigt wird (Lehman et al. 1986). Eine kritische Abwägung des Nutzen-Risiko-Profils sollte deshalb vor dem Einsatz von NSAR erfolgen.

Um die Entlastung bei schwereren Fällen zu unterstützen, hilft auch der Einsatz eines „Controlled ankle motion"-Schuhs oder der Einsatz von Gehhilfen (Sylvester und Hennrikus 2015; Forrester et al. 2017). Ein supportiver Tapeverband der Plantarfaszie ist ebenfalls eine beschriebene Option (Lehman et al. 1986).

Nach Abklingen der Beschwerden empfiehlt sich eine Rehabilitationsphase anzuschließen (Lehman et al. 1986; Gillespie 2010). Diese kann zu Hause oder durch Anleitung von Therapeuten erfolgen. Der Fokus liegt auf Kraft-, Koordinations- und Beweglichkeitsübungen des Sprunggelenks und der beteiligten Muskulatur. Der Einsatz von instabilen Unterlagen (z. B. Wackelbrett) kann durch den propriozeptorischen Input die Effektivität des Trainings verstärken (Lehman et al. 1986; Ralph et al. 1999; Gillespie 2010). Therabänder und weitere Hilfsmittel können zusätzlich das Training unterstützen (Lehman et al. 1986; Ralph et al. 1999; Gillespie 2010). Mit einer symptomkontrollierten Belastungssteigerung lässt sich so in den meisten Fällen eine Rückkehr zum ursprünglichen Aktivitätslevel erreichen (Sylvester und Hennrikus 2015; Forrester et al. 2017).

Jedoch gibt es auch einen Fallbericht, in dem sich die konservativen Therapieversuche frustran gestalteten (Ralph et al. 1999). Die Fusion der Apophyse blieb aus und die Beschwerden persistierten. In diesem Fall stellt eine operative Versorgung die Ultima Ratio dar. Dabei ist zu beachten, dass durch die Operation die Funktion des M. peroneus brevis erhalten bleibt (Ralph et al. 1999).

▶ Ein konservatives Therapieregime ist die Therapie der Wahl, eine operative Versorgung nur in seltenen Ausnahmen notwendig.

Abb. 4 MRT-Aufnahmen eines jungen Fußballspielers mit Morbus Iselin. (Mit freundlicher Genehmigung von PD Dr. Markus Knupp)

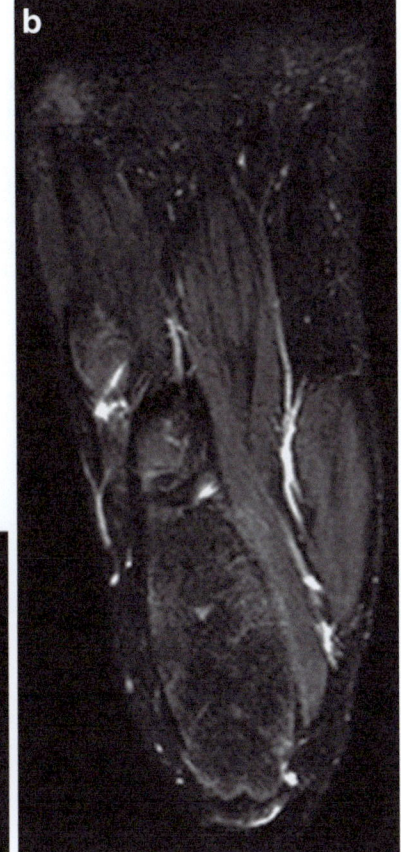
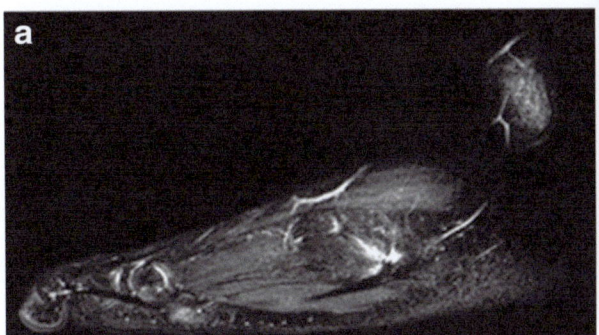

Literatur

Anderson SJ (2002) Lower extremity injuries in youth sports. Pediatr Clin North Am 49:627–641. https://doi.org/10.1016/s0031-3955(02)00010-x

Arbab D, Wingenfeld C, Rath B et al (2013) Osteochondrosen des kindlichen Fußes. Orthopäde 42:20–29. https://doi.org/10.1007/s00132-012-1988-6

Atanda A, Shah SA, O'Brien K (2011) Osteochondrosis: common causes of pain in growing bones. Am Fam Physician 83:285–291

Bernhardt DB (1988) Prenatal and postnatal growth and development of the foot and ankle. Phys Ther 68:1831–1839. https://doi.org/10.1093/ptj/68.12.1831

Blitz NM, Yu JH (2005) Freiberg's infraction in identical twins: a case report. J Foot Ankle Surg 44:218–221. https://doi.org/10.1053/j.jfas.2005.02.010

Canale ST, Beaty JH, Azar FM (2016) Campbell's Operative Orthopaedics E-Book 13 Aufl. Elsevier Health Sci:1175–1777. ISBN 978-0-323-39257-0

Deniz G, Kose O, Guneri B, Duygun F (2014) Traction apophysitis of the fifth metatarsal base in a child: Iselin's disease. BMJ Case Rep. https://doi.org/10.1136/bcr-2014-204687

Forrester RA, Eyre-Brook AI, Mannan K (2017) Iselin's disease: a systematic review. J Foot Ankle Surg 56:1065–1069. https://doi.org/10.1053/j.jfas.2017.04.030

Gillespie H (2010) Osteochondroses and apophyseal injuries of the foot in the young athlete. Curr Sports Med Rep 9:265–268. https://doi.org/10.1249/JSR.0b013e3181f19488

Graat HCA, van Rhijn LW, Schrander-Stumpel CTRM, van Ooij A (2002) Classical Scheuermann disease in male monozygotic twins: further support for the genetic etiology hypothesis. Spine 27:E485–E487. https://doi.org/10.1097/00007632-200211150-00020

Gupta N, Sharma K, Bansal I et al (2017) Kickboxing power hour: case report of fifth metatarsal apophysitis (Iselin disease) and its magnetic resonance imaging features. Transl Pediatr 6:98–101. https://doi.org/10.21037/tp.2017.03.07

Iselin H (1912) Wachstumsbeschwerden zur Zeit der knöchernen Entwicklung der Tuberositas metatarsi quinti. Deutsche Zeitschrift f Chirurgie 117:529–535. https://doi.org/10.1007/BF02794784

Keles-Celik N, Kose O, Sekerci R et al (2017) Accessory ossicles of the foot and ankle: disorders and a review of the literature. Cureus 9: e1881. https://doi.org/10.7759/cureus.1881

Kishan TV, Mekala A, Bonala N, Sri Pavani B (2016) Iselin's disease: traction apophysitis of the fifth metatarsal base, a rare cause of lateral foot pain. Med J Armed Forces India 72:299–301. https://doi.org/10.1016/j.mjafi.2015.06.015

Kose O (2012) The accessory ossicles of the foot and ankle; a diagnostic pitfall in emergency Department in context of foot and ankle trauma. JAEM 11:106–114. https://doi.org/10.5152/jaem.2012.002

Lehman RC, Gregg JR, Torg E (1986) Iselin's disease. Am J Sports Med 14:494–496. https://doi.org/10.1177/036354658601400612

Longo UG, Ciuffreda M, Locher J et al (2016) Apophyseal injuries in children's and youth sports. Br Med Bull 120:139–159. https://doi.org/10.1093/bmb/ldw041

Petje G, Radler C, Aigner N et al (2002) Aseptische Knochennekrosen im Kindesalter. Orthopäde 31:1027–1038. https://doi.org/10.1007/s00132-002-0387-9

Pommering TL, Kluchurosky L, Hall SL (2005) Ankle and foot injuries in pediatric and adult athletes. Prim Care 32:133–161. https://doi.org/10.1016/j.pop.2004.11.003

Ralph BG, Barrett J, Kenyhercz C, DiDomenico LA (1999) Iselin's disease: a case presentation of nonunion and review of the differential diagnosis. J Foot Ankle Surg 38:409–416. https://doi.org/10.1016/s1067-2516(99)80041-6

Riccardi G, Riccardi D, Marcarelli M et al (2011) Extremely proximal fractures of the fifth metatarsal in the developmental age. Foot Ankle Int 32:S526–S532. https://doi.org/10.3113/FAI.2011.0526

Siffert RS (1981) Classification of the osteochondroses. Clin Orthop Relat Res 158:10–18

Steinborn M, Glaser C (2019) Normal variations and pathologic disorders of chondrification and ossification of the foot and related diseases. Semin Musculoskelet Radiol 23:497–510. https://doi.org/10.1055/s-0039-1695721

Sylvester JE, Hennrikus WL (2015) Treatment outcomes of adolescents with Iselin's apophysitis. J Pediatr Orthop B 24:362–365. https://doi.org/10.1097/BPB.0000000000000157

Tsirikos AI, Riddle EC, Kruse R (2003) Bilateral Köhler's disease in identical twins. Clin Orthop Relat Res:195–198. https://doi.org/10.1097/01.blo.0000057993.41099.d5

Ytrehus B, Carlson CS, Ekman S (2007) Etiology and pathogenesis of osteochondrosis. Vet Pathol 44:429–448. https://doi.org/10.1354/vp.44-4-429

Stichwortverzeichnis

A
ACT (autologe Chondrozytentransplantation) 103
Adipositas 86
Adoleszentenkyphose 63
Alendronat
    Hüftkopfnekrose 36
Anbohrung 102
apophysäre Osteochondrose 153
Apophyse 65
Apophysitis
    calcanei 153
    Metatarsale V 157
    Tuberositas tibiae 147
ARCO-Klassifikation
    Hüftkopfnekrose 35
Arthrosis deformans 12
aseptische Knochennekrose 1, 11, 128
Autografttransplantation
    osteochondrale 103, 104
autologe Chondrozytentransplantation 103
avaskuläre Osteonekrose des Humeruskopfes 15
Avulsionsfraktur
    Metatarsale V 159

B
Beckenosteotomie 122
Becker-Korsett 69
Bisphosphonate
    Hüftkopfnekrose 36
Bone-graft-Transfer 53
Brailsford disease 51

C
Caissonkrankheit 16
Calcaneus 153
Calcaneusapophyse
    Ossifikationsstörung 153
Capitulum humeri 107
Catterall-Klassifikation 118
Catterall-Risikozeichen 118
Chondromatose 22
Chondrozytentransplantation
    autologe 103
Closed-Wedge-Osteotomie 133
core decompression
    Hüftkopfnekrose 37
Cover-Up-Test 81
Coxa vara 124
crescent sign 33, 45
Cross-linked PE-Kombination 40

D
Deckplatteneinbruch 65
Dekompressionsosteotomie 24
Dexamethason
    Hüftkopfnekrose 32
Dissektat 104

E
Elektrostimulation
    Hüftkopfnekrose 37
Ellenbogen 107
Entlastungsbohrung
    retrograde, Hüftkopfnekrose 37
Epiphyse
    ischämische Nekrose 43
extrakorporale Stoßwellentherapie
    Hüftkopfnekrose 36

F
Femurkopfepiphyse
    Osteonekrose 116
Fersenschmerz 153
Fibulatransplantat 38
Ficat-Arlet-Klassifikation 35
flake fractures 101
Fort-de-France-Klassifikation 84

G
Ganglion
    intraossäres 23
Gardeniers-Klassifikation 35
Gelenke
    perinavikuläre 51
Gelenkmaus 100
Genu varum 79
Gesamtkyphosewinkel 66, 67
Gleitpaarung 40
Glukokortikoid
    Hüftkopfnekrose 32

H
Haglund-Syndrom 155
Hallux valgus 131
Haltung 65
Hand
  Entwicklung 27
head at risk signs 118
Herring-Klassifikation 118
Hinge Abduction 123
Hüftendoprothese
  Hüftkopfnekrose 39
Hüftgelenkerkrankung 115
Hüftkopfnekrose 31
  Alendronat-Wirkung 36
  ARCO-Klassifikation 35
  core decompression 37
  Differenzialdiagnose 33
  Gelenkersatz 39
  Knochentransplantat 38
  Therapiealgorithmus 35
  Umstellungsosteotomie 38
Humeruskopf
  avaskuläre Osteonekrose 15
Humeruskopfnekrose 15
  Klassifikation 17

I
Iloprost
  Hüftkopfnekrose 36
Impaktionssyndrom
  ulnokarpales 23
Impingement
  anterolaterales 124
intertrochantäre Varisationsosteotomie 122
ischiopubische Synchondrose 75

J
Jones-Fraktur 159
Jugendliche im Wachstumsalter 141

K
Keilosteotomie 72
Keilwirbel 66
Keramik-Keramik-Gleitpaarung 40
Kinder im Wachstumsalter 141
Kirschner-Draht-Anbohrung 137
Klassifikation nach
  Catterall 118
  Ficat und Arlet 35
  Fort-de-France 84
  Gardeniers 35
  Herring 118
  LaMont 84
  Langenskiöld 84
  Laville 84
  Nelson und Dipaola 109
  Steinberg 35
  Stulberg 119
  Takahara 109
  Waldenström 117
Klavikula
  Entwicklung 11
  mediales Ende 11

Knochenkontusion
  traumatische 23
Knochenmarködem 45
  transitorisches 34
Knochennekrose 21
  aseptische 1, 11, 128
  avaskuläre 1
  ischämische 1
  juvenile aseptische 157
Knochentransplantat
  Hüftkopfnekrose 38
Korrekturosteotomie 87, 88
Korsettbehandlung bei Morbus Scheuermann 69
Kortikosteroid-Therapie 15
Kyphose 65
  Operation 73
Kyphosis juvenilis 63

L
LaMont-Klassifikation 84
Langenskiöld-Klassifikation 84
Laville-Klassifikation 84
Legg-Calvé-Perthes disease 116
Leistenschmerz 76
Listhesis navicularis 52
Lunatumnekrose 2, 21, 23

M
matrix-associated chondrocyte transplantation 104
Matrix-augmentierte Knochenmarkstimulation 103
mesenchymale Stammzelle 38
Metacarpalia 27
Metaphysen-Diaphysen-Winkel
  Tibia 82
Metatarsale V
  Apophysitis 157
  Avulsionsfraktur 159
  Stressfraktur 159
Mikrofrakturierung 104
Mittelhandknochen 27
  Knochennekrose 27
Morbus Ahlbäck 43
  radiologische Stadien 45
Morbus Blount 79
  adoleszente Form 80
  infantile Form 80
Morbus Dieterich 27
Morbus Friedrich 11
Morbus Haas 15
Morbus Haglund 153
Morbus Iselin 157
  Diagnostik 158
  Therapie 160
Morbus Kienböck 21, 22
Morbus Köhler 51
Morbus Köhler I 127, 128
Morbus Köhler II 131
Morbus Köhler-Freiberg 131
Morbus van Neck-Odelberg 75
Morbus Osgood-Schlatter 147
Morbus Panner 101, 107
Morbus Perthes 32, 115
Morbus Renander 55, 56, 59
Morbus Scheuermann 63
  Korsettbehandlung 69

Stichwortverzeichnis

Morbus Sever 153
Morbus Sever-Haglund 153
Morbus Sinding-Larsen-Johansson 141
Morbus Thiemann 135
Mosaikarthroplastik 104
Müller-Weiss-Syndrom 51

N
Nekrose
    avaskuläre 131

O
OATS (osteochondrale Autografttransplantation) 103, 104
O-Bein-Deformität 79
Os naviculare pedis 51, 127
    Osteochondrose 51
    Osteonekrose 51
Os vesalianum 159
Ossa sesamoidea hallucis 55
    Osteonekrose 55
Ossifikationsstörung 1, 75, 142, 147
osteochondrale Autografttransplantation 103, 104
osteochondrale Läsion 107
Osteochondritis dissecans 107
Osteochondrose 1, 28, 75, 127, 135, 157
    apophysäre 6, 147, 153
    epiphysäre 6
    Os naviculare 51
    Tuberositas tibiae 147, 148
Osteochondrosis
    deformans juvenilis der Tuberositas tibiae 147
    deformans tibiae 79
    dissecans 1, 99, 102, 107
Osteonekrose 1, 22, 44, 51, 56, 59, 131, 133, 135
    alkoholinduzierte 16
    avaskuläre, Humeruskopf 15
    Capitulum humeri 108
    juvenile 131
    Kniegelenk 43, 48
    kortisoninduzierte 15
    Mittelhandknochen 27
    Os naviculare 51
    Phalanxbasis 135
    postarthroskopische 47
    primäre, Kniegelenk 48
    sekundäre 46
    Tuberositas tibiae 148

P
Patella 142
    Ossifikationsstörung 141
Patellapol 142
PEMF (pulsierende elektromagnetische Felder) 37
perinavikuläre Gelenke 51
Perthes-Erkrankung 116
Phalanx 27
Physiotherapie bei Morbus Scheuermann 69, 73
Prostaglandinanaloga 133
pulsierende elektromagnetische Felder
    Hüftkopfnekrose 37

R
Randleistenhernie 65, 66
Revaskularisierungsoperation 24

Rückenschmerz 68
rugby knee 147

S
Salter-Beckenosteotomie 122
Scheuermann-Skoliose 68
Schmerz
    belastungsabhängiger, Tuberositas tibiae 148
Schmorl-Knötchen 65, 66
Schultergelenkersatz 18
Sesambein 55
Sesamoidektomie 59
Sesamoidnekrose 58
    der Großzehe 59
Shelfoperation 121
Sichelzeichen 45
Sichelzell-Hämoglobinopathie 16
Skoliose 68
Spondylolyse 68
Spongiosaplastik 103
Stammzelle
    mesenchymale 38
Steinberg-Klassifikation 35
Sternoklavikulargelenk 12
Steroidtherapie
    Hüftkopfnekrose 32
Stoßwellentherapie
    extrakorporale 36
Stulberg-Klassifikation 119
Synchondrosis ischiopubica 75

T
Thiemann's disease 135
Tibia vara 79
Tönnis-Technik 122
Traktionsapophysitis 6, 148
Triple-Osteotomie 122
Trochanterapophyseodese 124
Trochanterhochstand 124
Tuberositas tibiae 147, 148
    Apophyse 147

U
Umstellungsosteotomie
    Hüftkopfnekrose 38

V
Van Neck disease 75
van-Neck-Odelberg-Syndrom 75
Varisationsosteotomie 122
    intertrochantäre 122
Vaskularisationsstörung
    subchondrale 99

W
Wachstumsalter 141
Wachstumsstörung 79
Waldenström-Klassifikation 117
Wirbelsäule
    Wachstumsstörung 63
Wirbelsäulenentwicklung 64

If you have any concerns about our products,
you can contact us on
ProductSafety@springernature.com

In case Publisher is established outside the EU,
the EU authorized representative is:
**Springer Nature Customer Service Center GmbH
Europaplatz 3, 69115 Heidelberg, Germany**

Printed by Libri Plureos GmbH
in Hamburg, Germany